Susanne Magin

Spiritual Care-Kompetenz in der Ausbildung

Studies in Spiritual Care

Edited by
Simon Peng-Keller, Eckhard Frick,
Christina Puchalski and John Swinton

Band 13

Susanne Magin

Spiritual Care-Kompetenz in der Ausbildung

Eine analytisch-konzeptionelle und empirisch-anwendungsbezogene Untersuchung

DE GRUYTER

Das Forschungsprojekt wurde im Rahmen des interdisziplinären, kooperativen Promotionskollegs „Ethik, Kultur und Bildung für das 21. Jahrhundert“ (Hochschule für Philosophie, München und Katholische Stiftungshochschule, München) durchgeführt, gefördert durch die Hanns Seidel Stiftung e.V. sowie das Bayerische Wissenschaftsforum (BayWiss).

ISBN 978-3-11-138367-5
e-ISBN (PDF) 978-3-11-138411-5
e-ISBN (EPUB) 978-3-11-138424-5
ISSN 2511-8838

Library of Congress Control Number: 2024930740

Bibliografische Information der Deutschen Nationalbibliothek
Die Deutsche Nationalbibliothek verzeichnet diese Publikation in der Deutschen Nationalbibliografie; detaillierte bibliografische Daten sind im Internet über http://dnb.dnb.de abrufbar.

Druck und Bindung: CPI books GmbH, Leck

www.degruyter.com

Danksagung

Größter Dank gilt meinem Betreuer an der Hochschule für Philosophie München, Herrn Prof. Dr. med. Eckhard Frick SJ, sowie meiner Mitbetreuerin von der Katholischen Stiftungshochschule München, Frau Prof. Dr. Kathrin Maier, für die vielseitige und couragierte Unterstützung, für ihre Flexibilität und die mir eröffneten Gestaltungsräume bei der Umsetzung des Promotionsprojekts. Ebenso geht mein Dank an Frau Prof. Dr. Susanne Sandherr von der Katholischen Stiftungshochschule München, für die kurzfristige Übernahme der Zweitbegutachtung und die sehr wertschätzende und inspirierende Rückmeldung zur Arbeit. Für die großzügige finanzielle und ideelle Förderung danke ich der Hanns-Seidel-Stiftung e.V., die mich im Rahmen des interdisziplinären und kooperativen Promotionskollegs *Bildung, Kultur und Ethik für das 21. Jahrhundert* unterstützt hat. Das im Oktober 2018 ins Leben gerufene Kolleg hat mir als eine von 18 Promovierenden unterschiedlicher Fachrichtungen der drei bayerischen Hochschulen Katholische Universität Eichstätt-Ingolstadt, Katholische Stiftungshochschule München und Hochschule für Philosophie München die Arbeit an der Dissertation ermöglicht. Den teilnehmenden Hochschulen, dem professoralen Leitungsgremium sowie dem Koordinationsteam des Kollegs gilt mein Dank für die Begleitung unserer Kollegsgruppe. Dieser über die Zeit gewachsenen Gemeinschaft möchte ich herzlich danken, für die inhaltliche und mentale Unterstützung sowie den Austausch während der Promotion. Bedanken möchte ich mich auch beim Verbundkolleg *Gesundheit* des Bayerischen Wissenschaftsforums (BayWiss). Dieses hochschulübergreifende Netzwerk war eine hilfreiche und Horizont erweiternde Kooperationsplattform, die mir zusätzliche Unterstützung bei der Durchführung und Finanzierung meiner Forschung bot. Das Promotionsprojekt wäre ohne meine Mitarbeit im Bereich der Anthropologischen Psychologie unter Herrn Prof. Dr. Frick nicht zustande gekommen. Insbesondere danke ich dem Team des SEPCare-Projekts sehr herzlich. Für die methodische Unterstützung bei der Erarbeitung des Interviewleitfadens für die empirische Teilstudie 1 danke ich der Peer Group *Qualitative Werkstatt* der Ludwig-Maximilians-Universität München. Für den inhaltlichen Austausch danke ich den Mitstudierenden des Doktorandenkolloquiums an der Hochschule für Philosophie. Herausfordernd, aber sehr eindrucksvoll war für mich die Durchführung der beiden empirischen Teilstudien, in der viele Studierende ihre persönlichen Erfahrungen und Einschätzungen mit mir geteilt haben – ihnen allen sei hier ausdrücklich gedankt. Danksagen möchte ich auch all denen, die eine unverzichtbare Hilfe bei der Diskussion und Durchsicht einzelner Kapitel, der beiden Paper oder der gesamten Dissertation geleistet haben.

Zu guter Letzt allen meinen Wegbegleiterinnen und Wegbegleitern, die mich gefördert und gefordert haben, mein herzlicher Dank!

https://doi.org/10.1515/9783111384115-001

Inhalt

Abkürzungsverzeichnis

Die in dieser Arbeit verwendeten Abkürzungen beruhen auf Duden-Standard. Darüber hinaus werden häufig verwendete Fachtermini sowie Siglen im Text wie folgt abgekürzt:

MPT	multiprofessionelles Team
R/S bzw. r/s	Religiosität und Spiritualität bzw. religiös und spirituell
zit. n.	zitiert nach

https://doi.org/10.1515/9783111384115-002

I Einleitung

Spiritual Care ist die gemeinsame Sorge aller Gesundheits- und Sozialberufe um die existenziellen, spirituellen und religiösen Ressourcen sowie Bedürfnisse kranker oder pflegebedürftiger Menschen. Das interdisziplinär angelegte Konzept richtet sich sowohl an Patientinnen und Patienten und deren Angehörige als auch an die Ausführenden selbst. Für die Sorgeempfangenden kann spirituelle Unterstützung ein Gewinn an Lebensqualität bedeuten und die Verarbeitung einer Krankheit verbessern und für die Sorgegebenden eine Möglichkeit zur Selbstsorge oder Resilienzfaktor sein. Spiritual Care-Kompetenz umfasst die Basiskompetenz von Gesundheitsfachpersonen für ein ganzheitliches Behandlungsverständnis sowie die Spezialkompetenzen der einzelnen Professionen. Der Einsatz von Spiritual Care in der klinischen Praxis wird hauptsächlich dadurch erschwert, dass Gesundheitsfachpersonen sich wenig kompetent dafür fühlen und unsicher bezüglich des Inhalts sowie der Bedeutung von Spiritual Care sind und Schwierigkeiten haben, das Thema Spiritualität anzusprechen. Die wachsende kulturelle und damit religiös-spirituelle Diversität sowie eine zunehmend alternde und stärker auf Sorgestrukturen angewiesene Gesellschaft machen deutlich, dass Spiritualität im Gesundheitswesen – und dementsprechend kompetentes Spiritual Care – an Relevanz gewinnen und eine Auseinandersetzung mit diesem Thema sinnvoll und nötig ist.

1 Überblick über den Forschungsstand

Seit einigen Jahren erlebt die internationale Forschung zu Spiritualität im Gesundheitswesen einen großen Aufschwung und auch im deutschen Sprachraum ist Spiritual Care ein wachsendes Thema. Diverse Beiträge zeigen, dass Spiritualität das subjektive Krankheitsverständnis und somit Behandlung und Verlauf einer Krankheit beeinflusst (Huguelet et al. 2011; Karimi et al. 2022) und sich auf Genesung, Ressourcenaktivierung und Coping (Clark & Hunter 2019) auswirkt. Zudem weisen empirische Studien darauf hin, dass spirituelle Unterstützung mit einer Verbesserung der Lebensqualität von Patienten, weniger aggressiven Behandlungsformen und geringeren Kosten für das Gesundheitswesen einhergeht (Balboni

Anmerkung: Diese Arbeit legt Wert auf eine gendergerechte Sprache, daher wird eine geschlechtsneutrale Formulierung oder die Beidnennung angestrebt. In den vielen Fällen, in denen dies nicht möglich ist, wird jedoch zugunsten der Lesbarkeit und Schlichtheit im Text vermehrt auf das grammatikalische Maskulinum zurückgegriffen und dabei den Leserinnen und Lesern zugetraut, bei männlich-neutralen Begriffen auch weibliche Repräsentanten gedanklich entstehen zu lassen.

https://doi.org/10.1515/9783111384115-003

et al. 2007; Balboni et al. 2010; Balboni et al. 2011). Dabei kann Spiritual Care nicht nur das Wohlbefinden und die Zufriedenheit auf Patientenseite fördern (Pearce et al. 2012; Astrow et al. 2018), sondern auch auf Seiten der Behandelnden zu Verbesserungen beitragen: Bei ihnen konnte nach Anwendung von Spiritual Care u. a. eine Verringerung von arbeitsbezogenem Stress und eine höhere Zufriedenheit mit der Arbeit (Wasner et al. 2005) sowie eine Stärkung der Resilienz (Frick & Schießl 2015; Allen et al. 2019) festgestellt werden. Auch wirkt sich das Anbieten von Spiritual Care positiv auf die Beziehung zwischen Patienten und Gesundheitsfachpersonen (Vermandere et al. 2015) und das Vertrauen in das Behandlungsteam aus (Williams et al. 2011). Dass sich viele Menschen wünschen, die mit der Pflege und Behandlung betrauten Personen zu spirituellen Themen ansprechen zu können, zeigen Forschungen über die Jahre hinweg (Daaleman & Nease Jr 1994; Ehman et al. 1999; Best et al. 2015; van Nieuw Amerongen-Meeuse et al. 2019). Diese Ergebnisse legen nahe, dass Spiritualität auch in der heutigen Zeit für die medizinische Versorgung relevant ist und die Adressierung spiritueller Bedürfnisse nicht nur erwünscht ist, sondern auch positive Effekte haben kann. Ob und wie Spiritualität im klinischen Setting wahrgenommen wird und wer sich ihrer im multiprofessionellen Team annimmt, ist Gegenstand der Forschung in verschiedenen religiös-spirituellen Kontexten sowie bei unterschiedlichen Professionen: z. B. bei medizinischem Personal in Ländern des Mittleren Ostens (Bar-Sela et al. 2019), iranischen Pflegenden (Farahaninia et al. 2018), spanischen Studierenden der Pflegewissenschaft (Reig-Ferrer et al. 2019) oder deutschen Psychiatern und Pflegenden (Frick et al. 2021a). Oftmals zeigt sich eine Kluft zwischen der grundsätzlich positiven Einstellung gegenüber Spiritualität und der tatsächlichen Anwendung von Spiritual Care im klinischen Alltag. Bezeichnend dafür ist das Schlagwort „I would if I could" (Kristeller et al. 1999), das umgangssprachlich als ‚Ich würde ja, wenn ich nur könnte' gefasst werden kann und verdeutlicht, dass die Umsetzung von Spiritual Care nicht am Wollen, sondern am Können scheitert. Faktoren, die das Umsetzen-Können und damit die Implementierung von Spiritual Care erschweren, sind fehlende finanzielle, personelle oder zeitliche Ressourcen. Das größte Hindernis stellt jedoch ein unter Gesundheitsfachpersonen wahrgenommener Mangel an Spiritual Care-Kompetenz dar (Yardley et al. 2009; O'Brien et al. 2019; Green et al. 2020; Jones et al. 2021). Forschungen zeigen zum einen, dass Gesundheitsfachpersonen große Schwierigkeiten haben, spirituelle Themen anzusprechen (Abdulla et al. 2019), und zum anderen, dass spirituelle Bedürfnisse häufig Verwirrung, Ambivalenz oder Hilflosigkeit auslösen (Holloway et al. 2011). Des Weiteren besteht Unsicherheit darüber, wie mit spirituellen Bedürfnissen umgegangen werden kann und welche Haltung spiritualitätsbezogenen Themen gegenüber im professionellen Rahmen gefordert ist (Molzahn & Sheilds 2008). Häufig ist unklar, welche Fachdisziplin für Spiritual Care verantwortlich ist, sodass Gesundheitsfachpersonen sich entweder nicht damit auseinandersetzen oder es anderen – beispielsweise den Angehörigen oder spezialisierten Berufsgruppen – überlassen (ebd.). Auch Studierende im Gesundheitsbereich geben an, dass sie sich auf Spiritual Care wenig vorbereitet fühlen und Hochschulen nicht genügend Informationen dazu liefern (de Diego Cordero et al. 2019). Folglich herrscht Unwohlsein, Spiritualität in die Patientenkommunikation einfließen zu lassen, oder es besteht eine gewisse Hemmung, Patienten mit solchen Themen zu konfrontieren und dabei womöglich auch sich selbst zu überfordern. Angesichts des vielfach bestätigten Mangels an Spiritual Care-Kompetenz wird die Notwendigkeit von Aus- und Weiterbildung, d. h. von Training, Schulungen oder Curricula in Spiritual Care, immer wieder betont (Giezendanner et al. 2017; Moosavi et al. 2019; Sabanciogullari et al. 2019). Diese sollten nicht nur den praktischen Umgang mit spirituellen Bedürfnissen erleichtern, sondern auch einen theoretischen Rahmen zu Spiritual Care bieten (Balboni & Balboni 2019a). Spiritual Care-Kompetenz umfasst nämlich nicht nur die Fähigkeit, Spiritual Care anzubieten, sondern auch das Wissen um die Bedeutung von Spiritualität in den verschiedenen Care-Kontexten (Prinds et al. 2021). Um Unsicherheit in der Praxis wie auch in der Ausbildung von Gesundheitsfachpersonen zu reduzieren, bedarf es einerseits der Auseinandersetzung mit dem Spiritual Care-Kompetenzkonzept sowie einer Klärung seiner häufig als schwammig oder abstrakt wahrgenommenen Terminologie (Ramezani et al. 2014; Weathers et al. 2016; Nahardani et al. 2019). Andererseits ist es nötig, praxisnahe Spiritual Care-Lehre zu untersuchen, die die wahrgenommene Spiritual Care-Kompetenz effektiv zu fördern vermag (Jones et al. 2021; Van Leeuwen 2019).

2 Fragestellung und Zielsetzung

Der Blick in die Forschung zeigt, dass Spiritual Care wenig Anwendung in der klinischen Praxis erfährt, weil sich die im Gesundheitswesen Tätigen nicht kompetent dafür fühlen. Vor diesem Hintergrund lautet die Fragestellung dieser Arbeit: Wie kann die Spiritual Care-Kompetenz unter Gesundheitsfachpersonen gestärkt werden? Genauer: Wo muss angesetzt werden, um den unter Gesundheitsfachpersonen wahrgenommenen Mangel an Spiritual Care-Kompetenz zu beseitigen und die Wahrscheinlichkeit zu erhöhen, dass Spiritual Care in der Praxis umgesetzt wird? Der Fokus liegt auf Gesundheitsfachpersonen in Ausbildung, d. h. auf Studierenden und Auszubildenden in verschiedenen Gesundheits- und Sozialberufen, die künftig im Gesundheitswesen tätig werden.

Zur Beantwortung der Fragestellung soll die Spiritual Care-Kompetenz im Rahmen der Ausbildung von Gesundheitsfachpersonen beleuchtet werden: Zum einen soll an der empirisch nachgewiesenen Unsicherheit angesetzt werden und zu mehr Wissen rund um Spiritual Care und die dazugehörende Kompetenz beigetragen werden. Zum anderen soll der Mangel an Aus- und Weiterbildung in den Blick genommen und der Ausbau von Spiritual Care-Lehre in den verschiedenen Gesundheitsberufen angeregt werden. Dabei werden folgende, weitere Teilziele verfolgt: Zunächst will die Arbeit die Relevanz von kompetentem Spiritual Care aufzeigen und dazu ermutigen, sich für Spiritualität im Gesundheitswesen zu öffnen. Sodann will die Arbeit dazu beitragen, dass künftige Gesundheitsfachpersonen fachlich und persönlich für Spiritual Care befähigt werden. Dies beinhaltet zum einen das Bereitstellen von Hintergrundwissen zu Spiritual Care und Spiritual Care-Kompetenz, welches den professionellen Umgang mit Spiritualität im klinischen Kontext erleichtert, sowie das Anbieten von Vokabular, welches Sprachfähigkeit für spirituelle Themen herstellt und hilft, Spiritual Care-Inhalte sprachlich besser zu fassen. Zum anderen beinhaltet dies, dass sich Gesundheitsfachpersonen in Ausbildung frühzeitig – d. h. schon während ihres Studiums oder in der Ausbildung – mit Spiritual Care auseinandersetzen können, ein Bewusstsein für eigene und fremde spirituelle Bedürfnisse entwickeln und darüber in den interdisziplinären Austausch kommen können. Auf diese Weise soll ihre persönliche Verantwortung für das Thema gestärkt und damit die Bereitschaft erhöht werden, Spiritual Care in die eigene Arbeit zu integrieren. Ferner ist Ziel dieser Arbeit, Lehrende zu ermutigen, Spiritual Care in die Ausbildung von Gesundheitsfachpersonen zu integrieren und die Kompetenzvermittlung in diesem Bereich voranzutreiben. Ihnen soll diese Arbeit dienlich sein, um ähnliche Lehrformate wie das hier zu untersuchende Spiritual Care-Seminar zu nutzen oder weiterzuentwickeln. Ein weiteres Ziel ist, zu einer Sensibilisierung in der Gesellschafts- und Gesundheitspolitik beizutragen, damit Akteure auf der politischen und organisationalen Ebene sich des Themas annehmen und geeignete Rahmenbedingungen für Spiritual Care-Lehre bereitstellen.

Mit den genannten Zielen will diese Arbeit die Beschäftigung mit dem Thema Spiritual Care-Kompetenz anregen und einen Beitrag zur Forschung auf diesem Gebiet leisten. Indem einerseits bisheriges Wissen wissenschaftlich fundiert aufbereitet wird, soll eine kritische Auseinandersetzung mit dem Begriffskomplex der Spiritual Care-Kompetenz ermöglicht und Reflexions- und Sprachräume eröffnet werden. Indem andererseits ein freiwilliges Online-Spiritual Care-Seminar vorgestellt und dessen kompetenzfördernde Wirkung untersucht wird, soll die weitere Erforschung der Effektivität von Spiritual Care-Lehrangeboten angeregt und deren Integration in die Praxis angebahnt werden. Letztendlich wollen die angestrebten Untersuchungen zu Spiritual Care-Kompetenz in der Ausbildung die Basis für ein verbessertes Verständnis des Themenfeldes bieten, das als Grundlage für den Diskurs in Wissenschaft und Praxis dienen kann.

3 Perspektive und Aufbau

Spiritual Care wird an der Schnittstelle der verschiedenen, im Gesundheitswesen relevanten, Disziplinen verortet, u.a. in Medizin, Pflegewissenschaft, Psychologie, Soziale Arbeit. Nicht nur Spiritual Care selbst, sondern auch ihre Untersuchung stellt eine interdisziplinäre Aufgabe dar, deren sich die Verfasserin dieser Arbeit unter Rückbezug auf Philosophie und Psychologie annimmt. Dadurch werden zwei sich ergänzende Perspektiven eröffnet: mithilfe der Philosophie die Perspektive einer Disziplin, die jenseits von Grenzen der Fachdisziplinen operiert und auf eine Zusammenführung von Erkenntnissen auf abstrakter Ebene zielt; mithilfe der Psychologie die Perspektive einer in die konkrete Spiritual Care-Arbeit involvierten und vorwiegend empirisch arbeitenden Wissenschaft. Während erstere das Allgemeine sucht, eher von außen schaut und versucht, möglichst frei von Voraussetzungen zu sein, sucht letztere die Nähe zur Praxis, betrachtet vorwiegend den Einzelfall und geht von einer Vielzahl an Prämissen aus. Die Philosophie dient für eine transdisziplinäre Betrachtung von Spiritual Care und Spiritual Care-Kompetenz, weil sie Grundlagen klären, Prämissen bewusst machen und unterschiedliche Ansätze zusammenbringen kann. Des Weiteren ist sie nützlich, um Begriffe zu analysieren und Gegebenes kritisch zu hinterfragen. Die Psychologie ermöglicht, Wissensbestände aus der klinischen Forschung zusammenzutragen, Studienergebnisse zu bündeln und für den Austausch mit der Praxis bereitzustellen. Auch kann sie dazu beitragen, Spiritual Care-Kompetenz zu operationalisieren und in empirischen Daten abzubilden. Das vorliegende Forschungsvorhaben verbindet diese beiden Herangehensweisen, eine philosophienahe, analytisch-konzeptionelle und eine psychologienahe, empirisch-anwendungsbezogene. Das Hauptaugenmerk bei den geplanten Untersuchungen liegt auf der philosophisch getragenen Herangehensweise, die als Basis und Ausgangspunkt für das Gesamtverständnis von Spiritual Care-Kompetenz dient und deren Erkenntnisse von den empirischen Ergebnissen angereichert werden sollen.

Die Arbeit besteht aus sechs Teilen und geht in drei Schritten vor: Zunächst erfolgt eine analytisch-konzeptionelle Untersuchung (Teil II). In ihr wird auf Basis philosophisch relevanter Schriften sowie unter Berücksichtigung des internationalen Forschungsstands in den verschiedenen Fachbereichen der Gesundheits- und Sozialwissenschaften eine systematische Begriffsklärung von Spiritual Care-Kompetenz erarbeitet. Dafür werden die im Komplexbegriff enthaltenen Teilbegriffe – Care, Spiritualität, Spiritual Care und Kompetenz (in Spiritual Care) – analysiert. Diese Analyse beinhaltet die Schärfung des jeweiligen Begriffs, seine Beleuchtung im Kontext des Gesundheitswesens sowie die Herausarbeitung von charakteristischen Bedeutungsdimensionen. In einem zweiten Schritt wird die begriffliche Untersuchung durch eine empirisch-anwendungsbezogene Untersuchung (Teil III) erweitert. Dafür werden zwei Studien herangezogen, die die wahrgenommene Spiritual Care-Kompetenz bei Studierenden in Gesundheits- und Sozialberufen, d. h. bei Gesundheitsfachpersonen in Ausbildung, untersuchen. Die Studien wurden von der Verfasserin der Arbeit durchgeführt und vorab an anderer Stelle veröffentlicht. Ihre Ergebnisse werden für die vorliegende Arbeit aufbereitet und ausgewertet. In einem darauf aufbauenden, dritten Schritt (Teil IV) werden die beiden Untersuchungen zusammengeführt und gemeinsam reflektiert. In der Synthese der eingeholten Perspektiven auf die Spiritual Care-Kompetenz liegt das Erkenntnisinteresse dieser Arbeit. In Teil V werden die gewonnenen Erkenntnisse diskutiert und Implikationen für die Praxis abgeleitet. Abgerundet wird die Arbeit durch ein Fazit (Teil VI) mit zehn Take Home Messages.

Der für diese Arbeit gewählte Untersuchungskontext ist das Gesundheitswesen in Deutschland. Bei der Bearbeitung des Themas werden jedoch immer wieder Vergleiche zu anderen relevanten Ländern hergestellt, um die Bedeutung für den eigenen Kulturraum zu schärfen. Innerhalb des Gesundheitswesens liegt der Fokus auf dem Klinik-Setting und der dort vorherrschenden multiprofessionellen Arbeit im Team. Infolgedessen werden bevorzugt diejenigen Professionen und ihre wahrgenommene Spiritual Care-Kompetenz untersucht, die in klinischen Einrichtungen tätig sind. Da Spiritual Care auch in anderen Settings, z. B. in Arztpraxen, in der Sozialberatung oder im betreuten Wohnen, von Bedeutung ist, steht dieser Zugang exemplarisch, aber nicht exklusiv, für eine Auseinandersetzung mit Spiritual Care-Kompetenz und soll es ermöglichen, die in diesem Umfeld gewonnenen Erkenntnisse auf die anderen Bereiche zu übertragen.

II Analytisch-konzeptionelle Untersuchung

Aus dem zusammengesetzten und zunächst wenig zugänglichen, da deutsch-englischen Komplexbegriff *Spiritual Care-Kompetenz* werden folgende Teilbegriffe herausgelöst und einer terminologischen Untersuchung zugeführt: *Care, spiritual* bzw. *Spiritualität*, die Zusammensetzung aus beiden zu *Spiritual Care* sowie der Begriff der *Kompetenz (in Spiritual Care)*. Die Analyse eines jeden Teilbegriffs mündet in ein zusammenfassendes Verständnis, das darstellt, wie der jeweilige Begriff in dieser Arbeit verstanden wird. Da *Spiritual Care* ein Teilaspekt von *Care* ist, wird mit dem Care-Begriff begonnen. Grundlegend für das Adjektiv *spiritual* ist das Verständnis von *Spiritualität*, weshalb die Bestimmungen zu diesem Begriffsfeld an zweiter Stelle stehen, gefolgt von der Untersuchung des englischen Kompositums. Überlegungen zu *Kompetenz* allgemein und zu *Kompetenz in Spiritual Care* im Besonderen schließen die Auseinandersetzung mit den Begrifflichkeiten rund um *Spiritual Care-Kompetenz* ab.

1 Care

„Care“ ist ein facettenreicher Terminus mit einer langen Begriffsgeschichte. Als Verb bedeutet er u. a. „hüten, pflegen, sich kümmern um“ oder „Acht geben“ (Frick 2017a). Er kann sowohl auf Werte und einen Gefühlszustand (*caring about someone*) als auch auf konkrete Praktiken (*caring for someone*) verweisen (vgl. Thelen 2014: 23). Aus diesem Grund wird „to care“ häufig mit dem Begriff des Sorgens übersetzt. *Sorgen* kann, wie im Englischen, beide Bedeutungen annehmen: *sich sorgen um jemanden* und *sorgen für jemanden*. Gleichzeitig trägt die deutsche Übersetzung als *Sorge* eine für den Terminus charakteristische Doppelbedeutung in sich. (*Sich*) *Sorgen* bedeutet nicht nur *Sorgen für* und *Umsorgen*, sondern auch *sich Sorgen machen* oder *Sorgen haben* und bezieht sich damit auch auf Begriffe wie Zukunftssorge, ängstliche Vorsorge oder Altersvorsorge, welche mit negativen Assoziationen verbunden sind. Zudem bezieht sich der Begriff des Sorgens eher auf den privaten Bereich. Das englische „care“ hingegen ist stärker positiv konnotiert und verweist auch auf den professionellen Bereich (vgl. Chilian 2017: 184). Das Substantiv „Care“ definiert das *Oxford English and Spanish Dictionary* als die Bereitstellung dessen, was für die Gesundheit, das Wohlergehen, die Aufrechterhaltung und den Schutz von jemandem oder etwas notwendig ist (Lexico 2022a). Vor diesem Hintergrund wird unter „Care“ zumeist Anteilnahme, Fürsorglichkeit und ein Interesse am Mitmenschen verstanden (vgl. Brucker 1990: 77). Brucker plädiert für die Übersetzung von „Care“ als Fürsorge, weil diese im deutschen Sprachgebrauch auch

https://doi.org/10.1515/9783111384115-004

staatlich oder privat organisierte Hilfstätigkeit für Bedürftige sowie Fürsorge für das Wohl des Anderen bedeutet (vgl. ebd. 78). Je nach Kontext bekommt „Care" jedoch weitere Bedeutungen, sodass mindestens 20 Übersetzungen möglich sind, z. B. Pflege, Zuwendung, Sorgsamkeit, Umsicht, Obdach, Mitmenschlichkeit (Chilian 2017: 184). Da es keine allgemeingültige Übersetzung in diesem Bedeutungsspektrum gibt, wird das englische „care" gern im Deutschen übernommen und auch in anderen Sprachen als Fachterminus verwendet (z. B. im Französischen: Zielinski 2010; Eyland & Leblanc 2019 oder im Portugiesischen: Barbosa 2019). Vor diesem Hintergrund benutzt auch diese Arbeit vorwiegend den englischen Terminus und greift nur unter Rückgriff auf bestimmte Autoren und deren Verständnis von „Care" auf eine deutsche Übersetzung zurück. Zudem verwendet diese Arbeit den sächlichen Artikel – *das* Care (Neutrum) – in Anlehnung an die verbreitete Verwendung von *das* Spiritual Care (s. Teil II Kapitel 3.1 Annäherungen an den Spiritual Care-Begriff). Bei der Verwendung von Care zeigen sich je nach Land und Sprachraum unterschiedliche Konnotationen des Begriffs, die zu anderen Schwerpunkten bei der wissenschaftlichen Untersuchung von Care führen. Wie Thelen herausarbeitet, bezieht sich die Forschung im englischen Sprachraum vorwiegend auf Praktiken im privaten Haushalt und versteht unter Care die Gesamtheit unbezahlter Tätigkeiten der häuslichen Reproduktion. In Skandinavien hingegen sind sowohl die private Versorgung als auch die bezahlte Fürsorge in öffentlichen Institutionen unter dem Care-Begriff subsumiert. Dabei thematisieren die Studien im skandinavischen Raum eher die sorgenden Personen und versorgenden Handlungen, während deutsche Studien eher auf die Empfänger der Sorge fokussieren (vgl. Thelen 2014: 24 f.). Diese Vielschichtigkeit und Ambivalenz haben einen wissenschaftlichen Konsens zur präzisen Definition des Begriffs bislang verhindert, so Thelen (vgl. ebd. 25). Hinzu kommt, dass Care nicht nur im privaten sowie im öffentlichen Versorgungsbereich behandelt wird, sondern auch in Ansätzen zu Gerechtigkeit, Ethik und sozialpolitischen Theorien (Aulenbacher & Dammayr 2014; Aulenbacher et al. 2014; Barnes et al. 2015; Conradi & Vosman 2016) sowie bei deren Übertragung auf das Gesundheitswesen (Krause & Boldt 2018a).

1.1 Philosophie zu Care

Im Rückgriff auf Martin Heidegger, Paul Ricœur und Harry Frankfurt werden die Ursprünge des Care-Begriffs in der Philosophie nachgezeichnet. Diese drei Philosophen wurden exemplarisch ausgewählt, da sie aus unterschiedlichen Traditionen stammend auf (Für-)Sorge blicken und verschiedene Facetten des Care-Motivs hervorheben.

Der deutsche Phänomenologe Martin Heidegger befasst sich in seinem Hauptwerk *Sein und Zeit* mit der Frage nach dem Sein des Daseins und bestimmt das Dasein als Sorge. Heideggers *Sorge* kann im Kontext dieser Arbeit als eine deutsche Entsprechung von Care angesehen werden. Sorge ist für Heidegger ein zum Wesen des Menschen gehörendes Existenzial: Der Sinn des Daseins besteht darin, für das Dasein Sorge zu tragen. So wie der Mensch in der Welt ist, so ist er sorgend auf seine Umwelt bezogen und muss sich um sein Leben und Sein kümmern. Daseinssorge geschieht laut Heidegger auf zwei verschiedene Arten: einerseits besorgend mit den Dingen, mit denen der Mensch umgeht, bei Heidegger das „Sein bei dem Zuhandenen“, andererseits fürsorgend mit anderen Menschen, bei Heidegger das „Sein mit dem innerweltlich begegnenden Mitdasein Anderer“ (Heidegger 1927/1967: § 41). Das materiell dominierte Besorgen wird der Fürsorge, die mit Rücksicht und Nachsicht einhergeht, gegenübergestellt (vgl. ebd. § 26). Sie beide sind Grundbedingungen menschlicher Existenz. Fürsorge kann des Weiteren in zwei extremen Varianten auftreten: Sie kann einerseits dem Anderen die Sorge abnehmen und sich an seine Stelle setzen. Diese einspringende Fürsorge übernimmt das, was zu besorgen ist, für den Anderen. Sie wird der Existenz einer Person jedoch nicht gerecht, denn sie nimmt dem Anderen die Möglichkeit (ab), selbst für sich Sorge zu tragen und macht ihn leicht zum Abhängigen und Beherrschten (vgl. ebd. § 26). Ihr gegenüber besteht andererseits die Möglichkeit einer Fürsorge, die für den Anderen nicht so sehr einspringt, als dass sie ihm in seinem existenziellen Seinkönnen vorausspringt. Dies geschieht nicht, um ihm die Sorge abzunehmen, sondern um sie ihm erst eigentlich als solche zurückzugeben, d. h. ihm verhilft, für seine eigene Sorge frei zu werden. In den Worten Heideggers:

> Diese Fürsorge, die wesentlich die eigentliche Sorge – das heißt die Existenz des Anderen betrifft und nicht ein *Was*, das er besorgt, verhilft dem Anderen dazu, *in* seiner Sorge sich durchsichtig und *für* sie *frei* zu werden (ebd. § 26, Hervorhebung im Original).

Während einspringend-beherrschende Fürsorge besser zu wissen meint, was dem Anderen guttut, schafft vorspringend-befreiende Fürsorge Freiheit und ermöglicht die Entwicklung des Daseins. Sie versetzt den Anderen in die Lage, Hemmnisse, Unfähigkeit, Angst o.Ä., die sein Dasein behindern, beizulegen und befähigt ihn, wieder selbst für sich und sein Dasein Sorge tragen zu können.

Unter Rückbezug auf Heidegger beschäftigt sich auch der französische Philosoph Paul Ricœur in seinem Spätwerk *Das Selbst als ein Anderer* mit dem Leitbegriff der Fürsorge. Er definiert Fürsorge als einen Teil der ethischen Ausrichtung des Menschen auf das gute Leben. Eine Komponente in dieser Ausrichtung ist der Aspekt des „mit dem Anderen und für ihn“-Seins, was Ricœur als *„Fürsorge“* bezeichnet (Ricœur 1996: 219 f., Hervorhebung im Original). Sie ist damit einerseits

Interaktion mit dem Anderen und gleichzeitig Bezugnahme auf den Anderen. Dieser doppelte Bezug ist ein wesentlicher Aspekt von Fürsorge, der auch für das Verständnis von Care entscheidend ist. Eine weitere Bestimmung von Fürsorge schafft Ricœur mit Verweis auf das aristotelische Konzept der Freundschaft. An dieses anknüpfend versteht er Fürsorge wesentlich als Reziprozität: Sie verlaufe nämlich nicht nur in eine Richtung, sodass die andere Person „auf den Zustand des bloßen *Empfangens*" reduziert wird (ebd. 232, Hervorhebung im Original). Vielmehr stelle sich eine Art der Gleichstellung ein, deren Ursprung der leidende Andere selbst ist und bei der Sympathie und nicht bloßes Erbarmen entstehe. Ricœur hält dazu fest:

> Dies ist vielleicht die größte Prüfung der Fürsorge: Die Ungleichheit der Vermögen kann durch eine authentische Reziprozität im Austausch kompensiert werden, die sich in der Stunde des Todeskampfes in ein gemeinsames Murmeln der Stimmen oder einen kraftlosen Händedruck flüchtet (ebd.).

Das Sorgegeben verlaufe also nicht nur in Richtung des Sorgeempfangenden, sondern helfe, sich in der eigenen Verletzlichkeit klarer zu erkennen und sich selbst mehr schätzen zu lernen. Indem der Sorgegebende sich dies vor Augen führe, werde auch der Sorgeempfangende zum Gebenden und ermögliche Ersterem einen Prozess der Selbstreflexion und Selbstschätzung. Vor diesem Hintergrund wird deutlich, wie Ricœur Fürsorge als „authentische Reziprozität im Austausch" versteht (ebd.) und damit impliziert, dass das Selbst immer schon auf den Anderen bezogen ist und seiner für ein gelungenes Leben bedarf. Diese „dialogische Dimension" (ebd. 220) der Fürsorge schafft zwischen dem Empfangenden und dem Gebenden ein Gefühl von Gleichheit, welches die zunächst erscheinende Asymmetrie kompensiert, indem beiden Personen durch das gegenseitige Eingeständnis von Zerbrechlichkeit, und letzten Endes der Sterblichkeit, bewusst wird, dass darin eine prinzipielle „*Umkehrbarkeit*" (ebd. 234, Hervorhebung im Original) der Rollen begründet ist. Füreinander Sorgen sei eine „Suche nach Gleichheit im Durchgang durch die Ungleichheit" (ebd.). Gleichzeitig betont Ricœur, dass die Fürsorge eine Handlung ist, die spontan ausgeübt wird und daher nicht „auf eine stumpfe Pflicht reduzier[t]" werden kann (ebd. 235). Fürsorge – wie sie bei Ricœur beschrieben wird – ist damit eine Kombination aus Selbstschätzung (Reflexion), Intentionalität (auf den Anderen bezogen sein), Affektionen (Gefühle) und Spontaneität (Unmittelbarkeit) (vgl. Maio 2018: 54).

Die Arbeiten des zeitgenössischen US-amerikanischen Philosophen Harry Frankfurt befassen sich mit *Caring* und der Frage *What we care about* (Frankfurt 1988; Frankfurt 1998). Laut Frankfurt ist Caring etwas spezifisch Menschliches und ein grundlegend konstitutives Merkmal des Lebens (vgl. Frankfurt 1998a: 163).

Während auch andere Lebewesen Wünsche haben können, haben nur Menschen die Fähigkeit „to care about something“ (ebd. 158). Frankfurt versteht Care als eine Form von „being active“, die das eigene Verhalten auf etwas oder jemanden hinsteuert und das Selbst und somit die Person im Ganzen prägt (Frankfurt 1988: 83). Dass sich Menschen um etwas oder jemanden sorgen, ist laut Frankfurt basaler als das Objekt des Carings an sich:

> The significance to us of *caring* is thus more basic than the importance to us of *what* we care about (Frankfurt 1998a: 162, Hervorhebung im Original).

Weiter:

> Caring is important to us for its own sake, insofar as it is the indispensably foundational activity through which we provide continuity and coherence to our volitional lives. Regardless of whether its objects are appropriate, our caring about things possesses for us an inherent value by virtue of its essential role in making us the distinctive kind of creatures that we are (ebd. 162 f.).

Care – im Sinne eines aktiven Sich-Sorgens und Kümmerns um das, was einem am Herzen liegt bzw. worauf es einem im Leben ankommt – bestimmt die Ausrichtung der eigenen Handlungen und verschafft ihnen Kohärenz. Vor diesem Hintergrund impliziert Care eine gewisse Beständigkeit des eigenen Verhaltens und erfordert ein komplexes Zusammenspiel von kognitiven, affektiven und volitionalen Dispositionen der Person (vgl. Frankfurt 1988: 84 f.). Frankfurt unterscheidet verschiedene Arten des Carings und betont unter diesen die Liebe, die er als „particular mode of caring“ bezeichnet (Frankfurt 1998b: 3). Sie sei die stärkste Form, den Menschen und sein Verhalten zu leiten, unabhängig davon, was das Objekt der Liebe ist. Gerade auch in der Selbstliebe, die eine Form der Selbstfürsorge ist, ein Sich-Kümmern um das eigene Wohlbefinden um seiner selbst willen, liege ein wichtiger Aspekt von Care (vgl. Frankfurt 1998a: 168). Hervorzuheben ist also, dass Care bzw. *caring about something* einerseits das willentliche Verhalten bestimmt und dadurch den Charakter, die Identität und die Einstellung eines Menschen konstituiert, andererseits als *caring for oneself* überhaupt erst die Voraussetzung für die Identität bzw. das Selbst des Menschen schafft (s. Teil II Kapitel 1.1.2 Selbstsorge/Self-Care). Das Fehlen von Care, ein *caring about nothing*, wäre mit Frankfurt ein Verlust von Personalität, von Identität und damit des Menschseins (vgl. Jouan 2008: 771).

Diese philosophischen Ausführungen dienen insofern als Grundlage für das Verständnis von Care, als in ihnen deutlich wird, dass Care ein wesentlicher Aspekt des Mensch- und Personseins ist, der sowohl eine freiheitsstiftende Befähigung zur Selbstsorge als auch eine affektiv-reziproke Verbundenheit umfasst.

1.1.1 Care-Ethik

Der Bezug auf die gleichnamige Ethik ermöglicht zum einen die Beleuchtung der ethisch-moralischen Relevanz von Care und zum anderen die Übernahme einer Perspektive, die vor allem von Frauen eingenommen und geprägt wurde. Die Care-Ethik ist eine Beziehungsethik, die auf die dialogischen Ansätze von Philosophen wie Buber, Lévinas oder Ricœur zurückgreift. (Einen Überblicksartikel zur Care-Ethik liefert z. B. Chilian 2018). Begründerin ist die amerikanische Entwicklungspsychologin Carol Gilligan. Sie beschreibt das Care-Motiv als Bezugsrahmen für ethische Entscheidungen und vertritt die These, dass Frauen bei der Entscheidungsfindung in moralisch schwierigen Situationen eine Care-Orientierung haben, während Männer eine Gerechtigkeits-Orientierung vertreten. Damit konstatiert Gilligan eine weibliche, beziehungsorientierte Ethik der Zuwendung, die die zuvor männliche, individuumsbasierte Ethik der Gerechtigkeit in Frage stellt:

> Während eine Ethik der Gerechtigkeit von der Prämisse der Gleichberechtigung ausgeht, daß [sic] alle gleich behandelt werden sollten, basiert eine Ethik der Anteilnahme/Zuwendung/Fürsorge auf der Prämisse der Gewaltlosigkeit, daß [sic] niemand Schaden erleiden sollte (Gilligan 1984: 212).

Care ist für Gilligan ein Moralverständnis, das folgende drei Gesichtspunkte beinhaltet: Beziehungen, Anteilnahme und die Berücksichtigung der Einzigartigkeit von Situationen. Dieses Moralverständnis umfasst sich einzulassen, Bedürfnisse wahrzunehmen sowie für sich selbst und andere zu sorgen und gleichzeitig ein Wahrnehmen sowie verantwortliches Umgehen mit der Komplexität einer Situation (vgl. Conradi 2001: 31 und 33). Wer in diesem Sinne Care betreibt, d. h. nach dem Fürsorge-Motiv handelt, nehme Anteil an der Situation des Anderen und richtet sein eigenes Verhalten so aus, dass Bindung gesichert und Schaden vermieden wird (vgl. ebd.).

Parallel zu Gilligans Werk veröffentlicht die amerikanische Erziehungswissenschaftlerin und Philosophin Nel Noddings ihr Buch mit dem Titel *Caring* (Noddings 1984). Während Erstere die weibliche Stimme stark macht, stützt sich Letztere auf die mütterliche. Noddings zufolge sind Beziehungen fundamental für das Wesen des Menschen, ausgehend von der ersten, überlebensnotwendigen Mutter-Kind-Beziehung. Auf dieses natürliche Care, das in der mütterlichen Sorge um ein Kind begründet liegt, baut sie ihre Ethik, die im Kern reziprok ist. Ähnlich wie es später Frankfurt postulierte, lautet ihre Grundannahme: „As human beings we want to care and to be cared for. *Caring* is important in itself“ (Noddings 1984: 7, Hervorhebung im Original). Vor diesem Hintergrund geht sie davon aus, dass die Basis jeder moralischen Handlung die Erinnerung an das *caring* und *being cared for* ist (vgl. ebd. 1). Ebenso wie Gilligan legt Noddings besonderen Wert auf den Beziehungsaspekt der Care-Interaktion: Care sei im wesentlichen *reactive, responsive* und *receptive* (vgl. ebd. 19), sei also eine Beziehung, die empfänglich für die Signale des Anderen und von Reaktions- bzw. Antwortbereitschaft geprägt ist. Des Weiteren verweist Noddings auf die beiden Parteien eines Care-Prozesses, den *one-caring* und den *cared-for:* „A caring relation requires the engrossment and motivational displacement of the one-caring, and it requires the recognition and spontaneous response of the cared-for" (ebd. 78). Indem der *one-caring* empfänglich und ansprechbar für die Bedürfnisse des *cared-for* werde, richte er seine vollkommene Aufmerksamkeit auf ihn und stelle seine motivationale Energie in dessen Dienst. Der *cared-for* hingegen beantworte das *caring* und trage durch seine Anerkennung zum Gelingen der Care-Beziehung bei. Diese Ansichten rund um das Care-Konzept erweitert und überarbeitet Noddings in ihren späteren Schriften. So spricht sie in ihrem 2010 erschienenen Werk nicht mehr vom *one-caring*, sondern vom *carer* und lässt den Begriff des *engrossment* fallen, da dieser zu oft missinterpretiert wurde (vgl. Noddings 2010: 47). *Engrossment* passe zwar in die Mutter-Kind-Beziehung, nicht aber in normale Begegnungen mit anderen Menschen und müsse statt als Versunkenheit in den Anderen eher als vorübergehend vom Anderen eingenommene Aufmerksamkeit (*receptive attention*, vgl. ebd. 48) verstanden werden. Noddings konkretisiert:

> *Caring*, in every approach, involves attention, empathic response, and a commitment to respond to legitimate needs. It is sometimes referred to as an attitude, but it is more than that; it is a set of dispositions to respond positively in interpersonal relations (ebd. 28, Hervorhebung im Original).

Care ist laut diesem Zitat nicht nur eine Haltung, die sich in Aufmerksamkeit für den Anderen ausdrückt, sondern die Bereitschaft, positiv auf den Anderen zu reagieren (Reaktivität, Responsivität). In Hinblick auf die Rolle des *cared-for* verdeutlicht Noddings, wie wichtig dessen Aktivität ist, um eine Care-Interaktion zu einer solchen werden zu lassen. Seine Rolle sei nicht nur eine passiv-empfangende, sondern er sei aktiv in das Geschehen involviert:

> To qualify as a caring encounter, the cared-for must contribute to the relation; the cared-for must show in some way that the caring has been received. This response completes the caring relation. Without it, we may acknowledge a carer's effort to care, but the encounter, episode, or relation cannot be said to be one of caring (ebd. 48 f.).

Die Antwort des *cared-for* könne in Form von Dankbarkeit erfolgen, z. B. durch ein Lächeln, Augenkontakt, einen Ausdruck von Erleichterung oder Anzeichen neuer Energie. Diese Rückmeldung vervollständige einerseits die Care-Beziehung und mache sie erst zu einer solchen, andererseits diene sie dem *carer* als Information für weitere Care-Interaktionen und löse bei ihm Zufriedenheit aus, die ihn auch langfristig vor Burnout schützen kann: „The main bulwark against burnout in the caring professions is the all-important response of the cared-for in recognizing the efforts of the carer *as caring*" (ebd. 74, Hervorhebung im Original).

Eine weitere Autorin in der Care-Diskussion ist die amerikanische Politologin Joan Tronto. Sie richtet sich gegen die Einteilung der Welt in „the 'needy' and the able", zwischen denen eine Beziehung der Macht herrsche, und macht sich für ein relationales Menschenbild stark, nach dem alle Personen grundsätzlich aufeinander angewiesen und gleichzeitig Sorgegebende und Sorgeempfangende sind (Tronto 2014: 42). Tronto versteht Care weniger als eine moralische Orientierung (bei Gilligan: *virtue*) denn als eine menschliche Tätigkeit (*activity*), die viele Bereiche umfasst. Ihrer Ansicht nach beinhaltet Care alle Tätigkeiten zur Erhaltung, Bewahrung und Erneuerung der Welt und kann sich neben menschlichen Interaktionen auch auf Objekte oder die Umwelt beziehen:

> On the most general level, we suggest that caring be viewed as a *species of activity that includes everything that we do to maintain, continue, and repair our 'world' so that we can live in it as well as possible.* That world includes our bodies, our selves, and our environment, all of which we seek to interweave in a complex, life-sustaining web (Tronto 1993: 103, Hervorhebung im Original).

In dieser sehr umfassenden Definition ist Care nicht zwingend dyadisch und wird aus bestimmten Handlungszusammenhängen oder Beziehungstypen herausgelöst. Damit wendet sich Tronto von einer Romantisierung der Mutter-Kind-Beziehung ab, wie sie durch Noddings eingeleitet wird. Im Gegensatz dazu richtet Tronto ihre Definition klar auf das Handeln aus und bezieht die Motivation der Handelnden mit ein. Care ist für sie nicht nur eine gute Intention, sondern muss in eine verantwortungsvolle Handlung resultieren, die das Gegenüber miteinbezieht. In einem Vier-Phasen-Modell arbeitet Tronto den prozessualen Charakter von Care heraus und verbindet Care sowohl mit Einstellung als auch mit Vorausblick und Taten. In diesem Modell (vgl. ebd. 105–108) stehen zu Beginn einer jeden Care-Praxis Anteilnahme und das Anerkennen eines Bedürfnisses (*caring about*). In der zweiten Phase, die Tronto zunächst als *taking care of*, später als *caring for* bezeichnet (vgl. Tronto 2013: 22 f.), geht es um das Empfinden von Verantwortlichkeit und die Bereitschaft, Verantwortung für dieses Bedürfnis zu übernehmen. Die eigentliche Care-Interaktion (*care giving*) geht auf den Bedarf ein und erfordert den direkten Kontakt mit dem Subjekt oder Objekt der Versorgung sowie die dafür nötige Kompetenz. Konkret kann dies z. B. in Form von körperlicher Zuwendung, Krankenpflege, Kinderbetreuung oder auch Reparatur eines Gegenstandes geschehen. Abschließend erfolgt die Reaktion auf die Versorgung (*care receiving*), die wichtiger Bestandteil des gesamten Prozesses ist: „It is important to include care-receiving as an element of the caring process because it provides the only way to know that caring needs have actually been met“ (Tronto 1993: 108). Denn auch wenn ein Bedürfnis wahrgenommen wurde, sich jemand für dessen Befriedigung verantwortlich fühlt und es zu stillen versucht, kann die Art und Weise des *caring* unbefriedigend sein oder sogar weitere Bedürfnisse oder Probleme schaffen. Komplementär zu den vierstufigen Aktivitäten – *caring about, caring for, care giving, care receiving* – benötige Care die Integration der daran beteiligten sogenannten ethischen Qualitäten des Caregivers: Aufmerksamkeit, Verantwortung, Kompetenz und Reaktionsfähigkeit (vgl. ebd. 127–137). In Anlehnung an Noddings erweitert auch Tronto Gilligans Ansatz und nimmt den Effekt auf den Carereceiver explizit in den Care-Prozess auf. Darüber hinaus versteht sie Care nicht nur als Einstellung (*attitude*) oder Haltung (*disposition*), sondern vor allem als eine Praxis (vgl. ebd. 118 f.). Reizvoll an dieser Betrachtung von Care ist, dass die einzelnen Phasen nicht von der gleichen Person übernommen werden müssen und offen dafür sind, wie viele Personen an einer der Aktivitäten beteiligt sind. Dadurch bietet das Modell sowohl eine Grundlage für kollektives Handeln als auch die Möglichkeit, den Care-Prozess im Team aufzuteilen. Des Weiteren geht Tronto darauf ein, dass es notwendig ist, die eigenen Bedürfnisse zu kennen, um den Bedürfnissen anderer gegenüber aufgeschlossen sein zu können (vgl. ebd. 131). Gutes Care gelingt somit nur im Zusammenspiel mit Self-Care. Weniger reizvoll an Trontos Care-Begriff ist, dass er aus der direkten Mensch-Mensch-Interaktion gelöst wird und ein relativ beliebiges Handlungsfeld mit Gegenständen oder der Umwelt umfasst. Thelen kritisiert diesen Punkt in Trontos Ansatz und betont den Wert der „Verbundenheit von Menschen durch Sorgepraktiken“ (Thelen 2014: 41). Diesem Aspekt Rechnung tragend liefert beispielsweise Diemut Bubeck eine Definition von Care, die die dyadische Beziehung als wichtiges Element herausstellt:

> Caring for is a meeting of the needs of one person by another person where face-to-face interaction between carer and cared for is a crucial element of the overall activity and where the need is of such a nature that it cannot possibly be met by the person in need herself (Bubeck 2002: 163).

Bubeck weist darauf hin, dass *carer* und *cared-for* temporär und prinzipiell austauschbar sind, und auch zwischen Professionellen und ihren Patientinnen und Patienten nur relativ fixe Rollen darstellen (vgl. ebd. 164). Des Weiteren kann sich Care nach ihrem Ansatz auf einen emotionalen Zustand, auf eine Aktivität oder auf die Kombination aus beiden beziehen (vgl. ebd. 163). In ähnlicher Weise versucht die folgende Definition sowohl den emotionalen als auch den Handlungsaspekt aufzugreifen und Care im direkten menschlichen Kontakt zu verorten: Sie versteht Care als „feelings of affection and responsibility combined with actions that provide responsively for an individual's personal needs or well-being, in a face-to-face relationship" (Cancian & Oliker 2000: 2).

Eine der deutschen und zeitgenössischen Vertreterinnen in der Care-Ethik ist die Philosophin und Gesellschaftstheoretikerin Elisabeth Conradi. Ihrer Ansicht nach fehlt der deutschen Sprache ein Wort für Care, das den Gesichtspunkt der Zuwendung mit interaktiven Aspekten vereint und einer gemeinsamen Gestaltung der Praxis durch die daran beteiligten Menschen Ausdruck verleiht. Darum sei ein Begriff erforderlich, der sowohl vom Individuum als auch von den Interaktionen zwischen Individuen her gedacht werden kann. Dies findet sie am ehesten im Begriff der Achtsamkeit beschrieben und definiert Care als „eine Praxis der Achtsamkeit und Bezogenheit, die Selbstsorge und kleine Gesten der Aufmerksamkeit ebenso umfaßt [sic] wie pflegende und versorgende menschliche Interaktionen sowie kollektive Aktivitäten" (Conradi 2001: 13). Achtsamkeit drückt laut Conradi auch das Anliegen aus, dass Menschen sich anderen Menschen zuwenden, sie ernst nehmen, auf sie eingehen, für sie sorgen, sowie, dass Menschen Zuwendung zulassen, reagieren und sich einlassen (vgl. ebd. 55 f.). In der Verbindung von Achtsamkeit zu Schenken sieht sie einen wichtigen Grundgedanken von Care, weil Achtsamkeit ein Geschenk sei und keine Gegenleistung erwarte. Vor diesem Hintergrund vertritt sie eine Auffassung von Care als Ethik der Sorge oder, zur Betonung der achtsamen Zuwendung, als Ethik der Achtsamkeit (Conradi & Vosman 2016). Konstitutiv für den Care-Begriff ist auch Conradis Konzept der Interrelationalität, das den relationalen Aspekt, die „grundlegende Angewiesenheit von Menschen aufeinander" betont (Conradi 2001: 178). „Interrelationalität bezeichnet das, was zwischen Subjekten, oder besser: das, was im Rahmen des ‚Zwischen' geschieht" (Conradi 2016: 84). Menschen werden laut diesem Konzept nicht als gegeneinander abgegrenzte und einzelne Subjekte verstanden, sondern als Akteure in einem dynamischen Austauschprozess, in dem sich alle daran Beteiligten entwickeln und im Verhältnis zueinander verändern (vgl. ebd. 85). Der Begriff der Interrelationalität verleiht den vielfältigen Zusammenhängen und Verhältnissen von Bezogenheit Ausdruck, die sich in ähnlicher Weise bei Tronto finden, wenn sie von Care als Sorge für die Erhaltung und Erneuerung des komplexen, lebenserhaltenden Netzwerks spricht (vgl. Tronto 1993: 103). Conradi leistet mit ihren Schlüsselbegriffen Achtsamkeit, Interrelationalität und Praxis einen wichtigen Beitrag zum Verständnis von Care. Auch weist sie auf Spannungsfelder der Care-Praxis hin, die insbesondere für das Gesundheitssystem relevant sind: das Problem der Abgrenzung zwischen Care-Kompetenz und selbst-ausbeuterischem Helfersyndrom, die Gefahr der Bevormundung, das Wechselverhältnis von Macht und Ohnmacht oder die Verhältnisbestimmung von Selbstsorge und Sorge für andere. Ansatzpunkt ist die von ihr vertretene Perspektive, dass „alle an *Care*-Interaktionen Beteiligten einander und sich selbst als kompetent Urteilende und Handelnde im *Care*-Prozeß [sic] wahrnehmen" und es um die „Ermächtigung (*empowerment*) der Beteiligten" geht (Conradi 2001: 236, Hervorhebung im Original). Ihrer Ansicht nach geht es darum, Möglichkeiten zum Empowerment zu erkennen und zu befördern. Dazu bedürfe es – neben Intuition, Reflexion und Handeln aus Erfahrung – langfristig auch einer Veränderung institutioneller Rahmenbedingungen und gesellschaftlicher Herrschaftsverhältnisse (vgl. ebd. 237).

Zusammenfassend lässt sich festhalten: Care im Sinne der Care-Ethik beinhaltet die Anerkennung, dass jeder Mensch – unabhängig von Alter, Geschlecht, sozialem Status oder Ethnie – in Beziehung zu anderen steht und in eine basale Struktur von Abhängigkeit eingebunden ist. Statt von Autonomie und Unabhängigkeit auszugehen oder diese als Ideal zu propagieren, macht sich die Care-Ethik dafür stark, dass Verletzlichkeit, Schwachheit und Bedürftigkeit keine Mangelerscheinungen sind, sondern zentrale Elemente des menschlichen Lebens. Mit anderen Worten ist das Verdienst der Care-Ethik die Einsicht, „dass Individuen nicht als souveräne, autonome Subjekte vorgestellt werden können, sondern in ihrer fundamentalen Relationalität begriffen werden müssen" (Dingler 2016: 94). Da Care häufig mit Selbstaufopferung für andere assoziiert wird, will die relationale Ethik diese Verbindung lösen und die Gegenüberstellung von Selbstbezogenheit (etwas hilft nur mir) und Selbstlosigkeit (etwas dient nur dem Anderen) aufweichen. Aus einer von Care geleiteten Perspektive widerspricht es sich nicht, für sich selbst, d.h. im eigenen Sinne, und im Sinne anderer zu handeln. Vielmehr geht es um das Wohlbefinden der gemeinsamen Beziehung, einer wechselseitigen und kooperativen Fürsorge-Interdependenz (Urban & Koubová 2019). Die von der Care-Ethik angenommene Angewiesenheit bedeutet nicht Asymmetrie, sondern ist Ausgangspunkt für moralisch-ethische Handlungsentscheidungen. Care wird dabei zum einen im Subjekt verortet, als Haltung der wahrnehmenden Aufmerksamkeit, zum anderen verweist es auf das Zwischen von Subjekten, als Aktivität oder Praxis der Achtsamkeit. Diese interaktionelle Komponente macht den Unterschied zu anderen Ethikansätzen aus und trägt eine herausfordernde Komponente in sich: Sie kann nicht vorhersagen, was richtig oder falsch ist, noch gibt es eine einzige Lösung oder Art, auf jemanden zu reagieren. Insofern bedeutet Care auch, offen und responsiv zu sein und die inhärente Ambiguität auszuhalten.

1.1.2 Selbstsorge/Self-Care

Zu einer Philosophie von Care gehört nicht nur die achtsame Bezogenheit auf den Anderen, sondern auch die Sorge um sich selbst. *Cura sui, Self-Care* oder *Selbstsorge* (Frick 2021) versteht sich als Aufforderung, sich aktiv um das eigene psychische, physische, soziale und spirituell-geistige Wohlbefinden zu bemühen und muss in einem ausgewogenen Verhältnis zur Fremdsorge stehen (vgl. Schnell & Schulz 2014:

193). Diese Haltung, die auch eine Praxis impliziert, ist seit der Antike im Philosophieverständnis verankert und bildet die Grundlage für jede Form von Selbsterkenntnis: Philosophie betreiben ist ein Sich-Kümmern um das eigene Sein, Fürsorge für die Seele und damit im Wesentlichen Sorge um sich selbst (vgl. Foucault 1984; Steinkamp 2018). Auch Heidegger (1927/1967: §§ 41, 64) und Ricœur gehen bei ihren Ausführungen zur Fürsorge auf den Aspekt der Selbstsorge ein, wobei Letzterer betont, dass „die Schätzung des *Anderen als eines Sich-selbst* [...] und die Schätzung *seiner selbst* [...] *als eines Anderen* [...] von Grund auf gleichwertig [sind]" (Ricœur 1996: 235 f., Hervorhebung im Original). Diese Gleichwertigkeit zwischen Fürsorge- und Selbstsorge-Praxis greift auch der französische Philosoph Michel Foucault auf, dessen Selbstsorge-Konzept im Folgenden genauer betrachtet werden soll.

Foucault widmet dem Prinzip der Selbstsorge einen eigenen Schriftenband, der mit *Die Sorge um sich* (Foucault 1986; im Original: *Le souci de soi*, Foucault 1984) betitelt ist, und entwickelt darin den aus der antiken Philosophie stammenden Ansatz der Selbstbekümmerung weiter (*epiméleia heautoû*):

> Man muß [sic] sich klarmachen, daß [sic] diese Selbstzuwendung nicht bloß eine allgemeine Einstellung, eine diffuse Aufmerksamkeit verlangt. Der Ausdruck *epiméleia* bezeichnet nicht einfach eine Hauptbeschäftigung, sondern ein ganzes Bündel von Beschäftigungen; von *epiméleia* spricht man, um die Tätigkeiten des Hausherrn zu bezeichnen, die Aufgaben des Fürsten, mit der man einen Kranken oder Verletzten umgibt, oder auch Dienste, die man den Göttern oder den Toten erweist (Foucault 1986: 69, im Original: Foucault 1984: 65).

Vor diesem Hintergrund kann Selbstsorge als Dienst an der eigenen Person, Opfergabe an sich selbst oder Sorge um den eigenen Körper als Haus der Seele verstanden werden. Um solch eine Zuwendung ausüben zu können, solle man sich Zeit nehmen,

> ...am Abend oder am Morgen einige Momente zur Sammlung, zur Prüfung dessen, was zu tun ist, zur Vergegenwärtigung gewisser nützlicher Grundsätze, zum Überschauen des verronnenen Tages (Foucault 1986: 70, im Original: Foucault 1984: 65).

Weiter:

> Sich um sich kümmern ist keine Sinekure [kein Amt bzw. keine Tätigkeit, das/die ohne Pflichten verbunden wäre; Anmerkung der Verfasserin]. Da sind die Körperpflege, die Gesundheitsregeln, ... Meditationen, die Lektüren, ... das Überdenken von Wahrheiten (Foucault 1986: 71, im Original: Foucault 1984: 66).

Selbstsorge umfasst damit ein breites Spektrum an Tätigkeiten, deren man sich in der Reflexion des eigenen Tuns bewusst wird. Gleichzeitig hält Foucault fest, dass „sie [die Sorge um sich; Anmerkung der Verfasserin] [...] nicht eine Übung in Einsamkeit [bildet], sondern eine wahrhaft gesellschaftliche Praxis [ist]" (Foucault 1986: 71, im Original: Foucault 1984: 67). Der Prozess der Selbstsorge könne nicht im Alleingang vollzogen werden, sondern bedürfe des Anderen als Mittler: „Der Andere ist unerläßlich [sic], damit die Praxis des Selbst zu dem von ihr anvisierten Selbst gelangt" (Foucault 1985a: 40, vgl. Foucault 2004a: 167, im Original: Foucault 2001a: 123). Um sich mit sich selbst befassen zu können, müsse das Selbst sich mit dem Anderen befassen und umgekehrt – das eine sei nicht ohne das andere möglich (vgl. Foucault 1985b: 43).

Foucault erhebt die Selbstsorge zur zentralen Kategorie seines Denkens und arbeitet ihren ethisch-normativen Wert auf dem Weg zur individuellen Freiheit heraus. Damit wendet er sich gegen die – insbesondere von kirchlicher Seite vertretene – Haltung des Selbstverzichts und kritisiert, dass Selbstsorge vernachlässigt wird. In einem Interview, das er zum Thema *Freiheit und Selbstsorge* gegeben hat, richtet sich Foucault gegen die Abwertung der Selbstsorge und gibt zu bedenken:

> Es ist interessant zu sehen, daß [sic] [...] in unseren Gesellschaften ab einem bestimmten (und sehr schwierig anzugebenden) Punkt die Selbstsorge zu etwas ein wenig Anrüchigem geworden ist. Ab einem bestimmten Zeitpunkt ist die Beschäftigung mit sich selbst allgemein als eine Form der Selbstliebe angeprangert worden, als eine Form von Egoismus oder individuellem Interesse, die zum Interesse, das man den anderen schuldet, oder der erforderlichen Selbstaufopferung in Widerspruch steht (Foucault 1985b: 12).

Foucault ist der Ansicht, dass man die Sorge um andere nicht vor die Selbstsorge stellen muss, ja dass ethisch gesehen die Selbstsorge in dem Maße zuerst kommt, wie der Selbstbezug ontologisch an erster Stelle steht (vgl. ebd. 15). Er betont damit den Primat der Selbstsorge, als Voraussetzung dafür, sich um andere kümmern zu können. Die richtige Bemeisterung seiner selbst – wie es der Interviewer und Herausgeber, Lothar Wolfstetter, in seinem Vorwort bezeichnet – sei die Grundlage, sich richtig um den Anderen zu kümmern (Foucault 1985c). Dies ist für Foucault – und damit zeigt sich ein weiterer interessanter Aspekt in seiner Philosophie der Selbstsorge – Spiritualität. Foucault bringt damit nicht nur Fürsorge und Selbstsorge zusammen, sondern zeigt auch auf, dass Selbstsorge eine Form von Spiritualität und deren Ursprung ist. Unter Spiritualität versteht Foucault,

> daß [sic] sich etwas sehr genau auf den Zugang des Subjekts zu einer bestimmten Seinsweise bezieht und auf die Transformationen, die das Subjekt mit sich vornehmen muß [sic], um zu dieser Seinsweise zu gelangen (Foucault 1985a: 21).

In der Weise, in der bei der Selbstsorge eine Transformation des Subjekts durch sich selbst stattfindet, sei Spiritualität die Art bzw. der Weg, wie das Subjekt sich selbst transformiert. In einer seiner Vorlesungen kommt dies noch einmal so zum Ausdruck: Spiritualität sei die Suche, die Praxis, die Erfahrung, „mit denen das Subjekt an sich selbst die Transformationen vornimmt, die notwendig sind, um zur Wahrheit Zugang zu haben“ (Foucault 1985a: 34, vgl. Foucault 2004b: 32 f., im Original: Foucault 2001b: 17). Selbstsorge verbindet also das Subjekt mit sich selbst und ist insofern Spiritualität, als sich das Subjekt – in dem reinigenden Prozess einer Transformation – auch mit Wahrheit verbindet.

Foucaults Ausführungen dienen als gute Grundlage auf dem Weg zu einem besseren Verständnis des Spiritual Care-Konzepts, weil er Fürsorge, Selbstsorge und Spiritualität gemeinsam denkt und diese Trias als Praxis der Freiheit charakterisiert. Dabei rückt er die Selbstsorge in den Mittel- und Ausgangspunkt für die (ontologisch) nachrangige Fürsorge um den Anderen und kennzeichnet erstere explizit als eine Spiritualität. Sogar auf die Selbstsorge im medizinischen Kontext kommt er am Rande zu sprechen (vgl. Foucault 1986: 78). Bevor jedoch dieser Aspekt der medizinischen Selbstsorge weiterverfolgt wird, sollen zunächst weitere Stimmen zu Wort kommen, die die Bedeutung der Selbstsorge hervorheben und konkretisieren. So weist Conradi darauf hin, dass Selbstsorge nicht egozentrisch, sondern wesentliche Voraussetzung für die Care-Praxis ist:

> Entgegen konventionellen Vorstellungen geht es bei *Care* nicht um Selbstaufopferung, sondern darum, die Sorge für andere und die Selbstsorge in ein ausgewogenes Verhältnis zu bringen. Das unterscheidet *Care* von Altruismus, der die Bereitschaft voraussetzt, sich unter Vernachlässigung der eigenen Interessen für andere einzusetzen (Conradi 2001: 32, Hervorhebung im Original).

Mit Steinkamp wird deutlich, dass Selbstsorge nicht nur Voraussetzung von Care-Praxis ist, sondern auch ihr Ziel. Er definiert Sorge im professionellen Sinn als „Anstiftung und Befähigung zur Selbstsorge“ (Steinkamp 2018: 4), d. h. sie ziele auf die Selbstsorge des Anderen, auf dessen Wiedergewinnung der Fähigkeit zu Autonomie und Selbstbestimmung. Nach diesem Verständnis ist der Andere „Begleiter reflektierter Sorge“ und bekommt neben der Rolle des Sorgeempfangenden, eine weitere, wichtige Bedeutung, nämlich als Begleiter desjenigen, der für ihn sorgt. Der Andere stellt also die Bedingung dafür dar, dass sich der oder die Sorgende ‚richtig‘, d. h. reflektiert, sorgen kann. Um gut für sich und für andere sorgen zu können, brauche es den Anderen, so Steinkamp. Wie er weiter ausführt, können nur „Meister der Selbstsorge“ (ebd.) professionelle Sorge betreiben. Die Befähigung zur kompetenten Fürsorge erlange man am besten über eine eigene Selbstsorge-Praxis. Diese müsse wiederum auch begleitet werden, weshalb es qualifizierter Anderer bedarf (vgl. ebd.). Professionelle Formen dieser Funktion können z. B. Supervisoren oder Mentoren sein. Wenn Sorge gut gemeint, aber unreflektiert ist, könne sie leicht zu Entmündigung führen und ein Rollen- bzw. Machtgefälle etablieren, was Steinkamp als „Overprotectiveness“ bezeichnet (ebd. 5). Indem eigene

Bedürfnisse anerkannt und bekümmert werden, werde nicht nur die Distanz zum Anderen geringer, sondern werde auch die einseitige Unterscheidung zwischen Geben und Nehmen aufgehoben: Caregiver und Carereceiver sind – wenn auch in unterschiedlicher Ausprägung – Selbstsorger und Fürsorger in einem. Wie die Pflegewissenschaftlerin Liliane Juchli kurz und bündig zusammenfasst: „Pflegen heisst [sic] auch – und vor allem –, pfleglich mit sich selbst umzugehen!" (Juchli 1990: 11).

1.2 Psychologie zu Care

Die Arbeiten des Psychoanalytikers und Kinderarztes Donald Winnicott dienen der Betrachtung des Care-Begriffs aus psychologischer Perspektive, da sie sowohl an die philosophischen Überlegungen zum Care-Motiv als auch an den relationalen Ansatz der Care-Ethik (Urban & Koubová 2019) anschließen.

Winnicott untersucht Care in seiner Bedeutung für die menschliche Entwicklung und beschreibt das Subjekt als wesentlich eingebettet in interpersonelle Beziehungen (Winnicott 1992). In seiner *Theorie von der Beziehung zwischen Mutter und Kind* hält er fest, dass ein Individuum am Anfang des Lebens nicht ohne die Beziehung zur Mutter beschrieben werden kann (vgl. Winnicott 1974: 47–71) und auch in seiner weiteren Entwicklung abhängig von anderen ist: Der Mensch könne nur eine relative Unabhängigkeit erreichen, eine reine Unabhängigkeit gibt es laut Winnicott nicht (vgl. ebd. 109). Ein Säugling, der maximal auf die Mutter angewiesen ist, befinde sich im Zustand der absoluten Abhängigkeit; wenn er sich der Abhängigkeit gewahr wird, bewege er sich in Richtung einer relativen Abhängigkeit (vgl. ebd. 111). Winnicott ist der Ansicht, dass sich der Mensch nur in einem Raum von Abhängigkeitsbeziehungen zu einem gesunden Wesen entwickeln kann. Wichtig sei dabei das Zusammenspiel von Umwelt und Individuum: „Die Einheit besteht [...] aus dem *System Umwelt-Individuum* [...] und das Individuum ist nur ein Bestandteil dieser Einheit" (Winnicott 1994: 188, Hervorhebung im Original). Vor diesem Hintergrund ist das Verhalten der Umwelt Teil der individuellen Persönlichkeitsentwicklung und muss bei deren Betrachtung miteinbezogen werden. Winnicott beschreibt die relationale Umgebung, in der gesunde Entwicklung möglich ist, als haltende oder erleichternde Umwelt (vgl. Winnicott 1974: 71). Übertragen auf die erste Umweltbeziehung eines Menschen bedeutet dies, dass die Säuglingsentwicklung durch die „genügend gute ‚Mutterpflege' erleichtert" wird (ebd.). In diesem Zusammenhang wurde sein Ausdruck der hinreichend fürsorglichen bzw. genügend guten (*good-enough*) Mutter (vgl. Winnicott 1973: 20) berühmt. Dabei ist zu bedenken, dass Winnicott in seinen Werken häufig von der Mutter spricht, wenn der primäre Caregiver gemeint ist. Dieser kann jedoch jede andere nahe Bezugsperson sein, die dem Kind Sicherheit und Halt gibt. In einem Artikel von Gu werden diese beiden Aspekte verbunden und betont, dass es bei der Entwicklung eines Individuums um eine genügend gute Fürsorge – „good-enough care" (Gu 2018: 5) – der Bezugsperson geht. Der Titel dieses Artikels *The self and (m)other* macht zudem die Verbindung zwischen Winnicott und Ricœurs Werk deutlich, welches im englischen den ähnlichen Titel *Oneself as another* trägt: Beiden gemein ist, dass sich das Selbst erst durch einen sorgenden Anderen entwickeln kann. Ein weiterer Aspekt in Winnicotts Fürsorge-Konzept ist die Verbindung von Care und Spiel bzw. Kreativität. Eine genügend gute Mutter ermögliche dem Kind das Spiel in einem Übergangsraum (vgl. Winnicott 1973: 11). Spiel ist bei Winnicott ein Prozess, der sich in einem relationalen Raum ereignet, in dem sowohl Verbundenheit als auch Separation herrschen. Das Individuum ist mit dem Caregiver verbunden und kann sich dennoch frei entfalten. Obwohl Winnicott das Phänomen des Spiels in Bezug auf die kindliche Entwicklung untersucht, gelten seine Aussagen auch für Erwachsene sowie für Patientinnen und Patienten in einem therapeutischen Setting. Spielen, das von einem privaten oder professionellen Sorgegebenden begleitet wird, beinhaltet die Erfahrung von Bezogenheit und die Ermöglichung eines transitiven Ortes, der Realität (Sein) und Möglichkeit (Noch-nicht-Sein) miteinander zu verbinden vermag. Insofern bedeutet Therapie bei Winnicott, einen Menschen (wieder) zum Spielen zu befähigen: Ziel sei, „den Patienten aus einem Zustand, in dem er nicht spielen kann, in einen Zustand zu bringen, in dem er zu spielen imstande ist" (ebd. 49). Die Rolle des Therapeuten bzw. eines professionellen Caregivers ist die einer zweiten Mutterfigur, die als genügend gute Bezugsperson eine erleichternde Umwelt schafft, in der sich der Patient entwickeln und bestenfalls nachreifen kann. Care bedeutet mit Winnicott für eine relationale Situation zu sorgen, in der Beziehung entstehen kann, aber auch Alleinsein möglich ist. Fürsorge ist also die Voraussetzung für freies und Entwicklung förderndes Spiel. Da Spiel auch einen spirituellen Aspekt in sich trägt, z. B. im Sinne eines religiösen Spiels oder spiritueller Rituale als Übergangsraum, ist Winnicotts Konzept auch eine hilfreiche Grundlage, um sich dem Verständnis von Spiritualität zu nähern, auf das unten näher eingegangen wird. Übertragen auf das Gesundheitswesen bedeutet dies, dass ein fürsorgliches Team dem Patienten einen Raum eröffnet, in dem er sein eigenes spirituelles Spiel entfalten kann, und es eine hinreichend gute Umgebung (*good-enough caring environment*) herstellt, in der spirituelle Momente, z. B. Hoffnungssuche oder auch Wehklage, aufgefangen werden können. Wie die genügend fürsorgliche Mutter so erleichtert ein guter Caregiver diesen Prozess, indem er das Spiel eröffnet oder Begleitung anbietet, wenn ein Spiel begonnen werden will. Er kann sich dann aus dem Spiel zurückziehen, um z. B. Selbsttranszendenz zu ermöglichen, oder er kann innerhalb bestimmter, beidseits bekannter Spielregeln, z. B. in Form von Ritualen, mitspielen.

1.3 Care im Gesundheitswesen

Die Medizinethiker Krause und Boldt schlagen vor, die von Tronto aufgestellte Care-Definition auf das Gesundheitswesen zu übertragen und definieren Care in diesem Rahmen so: „Care in healthcare is a set of relational actions that take place in an institutional context and aim to maintain, improve or restore well-being" (Krause & Boldt 2018b: 3). Diese Definition berücksichtigt drei wesentliche Aspekte von Care, die spezielle Relevanz für das Gesundheitssystem haben, nämlich Relationalität, Institutionalität und Wohlbefinden (vgl. ebd. 3 f.). Ersteres macht deutlich, dass menschliche Beziehungen das Herzstück medizinisch-pflegerischer Fürsorge sind und sich diese in einem fortlaufenden Prozess aus verbaler und non-verbaler Kommunikation zwischen Caregivern und Carereceivern manifestieren. Dieser Aspekt unterstreicht die zwischenmenschliche Komponente von Care im Gesundheitswesen und gebietet der diesbezüglichen Offenheit in Trontos Definition Einhalt (s. Teil II Kapitel 1.1.1 Care-Ethik). Der zweite Aspekt weist darauf hin, dass Care im Gesundheitswesen in einem institutionalisierten Kontext stattfindet und professionell ist, im Gegensatz zu Care im privaten Setting, z. B. in der Mutter-Kind-Beziehung. Zudem sind Abläufe im Gesundheitswesen, in Kliniken oder sozialpflegerischen Einrichtungen, standardisiert und funktionieren mit bestimmten Regeln, z. B. der Dokumentationspflicht, die zur täglichen Routine der Caregiver gehören. Das im Gesundheitswesen möglichst spezifisch zu fassende Ziel von Care ist die Erhaltung, Verbesserung oder Wiederherstellung von Wohlbefinden, das sowohl Heilung als auch den Umgang mit einer (chronischen) Erkrankung bedeuten kann. Gratz und Roser differenzieren diesen Aspekt des Wohlbefindens und stellen heraus:

> Im Wort ‚care' sind konkrete pflegerische Tätigkeiten, die sich unmittelbar auf körperliches Wohlbefinden auswirken, verbunden mit einer Haltung der Achtsamkeit, die verantwortlich macht für das umfassende Wohlergehen anderer Menschen (Gratz & Roser 2016: 107).

Zudem wird deutlich, dass Care sowohl konkrete Tätigkeiten, wie bestimmte körperbezogene Handlungen oder verbale Fürsorge-Interaktionen, als auch eine achtsame Haltung beinhaltet. Im klinisch-medizinischen Setting wird Care aufgrund der dazugehörenden Beschreibungen aus dem pflegerischen Kontext häufig (nur) mit der Pflege in Verbindung gebracht. Care umfasst jedoch auch die therapeutischen Tätigkeiten (vgl. Bürgi & Frick 2017: 522) und umschreibt „einen umfassenden Ansatz, der sorgsame Begleitung, Pflege und alle Weisen der Behandlung mit umfasst" (Hagen et al. 2011: 17). Die Pflege eines Menschen und die Sorge um sein Wohlergehen erfordern nicht nur die achtsame Haltung und Hingabe des Sorgegebenden – die responsive Feinfühligkeit des Caregivers – sondern beinhalten auch die Hingabe und Bereitschaft des Carereceivers, diese Sorge zu empfangen und eine anerkennende Antwort und Rückmeldung zu geben. Insofern sind Care-Partner in ihrer Responsivität reziprok, d. h. wechselseitig, aufeinander bezogen. Dies bedeutet, dass auch der Caregiver auf den Carereceiver und auf dessen Schwäche angewiesen ist. Der Theologe Andreas Heller stellt heraus, dass bei Care eine eigene Logik der Gabe herrscht, bei der es sich nicht um ein Geben zwischen souveränen Subjekten handelt, die Interventionen oder Dienstleistungen austauschen (vgl. Heller 2014: 203 f.). Vielmehr geschehe Care, indem sich der Sorgende dem Anderen mit leeren Händen nähert und dadurch der eigentlich Passive und Empfängliche wird. Die Gabe besteht seiner Ansicht nach darin, dass sich der augenscheinlich Schwache er-gibt (gibt!), d. h. er gibt sich aus seiner Schwachheit heraus (vgl. ebd. 204). Bei Hellers Schüler, dem Philosophen Patrick Schuchter, wird deutlich, was genau zwischen den Care-Partnern gegeben bzw. ausgetauscht wird: Der Helfende empfängt etwas vom Hilfesuchenden, indem dieser jenem zu denken gibt und ihn zu seinem eigenen Leben-Können und zum Mitgefühl befähigt (vgl. Schuchter 2020: 32). Dies bedeutet laut Schuchter, dass der Caregiver einen Anspruch des Anderen in sich gelten lässt und sich dialogisch in Identität und Differenz erkennt und zu verstehen versucht (vgl. ebd. 33). Auf diese Weise entstehe spontan ein Wechselverhältnis, hervorgerufen durch die offene Haltung des Caregivers und die Ergebenheit des Carereceivers. Dietrich und Uhlendorf halten fest, dass es sich bei Care nicht um ein Verhältnis zwischen einem unabhängigen Souverän und einem abhängigen Erdulder handelt, sondern Care eine Beziehung ist, die lediglich in Hinsicht auf die Fähigkeit der eigenen Lebensführung von Ungleichheit geprägt ist (vgl. Dietrich & Uhlendorf 2020: 11). Insofern setzt Care voraus, dass der Sorgegebende gerne hilft, dass er oder sie am Anderen interessiert und bereit ist, sowohl die eigene Hilfsbedürftigkeit zurückzustellen als auch die Macht, die sich aus der scheinbar ungleichen Beziehung ergibt, nicht auszunutzen. Des Weiteren bestehen bei Care auf beiden Seiten Rechte und Pflichten. Der Hilfesuchende hat die Pflicht, sich in die Beziehung einzubringen und der Helfende hat das Recht, gewisse Care-Handlungen zu unterlassen oder nicht durchzuführen. Zuletzt ist hervorzuheben, dass Care-Beziehungen im Gesundheitswesen nicht nur auf zwei Care-Partner beschränkt sind, sondern verschiedene Personen bzw. Ebenen involviert sind. Da sind zum einen die primären Sorgeempfangenden, die Care erfahren (*care receiver, care recipient*), und die Sorgegebenden (*caregiver, care provider*), die im Team aus unterschiedlichen Care-Professionen zusammenarbeiten; zum anderen die sekundären Sorgeempfangenden, d. h. die An- und Zugehörigen. Darüber hinaus sind diese Personen alle in einen bestimmten organisationalen Kontext eingebunden und unterliegen bestimmten Vorgaben des Gesundheitssystems, z. B. was die Kostenübernahme oder Aufenthaltsdauer betrifft. In Hinblick auf diese verschiedenen zu berücksichtigenden Partner sowie beeinflussenden Ebenen in einem professionellen Care-Prozess ist die Bedeutung von kollektiv ausgeübtem Care sowie dazugehörender Team-Supervision kaum zu überschätzen.

1.4 Kritik an einzelnen Aspekten des Care-Begriffs

Eine systematische Analyse der einzelnen Teilbegriffe von Spiritual Care-Kompetenz erfordert, auch diejenigen Bedeutungsaspekte eines Begriffs zu beleuchten, die von sensibler Bedeutung oder kritisch zu bewerten sind. Beim Care-Begriff, besonders im Kontext des Gesundheitswesens, beinhaltet zunächst die Charakterisierung von Care durch die Dimension der Relationalität Diskussionspotenzial. Diesen Punkt hebt die Theologin Susanne Sandherr hervor. Sie ist der Ansicht, dass Relationalität ein hilfreicher Begriff ist, um Care (und damit auch Spiritual Care sowie Spiritual Care-Kompetenz) möglichst religions- und kulturübergreifend zu verankern. Das Hervorheben des Beziehungsaspekts in Care-Verhältnissen schafft eine niederschwellige Verständigung und begründet Care als eine Art des Seins und Tuns, die unterschiedlichen Menschen in vielfältigen Sorgekontexten bekannt ist. Care fungiere somit als eine Art „Esperanto"-Begriff (Sandherr 2019), d. h. spreche eine Sprache, die universell verstanden werden kann. Der Preis dieser Universalisierung sei jedoch eine gewisse Blässe oder Leere, so Sandherr (vgl. ebd.). Es stellt sich also die Frage, ob die Charakterisierung von Care mehr benötigt, um ihre volle Bedeutung für Spiritual Care entfalten zu können. Auch bleibt zu diskutieren, ob Care vorrangig durch die Anteilnahmequalität geprägt ist, welche die Dimension der Relationalität hervorhebt, oder ob andere Bedeutungsdimensionen stärker in den Vordergrund gerückt werden müssen. Mögliche weitere Charakterisierungen, die vor allem für den Bereich der Pflege relevant sind, wären beispielsweise Bedürfnisorientierung, Berührtsein oder Berührtwerden, Empathie, Hingabe o. Ä. An diese Überlegungen schließt ein zweiter kritischer Aspekt des Care-Begriffs an, nämlich die Gefahr des ungesunden Altruismus sowie der übermäßigen Empathie. Beide sind in ihrer ‚gesunden' Form wesentlich für Care-Interaktionen, können jedoch in den ungesunden Bereich abrutschen und sowohl Caregivern als auch Carereceivern schaden. Dies geschieht, wenn Hingabe bis zur Selbstaufopferung betrieben wird, wenn eigene Bedürfnisse und Wünsche (unbewusst) abgetreten und beim Anderen zu erfüllen versucht werden oder die empathische Teilnahme an der Situation des Anderen zum übermäßigen Mitfühlen oder gar Mitleiden wird. Ein über Jahre trainiertes Fokussieren auf die Bedürfnisse anderer sowie die anhaltende Konfrontation mit Leid können dazu führen, dass eigene Interessen vernachlässigt werden und Care-Fähigkeiten, wie Sensibilität oder Einfühlungsfähigkeit, abstumpfen. Folglich wird es immer schwieriger, das Verhältnis zwischen Selbst- und Fremdfürsorge auszutarieren und die Bedürftigkeit des Anderen nicht für eigene Zwecke auszunutzen. Dies führt zu dem dritten kritischen Aspekt, der in Care-Verhältnissen herrschenden Asymmetrie, die eine Dynamik der Macht in sich trägt und vom Caregiver missbraucht werden kann. Gerade im klinischen Setting steht ein sorgebedürftiger Patient einem versorgenden Behandler gegenüber, ein schwacher Hilfesuchender einem gesunden Helfer; es treffen Passivität auf Aktivität, Bedürftigkeit auf Kompetenz sowie Laientum auf Professionalität. Dies birgt die Gefahr der Bevormundung, der Ausbeutung und des Paternalismus. Sich diese sensiblen Aspekte bewusst zu halten, die eigene Arbeitshaltung daraufhin zu reflektieren und negative Auswirkungen einzugrenzen, ist Aufgabe aller im Gesundheitswesen Tätigen. Frick hält fest, dass Gesundheitsprofessionen im Unterschied zur Logik des Marktes (freier Wettbewerb) oder des Staates (hierarchische Kontrolle) der Logik der asymmetrischen Hilfebeziehung folgen müssen, die einerseits Expertise ermöglicht, andererseits aber auch Zurückhaltung fordert (vgl. Frick 2020a: 138). Die Bedeutungsdimension der Reziprozität, die ein weiteres Charakteristikum von Care ist, ist in diesem Zusammenhang eine Herausforderung und besondere Präventionsaufgabe. Darin enthalten sind folgende Einsichten: dass beide Seiten aktiv an Care mitwirken und die Beziehung – wenn auch in unterschiedlicher Weise – gemeinsam gestalten; dass stärker die Interaktion beider Seiten und weniger das Gefälle von der einen zur anderen Seite betont wird; dass die Behandelnden von den Patienten lernen und in einem wechselseitigen Prozess voneinander profitieren können; dass beide Seiten bedürftig sind und Selbstfürsorge benötigen. Letzteres beinhaltet das Wachhalten der Bedürfnisse der Caregiver, die ihrerseits professionelle Begleitung und Fürsorge anderer benötigen. Dies kann die Trennlinie zwischen scheinbar autonomen Gebenden und abhängigen Empfangenden durchlässiger werden lassen. Zudem ist im Bereich von Gesundheit und Krankheit klar: Alle Menschen sind auf eine bestimmte Weise Caregiver und Carereceiver und jeder ist irgendwann im Leben mal in der Rolle des Schwächeren und mal in der des Stärkeren. Anzuerkennen, dass Fürsorge-Leistungen nichtsymmetrisch sind und dennoch ein reziprokes Moment beinhalten, macht Care im Kontext des Gesundheitswesens aus.

1.5 Zusammenfassendes Verständnis von Care

Care beinhaltet die Achtsamkeit für und das Sich-Kümmern um eigene Bedürfnisse, die Bedürfnisse des Anderen sowie um gemeinsame Belange. Die philosophischen Grundlagen machen deutlich, dass Care fundamental für das menschliche Dasein und ein wesentlicher Bestandteil des sozialen Zusammenlebens ist. Mit dem Postulat, Care bestimme die Existenz des Menschen, wird eine anthropologische Wesensbestimmung vorgenommen. Alle Menschen, ob explizit oder implizit, d. h. ob sie davon Kenntnis haben oder nicht bzw. sich dessen bewusst sind oder nicht, sind grundsätzlich und strukturell aufeinander bezogen. Im Laufe des Lebens ist jeder Mensch einmal auf die Fürsorge anderer angewiesen und wird einmal zum Sorgenden, wenn auch in sehr unterschiedlicher Gestalt. Insofern ist Care nicht nur zu Beginn eines Lebens und im Prozess des Sterbens wirksam, sondern über alle Lebensphasen hinweg. Die drei charakteristischen Bedeutungsdimensionen von Care sind Relationalität (Winnicott 1973; Conradi 2001), Reziprozität (Ricœur 1996) und Responsivität (Noddings 1984). Relationalität macht deutlich, dass der Mensch in einem Netzwerk von Interdependenzen lebt und nur aufgrund gegenseitiger (Für-) Sorge existiert. Bei Care geht es um das Sein-in-Beziehung, das Bezogensein von und die Beziehung zwischen mindestens zwei Menschen (interpersonell). Darin enthalten ist die Beziehung des oder der Sorgenden zu sich selbst (intrapersonell). Self-Care/Selbstsorge ist die Voraussetzung für die Sorge um den Anderen, die wiederum Befähigung zu dessen Selbstsorge ist. Reziprozität drückt aus, dass Care keine einseitige Beziehung, sondern ein wechselseitiges Beziehungsgeschehen ist. Beim Umsorgen geht es darum, sich vom Anderen in einem dynamischen Austauschprozess berühren zu lassen und in ein Zusammenspiel von Zuwendung, Hingabe, Raumöffnung und Reaktion zu kommen. Mit Responsivität wird Care insofern charakterisiert, als in ein Sorgeverhältnis zu treten die Bereitschaft beinhaltet, auf Kommunikationssignale einzugehen und aufmerksam dafür zu sein, was der Andere braucht. Die Angewiesenheit betrifft dabei auch den Caregiver, der die anerkennende Rückmeldung oder korrigierende Antwort des Carereceivers benötigt. In der klinischen Praxis zeigt sich Care sowohl in einer achtsamen Haltung als auch in einem gemeinsamen Teamprozess, der in mehrere Phasen unterteilt werden kann (Tronto 1993). Gutes Care geschieht einerseits im Sinne einer vorausspringenden und nicht einspringenden Sorge (Heidegger 1927/1967), die der Patientin oder dem Patienten Entwicklungsraum lässt und sie oder ihn zur eigenen Daseinssorge befähigt, andererseits in der Fürsorge der Helfenden um sich selbst. Ein Aspekt von Care, der von sensibler Bedeutung ist, ist die Asymmetrie von Care-Beziehungen. Diese Asymmetrie birgt die Gefahr einer Machtausübung, des Missbrauchs und etwaiger Missverständnisse zwischen den Beteiligten in sich.

2 Spiritualität

Begriffsgeschichte und Bedeutung des Spiritualitätsbegriffs wurden vielfach untersucht (Baier 2006a; Körtner 2011; Utsch & Klein 2011). Seine Wurzeln reichen bis ins Mittelalter zurück und können über zwei verschiedene Herkunftslinien verfolgt werden (Peng-Keller 2014). *Spiritual* leitet sich vom lateinischen Adjektiv *spiritualis* für geistlich, geisterfüllt ab. *Spiritualitas* beschrieb ursprünglich eine bestimmte

Frömmigkeit oder christliche Lebenspraxis, im Sinne eines geistlichen Lebens (Sans 2019). Das *Oxford English and Spanish Dictionary* definiert *spiritual* als „[r]elating to or affecting the human spirit or soul as opposed to material or physical things" (Lexico 2022b). Im Englischen wird das Adjektiv also generell dem Materiellen gegenübergestellt und bedeutet nicht nur geistlich-religiös-kirchlich, sondern auch allgemeiner: seelisch, ideell, nicht-materiell, übernatürlich (vgl. Grom 2011: 14). Darüber hinaus gibt es im Deutschen unzählige Begriffe, die je nach Ausprägung oder Weltbild einer Person in die Bedeutung von spirituell hineinspielen, z. B. heilig, göttlich, unsichtbar, ganzheitlich, einheitlich, bewusst, sinnstiftend oder existenziell. Zudem kann unterschieden werden, ob von einer spirituellen Haltung oder von Spiritualität als Praxis die Rede ist. Beides wird häufig zusammen gedacht, weil eine Praxis, d. h. bestimmte Formen von Frömmigkeit, Meditation oder Rituale, eine spirituelle Haltung voraussetzt. Andererseits kann eine spirituelle Haltung, wie Dankbarkeit, Offenheit oder Sinnsuche, auch ohne spezielle Formen auskommen. Unter Spiritualität lassen sich viele Facetten subsumieren. Individuen identifizieren sich mal mit der einen, mal mit mehreren oder auch sämtlichen Beschreibungen entlang eines Kontinuums. Dieses Bedeutungsspektrum hat schon viele Forschungsarbeiten angestoßen, in denen die Dimensionen von Spiritualität beschrieben, Definitionen aufgestellt, aber auch die mit dem Begriff verbundenen Unklarheiten kritisiert werden.

2.1 Anthropologie zu Spiritualität

Eine Anthropologie zu Spiritualität widmet sich den Voraussetzungen für die spirituellen Fähigkeiten des Menschen und untersucht, inwiefern Spiritualität als Bestandteil des menschlichen Wesens gedacht werden kann. Ziel ist eine anthropologische Grundlegung von Spiritualität, die es möglich macht, sinnvoll von Spiritualität als einem allgemeinmenschlichen Phänomen zu sprechen.

Die philosophische Anthropologie fragt nach dem Wesen und Zustand des Menschen sowie seiner Stellung in der Welt. Die drei wichtigsten Vertreter und Begründer dieser Disziplin sind Max Scheler, Helmuth Plessner und Arnold Gehlen. Sie untersuchen den Menschen und die für ihn wesentlichen Eigenschaften und charakterisieren ihn u. a. durch seine Weltoffenheit (vgl. Scheler 1928/62: 40), seine exzentrische Positionalität und Fähigkeit zur (Selbst-)Transzendenz (vgl. Plessner 1928/81: 419) sowie als Mängelwesen (vgl. Gehlen 1940/93: 16). Auf diese Charakterisierungen aufbauend können weitere allgemeinmenschliche Eigenschaften identifiziert werden, die auf eine spirituelle Dimension des Menschen hinweisen. Dabei wird von einem Menschenbild ausgegangen, welches die Aspekte Körper und Geist bzw. Seele als Einheit betrachtet, d. h. als integrale Bestandteile, die nicht isoliert werden können, weil ansonsten der Mensch als bewusstes Wesen und sozial lebende Person verloren ginge (vgl. Hess 2000: 90). In Anlehnung an Gehlens Beschreibung des Menschen als Mängelwesen haben folgende weitere Eigenschaften einen spirituellen Charakter: die Begrenztheit des Menschen und das Erleben von Kontingenz sowie seine Verwundbarkeit, Fragilität und Abhängigkeit. Sie alle definieren den anthropologischen Grundzustand des Menschen (Cardona Suárez & Chamorro Muñoz 2019). Angesichts der von Scheler und Plessner aufgestellten Charakterisierungen besitzt der Mensch aber auch eine Eigenschaft, die den eben genannten entgegensteht und ebenso auf dessen spirituelle Fähigkeiten verweist: Diese ist die menschliche Weltoffenheit, seine Grenzenlosigkeit als geistiges Wesen, mit der ihm die Fähigkeit zur Selbsttranszendenz eröffnet wird. Da der Mensch sich seiner selbst und auch seiner Endlichkeit bewusst ist, kann er sich dazu sowie zu sich und der Welt ins Verhältnis setzen. In dieser Hinsicht ist er relational auf seine Umwelt und Mitmenschen und allgemein auf etwas, das über die eigenen Körper- und Geistgrenzen hinausgeht, bezogen. Durch seine Fähigkeit zu reflektieren kann der Mensch sich hinterfragen, nach Sinn und Wert fragen, nach Identität suchen und diese in einen größeren Zusammenhang stellen. Einerseits ist er fähig, Zusammenhänge zu verstehen, andererseits sich seines begrenzten Verstehenshorizonts bewusst zu werden: „Die Tatsache, dass die Menschen nicht alles verstehen, ja dass sie wohl das meiste nicht verstehen, hat mit der Situation des Menschen in dieser Welt zu tun und ist letztlich eine spirituelle Frage“ (Hess 2000: 99). Diese gerade skizzierten Wesensmerkmalen sind Ansatzpunkte für eine allgemeinmenschliche Spiritualität. Sie werden nun mithilfe ausgewählter Autoren genauer differenziert und die Frage weiterverfolgt, wie eine philosophisch-anthropologisch fundierte Spiritualität verstanden werden kann.

Dienlich hierfür ist zunächst Karl Jaspers Monographie *Existenzerhellung*, in der das menschliche Dasein als Existenz beschrieben wird, die von Grenzsituationen gekennzeichnet ist: „Grenzsituationen erfahren und Existieren ist dasselbe“ (Jaspers 1932: 204). Dasein ist nach Jaspers ein stetes „in-Situation-Sein“ (ebd. 203), was bedeutet, dass der Mensch sich immer in einer bestimmten, geschichtlichen Situation befindet, die seine Möglichkeiten beschränkt und seine Freiheit eingrenzt. Dasein – dazu gehört: Geburt und Sterben, Veränderbarkeit und Altern, Unterwerfung unter die Zeit, Auseinandersetzen mit Leid und Schuld sowie der Kampf, sich einer Situation zu stellen – versteht Jaspers als Grenze (vgl. ebd. 209). Grenzsituation fasst er dabei nicht als eine faktische, z. B. räumliche oder zeitliche, Begrenzung, sondern als die Art und Weise, wie der Mensch zu diesen Begrenzungen Stellung nimmt (Türcke 2018). Grenzsituationen sind Erfahrungen, die wir nicht nicht-machen können. Sie entstehen im Leben eines jeden Menschen, denn es ist unvermeidbar, Leid zu erfahren, sich in Schuld zu verstricken sowie kämpfen und letztendlich sterben zu müssen (vgl. Jaspers 1932: 203). Ebenso werden sie beim

Fragen nach dem Ziel und Gelingen des eigenen Lebens deutlich, beim Infragestellen von Lebensentwürfen, beim Abbruch von Beziehungen, oder beim Erleben von Endgültigkeit.

> Sie [die Grenzsituationen; Anmerkung der Verfasserin] sind wie eine Wand, an die wir stoßen, an der wir scheitern. Sie sind durch uns nicht zu verändern, sondern nur zur Klarheit zu bringen, ohne sie aus einem Anderen erklären und ableiten zu können. Sie sind mit dem Dasein selbst (Jaspers 1932: 203).

Im Unterschied zu anderen Situationen in der Welt sind Grenzsituationen Situationen, in denen dem Menschen das In-der-Welt-Sein selbst gewahr wird, er mit den Grundbedingungen des Existierens selbst konfrontiert ist (Schuchter 2020). Anstatt Leid, Kampf, Tod und Schuld berechnen oder planen zu wollen, muss sich der Mensch vor ihnen ergeben und „offenen Auges" in die Grenzsituation eintreten (Jaspers 1932: 204). Ein solches Eintreten ermöglicht ihm, seine Begrenztheit aufzuheben und sich der Transzendenz bewusst zu werden. Mit diesem Schritt vollzieht der Mensch einen Sprung, vom Dasein in die Existenz. Dies bedeutet, dass seine Existenz erweckt und er erst eigentlich er selbst wird (vgl. ebd.).

Der Mensch, der in die Welt geworfen und vor Grenzsituationen gestellt ist, ist zugleich charakterisiert als ein Wesen, das Sinn in seiner Existenz sucht. Dieser Aspekt wird unter Rückgriff auf Viktor Frankl deutlich, der herausstellt, dass die Grenzsituation des Menschen seine Konfrontation „mit einer existentiellen Frustration" ist (Frankl 1981: 11). Laut Frankl ist der Mensch wesentlich ein Leidender, der in seiner Existenz vor der Aufgabe steht, seinem Leben einen Sinn abzuringen. Vor diesem Hintergrund bezeichnet Frankl den Menschen als „immer schon ausgerichtet und hingeordnet auf etwas, das nicht wieder er selbst ist, sei es eben ein Sinn, den er erfüllt, oder anderes menschliches Sein, dem er begegnet" (Frankl 1980: 100). Der daraus sich entwickelnde „Wille zum Sinn" ist seiner Ansicht nach „eine Motivation sui generis", die zugleich ein Phänomen am Menschen ist, das Frankl für „fundamental anthropologisch" hält; durch den Willen zum Sinn entsteht „die Selbst-Transzendenz menschlicher Existenz!" (Frankl 1981: 18). Frankls Beschreibungen machen deutlich, dass der Mensch seinem Wesen nach auf einen über ihn hinausweisenden Sinn hinweist. Seiner Ansicht nach ist die Bezogenheit auf Transzendenz das Charakteristikum menschlicher Existenz (vgl. Längle 2011: 19). Sinn und Transzendenz seien ein metaphysisches Bedürfnis des Menschen, das nicht an ein konfessionelles Bekenntnis gebunden ist, sondern eine anthropologische Größe darstellt (vgl. ebd.). Gleichzeitig geht Frankl davon aus, dass Transzendenz und Sinnfindung nur dann gelingen, wenn sich der Mensch in etwas über ihn Hinausweisendes eingebunden weiß (vgl. Frankl 1981: 18). Im Suchen nach Antworten auf Fragen, die den Menschen übersteigen, zeigt sich seine spirituelle Dimension: Fragen nach dem Sinn der eigenen Existenz, nach damit verbundenem Leid, Fragen wie *Warum ich?* oder *Warum jetzt?* sind mit Frankl universelle Fragen. Sie machen einen wesentlichen Aspekt, wenn nicht sogar den Kern von Spiritualität aus. Antworten auf solche Fragen können wiederum sehr individuell und kulturell geprägt sein. Sie spiegeln die eigene Lebensweltorientierung wider, d. h. die je eigene Spiritualität.

Der österreichische Psychotherapeut Alfried Längle baut auf der von Frankl begründeten Existenzanalyse auf und führt dessen Gedanken zur menschlichen Transzendenz und Sinnsuche fort. Ebenso wie Frankl, den er den „Anwalt des *Geistigen* im Menschen" nennt (Längle 2011: 18, Hervorhebung im Original), versteht Längle die Geistigkeit des Menschen als Grundlage von Spiritualität. Letztere definiert er als „tiefes Berührtsein durch eine unfaßliche [sic] Größe" (ebd.) und sieht sie als Grundlage für die seelische Gesundheit des Menschen (ebd. 28). Mithilfe von Spiritualität kann der Mensch die von der Existenzanalyse angenommenen vier Grundbezüge von Existenz transzendieren und sich auf eine ihn übersteigende Größe beziehen, die die Existenz sowie das Person-Sein trägt (vgl. ebd. 24). Diese vier existenziellen Grundbezüge – Dasein, Wertsein, Selbstsein und Sinn – nennt die Existenzanalyse Grundmotivationen, weil sie tiefliegende Strukturen des Daseins sind, die hinter allen Motivationen des Menschen stehen (vgl. Längle 2013: 63). Entsprechend dieser Grundbezüge will der Mensch – in den Begrifflichkeiten Längles – da sein können (existieren), Wert sein mögen (leben), er selbst sein dürfen (Person sein) und Sinnvolles wollen bzw. sich fragen, wofür er da ist (Sinn suchen) (vgl. ebd. 84). Sie alle sind geistig-spirituell durchzogen und bilden die Grundlage für die vier Formen inhärenter Spiritualität: Spiritualität des Seins, Spiritualität des Lebens, Spiritualität des Person-Seins und Spiritualität der Existenz bzw. des größeren Zusammenhangs. In Form von Grundvertrauen, Grundgeborgenheit, Grundbeziehung und Authentizität können sie spirituell erlebt werden (vgl. Längle 2011: 29). Mit diesen Ausführungen wird deutlich: Geistigkeit begründet das Streben nach Transzendenz und damit Spiritualität, welche die gesamte menschliche Existenz durchzieht.

Der Schweizer Theologe Hans Urs von Balthasar ist einer der ersten, der den Begriff der Spiritualität in die theologische Sprache aufnimmt und ihn gleichzeitig aus seinem christlichen Kontext herauslöst. Indem er ihn in Bezug zur Anthropologie stellt, legt er die Grundlage für Spiritualität in einem universalen Sinn. Von Balthasar versteht Spiritualität als Grundhaltung des Menschen, genauer als die

> je praktische oder existentielle Grundhaltung eines Menschen, die Folge und Ausdruck seines religiösen – oder allgemeiner: ethisch-engagierten Daseinsverständnisses ist: eine akthafte und zuständliche (habituelle) Durchstimmtheit seines Lebens von seinen objektiven Letzteinsichten und Letztentscheidungen her (von Balthasar 1967: 247).

Nach dieser Auffassung gründet Spiritualität in einer Grundstimmung, die auf persönlichen Erfahrungen beruht und die Existenz und damit Lebenshaltung eines jeden Menschen prägt. Der Begriff der Durchstimmtheit des Lebens, wie von Balthasar es nennt, macht deutlich, dass Spiritualität eine integrierende Rolle für das menschliche Lebensgefühl spielt, welches die mannigfaltigen Erfahrungen und Betätigungen durchzieht oder zumindest hintergründig mitbestimmt (vgl. Baier 2006a: 15). In die bewusst weite Bestimmung einer „allgemein-menschlichen Spiritualität" (von Balthasar 1967: 250) können nach Ansicht des Autors auch Formen nicht-religiösen oder atheistischen Daseinsverständnisses einbezogen werden. Damit sind von Balthasars Gedanken wegweisend für die Reflexion eines Spiritualitätsbegriffs in einer pluralistischen und multikulturellen Gesellschaft.

Einen vergleichbaren Ansatz liefert die amerikanische Theologin Sandra Schneiders, die Spiritualität im anthropologischen Sinn bestimmt als „die Erfahrung des bewussten Involviertseins in das Projekt der Integration des eigenen Lebens durch Selbst-Transzendenz auf den höchsten Wert hin, den man kennt" (Schneiders 1998: 39 f. – Übersetzung von Baier 2006b: 36). Transzendenz meint bei ihr den Überstieg zu einem „ultimate value" (Schneiders 1998: 39), also zu etwas unvergleichlich Wichtigem, das Sinn stiftet oder für das eigene Leben von Bedeutung ist. Spiritualität ist bei Schneiders – in Anlehnung an die Ausführungen Frankls – ein Grundgefühl von Eingebundensein in etwas, das über den Menschen hinausweist. Zudem ist sie etwas, das zu einer bestimmten Lebenspraxis motiviert, im Sinne einer Wertorientierung. Das Gegenteil von Spiritualität wäre ein in sich verschlossenes, egozentrisches Leben, das dem relationalen Charakter des menschlichen Daseins zuwiderläuft. Wie bei von Balthasar können auch bei Schneiders außerchristliche und selbst areligiöse Lebensformen eingeschlossen werden.

Dieses Anliegen verfolgt auch der österreichische Philosoph und Theologe Karl Baier, der es als notwendig ansieht, einen anthropologisch begründeten Spiritualitätsbegriff zu entwickeln, der geeignet ist, einen Verständnisrahmen für die verschiedenartigen Spiritualitäten in der Weltgesellschaft zu bilden (vgl. Baier 2006a: 21). In der Annahme, dass Anthropologie die Aufgabe hat, ein Verständnis von Spiritualität im Rahmen einer Grundlagenreflexion der *Conditio humana* herauszuarbeiten, die hinreichend weit, aber auch konkret genug gefasst ist, um sich im Hinblick auf diverse Religionen, Weltanschauungen und Bewegungen, aber auch zur Spiritualität im persönlichen Bereich spezifizieren zu lassen (vgl. Baier 2006b: 33; Baier 2012: 30), entwickelt Baier eine Interpretation von Spiritualität, die „universale Kategorie" (Baier 2006b: 14) und „Humanum" (ebd. 17) ist. Seiner Ansicht nach ist der Mensch spirituell, zuerst als Mensch, dann als Angehöriger einer anderen Religion oder religionsanalogen Weltsicht (vgl. ebd. 14). Vor diesem Hintergrund bestimmt Baier Spiritualität als „Suchen und Erfahren eines unbedingt

Angehenden sowie die persönliche Transformation, das Existenzgefühl und die Lebensgestaltung im Raum dieses letzten Worumwillens, der für die personale Identität konstitutiv ist" (Baier 2006a: 41). Die für Baier wichtigen spirituellen Charakteristika des Menschen, die auch in verschiedenen anderen Darstellungen anklingen, sind sein Suchen nach Identität, das Erfahren von Existenz, das Fragen nach Sinn oder die Fähigkeit zu Transformation, im Sinne einer Grenzüberschreitung. Des Weiteren zeigt Baier verschiedene Konzepte von Spiritualität auf: Die erste Form von Spiritualität ist Spiritualität als soziokultureller Bereich, die Baier im Sinne einer unsichtbaren Religion versteht. Darunter fallen verschiedene Angebote von Spiritualität, z. B. alternative religiöse Strömungen oder Esoterik. Die zweite ist die konkrete Ausprägung von Spiritualität in diversen Formen, die Baier als Wegkulturen bezeichnet, d. h. „alle ausgeprägten Wegkulturen religiöser oder säkularer Art" (Baier 2012: 25), z. B. buddhistische, jüdische oder christliche Spiritualität mit ihren jeweils weiteren Ausdifferenzierungen. Zuletzt nennt Baier Spiritualität im Sinn einer menschlichen Grundmöglichkeit. Bei diesem Konzept beruft er sich auf von Balthasars Spiritualitätsverständnis als „praktische oder existenzielle Grundhaltung des Menschen" (von Balthasar 1967: 247). Diese Spiritualität liegt nach Ansicht Baiers den anderen beiden Konzepten zugrunde. Sie kann als Bedingung der Möglichkeit für konkret-religiöse Spiritualität verstanden werden und bildet das Herzstück der allgemein-menschlichen Spiritualität.

Die Theologin Lydia Maidl stellt einen Zusammenhang zwischen Spiritualität und dem zutiefst menschlichen Gefühl der Sehnsucht her und setzt eine Anthropologie der Sehnsucht mit einer Anthropologie der Spiritualität gleich. Spiritualität ist laut Maidl in jedem menschlichen Bedürfnis vorhanden, insofern jedes Bedürfnis ein Sehnen und jedes Sehnen (implizit) eine zutiefst existenzielle und damit auch spirituelle Sehnsucht nach letztem Glück ist. Da der Mensch ein zeitlich und endlich begrenztes Wesen ist, sehne er sich nach etwas, das er nicht ist, werde er motiviert zu einer spirituellen Suche. Dieses fasst Maidl unter den Terminus der impliziten Spiritualität (Maidl 2018). Implizite Spiritualität ist durch folgende zwei Thesen gekennzeichnet: dass menschliche Sehnsucht eine spirituelle Grundenergie ist, insofern sie inhaltlich und motivational auf Sinn und Glück zielt, und dass Spiritualität implizit ist, insofern sie in jedem konkreten Einzelbedürfnis verborgen anwesend ist (vgl. ebd. 366). Maidls Ansatz führt somit vor Augen, dass der Mensch infolge seiner Bedürftigkeit Mängelwesen ist, und aus dieser heraus eine spirituelle Durchstimmtheit all seines Sehnens erfährt.

Eine Arbeit des Philosophen und Theologen Norbert Feinendegens und seinen Kollegen zeigt auf, dass das Thema Spiritualität in ethischer Hinsicht in enger Verbindung zur Frage nach der Würde des Menschen steht, d. h. nach der Unverfügbarkeit und Unantastbarkeit menschlicher Existenz. Feinendegen und Kollegen verstehen Spiritualität als das, woraus Menschen ihr Leben und ihre Beziehungen gestalten, und in diesem Zusammenhang als eine anthropologische Grunddimension (vgl. Feinendegen et al. 2014: 9 f.). Spiritualität nicht zu beachten, komme einer „Missachtung der Würde“ gleich, die „einem jeden Menschen *als Mensch* gebührt“ (Feinendegen & Schaeffer 2014: 170 f., Hervorhebung im Original). Die Autoren stützen sich auf die „Geistbegabung als ein anthropologisches Grunddatum“ (ebd. 168) und verknüpfen diese mit der Anlage zur Relationalität, aus der sich Spiritualität ableiten lässt. Sie halten fest, dass der Mensch, ob er wolle oder nicht, ein Verhältnis zu sich selbst, zur Welt, zu seinen Mitmenschen und zu Gott einnehmen und gemäß dieser Verhältnisbestimmung sein Leben gestalten muss. Insofern verstehen sie Spiritualität als eine Lebenshaltung bzw. -praxis, die aus einer *„Bereitschaft zur Auseinandersetzung“* (ebd. 169, Hervorhebung im Original) hervorgeht, und zwar eine Auseinandersetzung mit der Frage nach sich selbst und dem je eigenen Verhältnis zur Welt. Diese Frage zeige sich immer relational, in Beziehung zum Anderen sowie in Beziehung zum Transzendenten. Nach Ansicht der Autoren ist ein spiritueller Mensch jemand, „der sich darauf einlässt, in den genannten Beziehungen zu stehen bzw. zu leben“ (ebd.). Spiritualität drückt sich also darin aus, die Beziehungen zu anderen oder zu etwas Höherem zu reflektieren, nach ihrer angemessenen Gestaltung zu suchen und auf dieser Basis das Leben zu gestalten. Dabei bekräftigen die Autoren, dass bereits das Sich-Einlassen auf diese Frage die Sphäre des Spirituellen öffnet und als ein spirituelles Tun bezeichnet werden kann (vgl. ebd. 169). Im Rückgriff auf von Balthasars Konzeption von Spiritualität gehen sie von einer prinzipiellen Offenheit eines jedes Menschen aus, im Sinne einer im Menschen angelegten Haltung gegenüber der Frage der Verhältnisbestimmung. Diese Haltung einzunehmen sowie nach Antworten auf die für den Menschen charakteristischen Fragen zu suchen, sei ein immer wieder neu zu durchlaufender spiritueller Prozess und damit eine lebenslange Aufgabe.

Der Schweizer Psychotherapeut Mario Schlegel erarbeitet in einem Beitrag von 2020, wie Spiritualität säkular begründet werden kann. Er nähert sich Spiritualität aus evolutionsbiologischer und psychotherapiewissenschaftlicher Perspektive an, indem er eine Verbindungslinie darstellt, von der Entwicklung der Empathie der Säugetiere bis zu den spirituellen Fähigkeiten des Menschen (Schlegel 2020). Ähnlich wie Baier unterscheidet Schlegel drei Formen des Spirituellen und nennt diese mystische, philosophische und soziale Spiritualität. Er zeigt auf, dass diese Spiritualitäten auf evolutionär erworbenen Fähigkeiten beruhen, die bereits bei den menschlichen Vorfahren angelegt sind, und die durch Konzepte der Psychotherapie erklär- und verstehbar werden. Dies sind die Konzepte von Bindung, Selbsttranszendenz und Empathie:

> Bei allen drei Formen von Spiritualität handelt es sich um menschliche Universalien, die ihre Wurzeln in der Evolution der Säugetiere haben: die soziale Spiritualität in den empathischen

Fähigkeiten, die philosophische in der Fähigkeit zur Selbstdistanzierung und die mystische im Bindungsbedürfnis (ebd. 23).

Auch seine Konzeption schließt dezidiert spirituelle Erfahrungen von Menschen mit ein, die keinem Glauben angehören.

Ähnlich zu Schlegels biologisch-anthropologischer Perspektive auf Spiritualität ist die entwicklungspsychologische Herangehensweise Anton Buchers. In seinem Werk zur Psychologie der Spiritualität stellt er verschiedene Modelle der spirituellen Entwicklung vor, die meist in aufeinander folgenden Stufen ablaufen und teilweise empirisch überprüft wurden. Er untersucht Spiritualität in den verschiedenen Lebensphasen, von der Kindheit bis ins höhere Alter (Bucher 2014a), und hält fest, dass dem Menschen insbesondere gegen Lebensende eine spirituelle Dimension zugebilligt wird. Auf die Frage, ob bereits Kinder spirituell sein können, zeigt er verschiedene empirische Befunde auf und kommt zu dem Schluss, dass „frühe spirituelle Kompetenz nicht bezweifelt werden [kann]“ (ebd. 87) und, dass sogar Kinder damit ausgestattet sind, die nicht religiös erzogen wurden (vgl. ebd.). Vor diesem Hintergrund ist Bucher der Ansicht, dass „jeder Mensch ein spirituelles Wesen und infolgedessen berufen ist, zu einem noch breiteren und vielfältigeren Verständnis von Spiritualität beizutragen“ (Bucher 2014b: 206).

Die beiden amerikanischen Neurologen Danah Zohar und Ian Marshall versuchen, eine noch breitere empirische Basis für die spirituelle Dimension des Menschen zu schaffen, und bringen Ergebnisse sowie Überlegungen aus Neurologie, Psychologie, Quantenphysik, Anthropologie und Philosophie zusammen. Ihr darauf aufbauender interdisziplinärer Ansatz nimmt neben den beiden etablierten Intelligenzformen des Menschen, einer logischen (IQ) und einer emotionalen (EQ), eine dritte Intelligenzart an, nämlich die spirituelle Intelligenz (SQ) (Zohar & Marshall 2000). Die Autoren gehen davon aus, dass die spirituelle Intelligenz die höchste Intelligenz des Menschen ist und die integrierende Kraft für alle Intelligenzarten (vgl. ebd. 13). Sie ist „Einheit stiftendes Denken“ (ebd. 71) und damit notwendige Grundlage für ein effektives Funktionieren von IQ und EQ. Mit Hilfe der spirituellen Intelligenz können Sinn- und Wertprobleme angegangen und gelöst sowie die eigenen Handlungen und das Leben allgemein in einen größeren, reichhaltigeren Sinnzusammenhang gestellt werden (vgl. ebd. 11). Dazu führen Zohar und Marshall aus:

> Wir sind im Kern spirituelle Wesen, weil es uns drängt, ‚grundlegende‘ oder ‚letzte‘ Fragen zu stellen. […] [W]ir sehnen uns danach, unser Leben in einen größeren, sinnstiftenden Zusammenhang zu stellen. Wir sehnen uns nach etwas, wonach wir streben können, etwas, das über uns selbst und den Augenblick hinausträgt und uns das Gefühl gibt, dass wir und unsere Handlungen von Wert sind (ebd. 12).

Spirituelle Intelligenz ist nach dieser Ansicht das, was den Menschen zum Menschen macht. Während Computer einen hohen IQ haben und viele Tiere emotional intelligent sind, habe nur der Mensch einen SQ (vgl. ebd. 13). Zum SQ, also zu einem hohen spirituellen Intelligenzquotienten, gehören u. a. die Gabe flexibel zu sein, Selbstbewusstheit, die Fähigkeit, sich Leid oder Schmerz auszusetzen und dies für sich zu nutzen, sich von Visionen und Werten inspirieren zu lassen, ganzheitlich zu denken, d. h. Zusammenhänge erkennen zu können, oder auch, Fragen nach Warum oder Was-wäre-wenn stellen zu können (vgl. ebd. 24). Dieser Wert sei weder kulturabhängig noch wertgebunden, er ermögliche Religion, aber hänge nicht von ihr ab, so Zohar und Marshall (vgl. ebd. 18).

In vielen internationalen sowie nationalen Bestimmungen im Gesundheitswesen ist Spiritualität im Menschenbild verankert. Besonders im Rahmen der Palliativversorgung wird Spiritualität als grundlegend für ein ganzheitliches Verständnis von Patientinnen und Patienten sowie von Behandelnden betrachtet. Beispielsweise spricht die Weltgesundheitsorganisation (World Health Organisation, WHO) in ihrer Definition von Palliative Care von spirituellen Bedürfnissen, die neben physischen, psychischen und sozialen Bedürfnissen in der Behandlung zu berücksichtigen sind. Damit gibt sie einen Hinweis auf das zugrundeliegende anthropologische Fundament, dass das Spirituelle zum Menschsein dazugehört und als eigenständige Dimension verstanden werden muss (WHO 2002). In der Charta der Weltreligionen für Palliative Care wird Spiritualität als „universale Domäne“ sowie als ein allgemeines „Bedürfnis“ angesehen (Unglaub et al. 2016: 344 – im Original Fondazione Maruzza Onlus 2015). Die Deutsche Gesellschaft für Palliativmedizin (DGP) geht davon aus, dass Spiritualität auch unabhängig von Religion oder Weltanschauung zum menschlichen Leben gehört: Spiritualität sei eine lebenslange Sinnsuche und Transzendenzerfahrung, die Menschen in ihrer je eigenen Weise ausdrücken und die immer wieder Veränderungen unterworfen ist. Mal zeige sie sich in existenziellen Fragen, mal in den persönlichen Wertvorstellungen oder spirituell-religiösen Vorstellungen und Praktiken (Labitzke & Kuhn-Flammensfeld 2017). Auch die Deutsche Gesellschaft für Psychiatrie und Psychotherapie, Psychosomatik und Nervenheilkunde (DGPPN) nimmt Spiritualität als „anthropologische Universalie[]“ an, die zum Menschsein dazugehört (Utsch et al. 2017: 142).

Dieser Überblick zur Anthropologie der Spiritualität zeigt: Spiritualität wird von verschiedenen Fachdisziplinen und aus unterschiedlichen Kontexten oder Perspektiven heraus untersucht. Die Ausführungen argumentieren dafür, dass Spiritualität etwas ist, das dem Menschen inhärent ist und das ihn von anderen Lebewesen unterscheidet. Des Weiteren verdeutlichen sie, dass Spiritualität bestimmte Fähigkeiten, insbesondere Sinnfindung, ermöglicht und als etwas sehr Basales das Dasein und Handeln des Menschen durchzieht, sei es explizit oder implizit. So halten Hagen und Raischl – in Anlehnung an Paul Watzlawicks Kommunikationsgrundsatz – fest: „Man kann nicht nicht spirituell sein!“ (Hagen & Raischl 2011: 292). Ähnlich drücken es Holloway und Kollegen aus, wenn sie sagen: „All people are spiritual beings – we all have something to hold on to – but people may not recognise this as spirituality“ (Holloway et al. 2011: 74). Knoll stellt heraus, dass die spirituelle Dimension eine natürliche Potenzialität menschlichen Seins ist, d. h. eine angeborene Möglichkeit, die zur Wirklichkeit werden kann (vgl. Knoll 2015: 301). Nach Steinmann ist Spiritualität ein „Grundwert des Menschseins“ (Steinmann 2012: 60), durch den jeder Mensch spirituelle, d. h. transpersonale und transzendente, Grundbedürfnisse hat (vgl. ebd. 50). Die Verbindung zwischen Spiritualität und Relationalität bzw. transpersonalen, beziehungsorientierten Bedürfnissen stellt auch der US-amerikanische Medizinethiker Daniel Sulmasy her. Er konstatiert,

> human persons are intrinsically spiritual. This is based on a notion of the human person as a being in relationship. [...] even the person who has chosen to believe that there is no such thing as transcendence has made his or her choice in relationship to that question, which is put before each person (Sulmasy 2002: 25 f.).

Der Theologe Traugott Roser fasst es so zusammen: „Die Zuschreibung von Spiritualität bestimmt den Menschen als offenes Wesen (prozessorientiert und offen in einer zeitlichen Perspektive), als relationales Wesen (auf physische, soziale, räumliche und transzendente Beziehungen hin angelegt) und als fragmentarisches Wesen (verwundbar und endlich)“ (Roser 2011a: 49). Damit ist der Bogen zu den eingangs genannten anthropologischen Eigenschaften – Weltoffenheit, Selbsttranszendenz und Begrenztheit – gespannt und deren Verbindung zur Spiritualität aufgezeigt.

2.2 Charakteristische Dimensionen von Spiritualität

In der Forschungsliteratur existieren diverse Definitionen von Spiritualität mit unterschiedlichen Schwerpunkten und Bedeutungsschichten. Die meisten Beiträge, die sich mit Spiritualität beschäftigen, beginnen mit der Feststellung, dass es keine allgemeingültige Definition von Spiritualität gibt. So muss auch hier zunächst ernüchternd festgehalten werden: Spiritualität ist ein unreifer Begriff, vieldeutig, vage zu fassen, chronisch unklar und außerordentlich inhomogen im Gebrauch (Hermisson 2016; Sans 2019; Weathers 2019; Grabenweger & Paal 2021). „Manche verstehen darunter eine Persönlichkeitseigenschaft, andere einen Bewusstseinszustand, wieder andere eine spezifische Haltung zum Leben“ (Utsch 2005: 186).

Aufgrund ihrer „kaleidoskopische[n] Erscheinungsvielfalt" (Steinmann 2011: 38) gibt es weder einen wissenschaftlichen noch einen weltanschaulichen Konsens über die Definition von Spiritualität. Insofern wird Spiritualität mal als *„fuzzy concept"* (Spilka 1993, zit. n. Streib & Keller 2015: 26, Hervorhebung im Original) bezeichnet, mal als „umbrella term or 'catch all' phrase" (Smith & McSherry 2004: 309) oder auch als „Cocktail" (McSherry & Cash 2004: 154), d.h. als ein Begriffsmix aus verschiedenen Komponenten unterschiedlicher Stärken und Geschmäcker. Die vielen Vergangenheiten von Spiritualität machen ihn zu einem ‚reisenden Begriff' (*travelling concept*, Peng-Keller 2019a), dessen Inhalte fluid, emergent und manchmal widersprüchlich sind. Gerade die Offenheit und breite Verwendung des Wortes lassen eine Bestimmung des Begriffs angeraten erscheinen und erschweren sie zugleich. Wie Walker und Breitsameter festhalten, ist eine klare Definition von Spiritualität schwierig, da sie auf Transzendenz zielen kann, aber nicht muss, ästhetische (Selbst-)Erfahrungen miteinbeziehen kann, aber nicht muss, nur rein auf den Kern (zwischen-)menschlichen Seins zielen kann, aber nicht muss, und das sowohl als Stärke, aber gleichzeitig auch als Schwäche des Konzepts angesehen werden kann (vgl. Walker & Breitsameter 2015: 25). Viele Arbeiten widmen sich der Aufgabe, größere Klarheit in den Terminus zu bekommen und es liegt eine große Bandbreite an Ansätzen vor, wie wissenschaftlich sinnvoll von Spiritualität gesprochen werden kann.

Der britische Forscher Michael Wright macht sich als einer der ersten zur Aufgabe, eine differenzierte und empirisch validierte Bestimmung von Spiritualität vorzunehmen. Wright ist ein Vertreter eines integrativen Ansatzes und bestimmt Spiritualität anhand der vier Dimensionen *becoming*, *connecting*, *finding meaning* und *transcending*. Entsprechend vollzieht sich Spiritualität vierfach, als persönlicher Entwicklungsprozess und Wachstum (*becoming*), als Leben in Beziehungen zu Gemeinschaft oder Kultur (*connecting*), als Sinnfindung in Situationen der Verwundbarkeit (*finding meaning*) sowie als Transzendenzbezug (*transcending*). Typische Dimensionen von Spiritualität sind somit Persönlichkeitsentwicklung, Beziehung, Sinnfinden und Transzendenz (Wright 2004). Diese Dimensionen ziehen sich durch viele weitere Ansätze hindurch.

McSherry und Cash veröffentlichen zeitgleich eine Sicht auf Spiritualität, die nicht von einem mehrdimensionalen Konstrukt, sondern von einem Kontinuum mit zwei Polen ausgeht. Gemäß diesem hat Spiritualität zwei Hauptformen: auf der linken Seite steht die historische oder alte, traditionelle Form von Spiritualität, die auf religiösen und theistischen Idealen basiert. Sie ist die anschaulichere Form, da an diesem Ende des Kontinuums z.B. der Glaube an Gott oder religiöse Aktivität angesiedelt sind. Auf der anderen Seite steht hingegen eine Spiritualität, die auf säkularen, humanistischen und existenziellen Elementen beruht. Diese bezeichnen die Autoren als die post-moderne Form. Sie nimmt eine eher generalistische Perspektive auf Spiritualität ein und beinhaltet die subjektive Suche nach Sinn und Beziehung im Leben. Dieser Pol ist abstrakter und reflektiert eigene Werte, Überzeugungen und Haltungen (vgl. McSherry & Cash 2004: 157).

Laut Ebertz kann der Begriff Spiritualität umschrieben werden als „*Offenheit und Öffnung des Menschen für das Geheimnis des – rational nicht verrechenbaren – Lebens und einer sich daraus entwickelnden verinnerlichten Glaubenshaltung auch in der alltäglichen Lebensführung*" (Ebertz 2005: 195, Hervorhebung im Original). Diese Definition ist seiner Ansicht nach ein Vorschlag „mit einem gemeinsamen Nenner des Inhalts dessen, was im gesellschaftlichen Kommunikationshaushalt so alles unter der Bezeichnung Spiritualität zirkuliert" (ebd. 193). Zudem weist er darauf hin, dass – während Frömmigkeit nur im Singular vorkommt – Spiritualität auf eine Pluralität an Vollzugsgestalten des Glaubens verweist (vgl. ebd. 197). Insofern hat Spiritualität, unter Zuhilfenahme von McSherrys und Cashs Bestimmung, ihren traditionalen und institutionellen Pol weitgehend verloren und sich immer mehr zu einer offenen Wert-, Sinn- und Glaubenshaltung entwickelt.

Eine weitere Definition, die versucht, den größten gemeinsamen Nenner zu finden und damit eine Vielzahl von Perspektiven abzubilden, liefert Steinmann im Jahr 2011. Sein Ziel ist eine möglichst neutrale, offene und partizipative Begriffsbestimmung, die für möglichst viele Wertsysteme, Wissens-, Bildungs- und Erfahrungshintergründe sowie soziokulturelle Kontexte zugänglich und dadurch mit diesen vereinbar ist (vgl. Steinmann 2011: 40). Seine Basis-Definition lautet:

> Spiritualität kann als positiver Grundwert, als eigene, existentielle Dimension des Menschseins definiert werden, die getragen ist von der Sehnsucht nach Lebenserfüllung und Sinnerfahrung jenseits von Leben und Tod. Sie manifestiert sich in einem individuellen dynamischen Entwicklungs- und Bewusstseinsprozess in allen Lebensphasen und Lebensbereichen, in verschiedenen Lebensweisen und Lebensorientierungen und verbindet über die innere Erfahrung einer transzendenten Wirklichkeit mit Umfeld und Umwelt (Steinmann 2011: 42; Steinmann 2012: 64).

Auch hier zeigen sich als typische Dimensionen von Spiritualität die Sehnsucht nach Sinn, der individuelle und dynamische Entwicklungsaspekt sowie die Verbindung zu Um- und Mitwelt.

Im Kontext von säkularen Einrichtungen, wie Firmen und Organisationen, versteht Steinforth Spiritualität als „lebendige und mittels individueller wie gemeinschaftlicher spiritueller Praktiken gepflegte Beziehung einer Person zu dem, aus dem heraus sie die Welt, die Anderen und sich selbst erlebt und zu deuten sucht und aus dem heraus sie ihr Leben zu gestalten sucht" (Steinforth 2013: 9). Steinforth betont hier den Beziehungsaspekt von Spiritualität und macht deutlich, dass sich diese Beziehung auf sehr verschiedene Gegenüber beziehen kann, z. B. auf Gott oder auf das Innerste der Person selbst (vgl. ebd.).

In ähnlicher Weise hebt Bucher den Aspekt der Beziehung bei Spiritualität hervor (Bucher 2014b). Ihm zufolge ist Spiritualität wesentlich Verbundenheit und Beziehung, und zwar zu einem den Menschen übersteigenden, umgreifenden Letztgültigen, Geistigen oder Heiligen, aber auch die Beziehung zu den Mitmenschen und zur Natur (ebd. 69). Während Steinforth die Beziehung zu sich selbst mit aufnimmt, im Sinne einer reflexiven Ebene von Spiritualität, ist Bucher die Öffnung auf vertikaler (zu höherem Geistigen) und horizontaler Ebene (zur Mit- und Umwelt) wichtig. Sie sei die Voraussetzung, dass der Mensch sein eigenes Ego übersteigen und sich selbst transzendieren kann.

Im darauffolgenden Jahr stellen Streib und Keller ihre Ergebnisse einer Studie zur Bedeutung von Spiritualität in Deutschland vor und bringen damit neue empirische Befunde in die Spiritualitätsdebatte ein. Auf der Grundlage von Freitext-Definitionen von Teilnehmenden einer landesweiten Online-Befragung identifizieren die Autoren zehn semantische Komponenten von Spiritualität. Darunter fallen u. a. Spiritualität als Verbundenheit mit dem Ganzen, Spiritualität als Teil von Religion, Spiritualität als innere Suche nach einem (höheren) Selbst oder nach Sinn sowie Spiritualität als individuelle religiöse Praxis, Meditation, Gebet und Gottesdienst (vgl. Streib & Keller 2015: 41). Dabei zeigte sich, dass diese Bedeutungen von Spiritualität teilweise einander gegensätzlich, teilweise nahestehend sind, es aber nicht möglich ist, das, was Menschen unter Spiritualität verstehen, auf eine (einzige) Definition zu bringen. Vielmehr gehen die Autoren von einer Mehrdeutigkeit aus, einer „disparate[n] Vielfalt“ (ebd. 50) und „semantischen Pluralität von ‚Spiritualität‘“ (ebd. 63). Streib und Keller veranschaulichen dies anhand eines dreidimensionalen Bedeutungsraums, der durch die verschiedenen Merkmalsdimensionen von Spiritualität aufgespannt wird. Der Mehrwert dieses Verständnisses von Spiritualität sei, dass der Begriff als Spielraum individueller Möglichkeiten dienen kann und auch Erfahrungen, Weltbildvorstellungen und Suchbewegungen von z. B. „spirituellen Atheisten“ (ebd. 65) einzufangen vermag. Dadurch, dass dieser Spielraum frei von Festlegungen und Vereinnahmungen bleibt (vgl. ebd. 246), sei er einerseits attraktiv für das Alltagsverständnis, andererseits jedoch schwierig für den wissenschaftlichen Gebrauch. Diese Studie macht deutlich, dass das in der Bevölkerung vorherrschende Verständnis von Spiritualität sehr weit ist und der Begriff ganz unterschiedlich gefüllt werden kann. Die Wissenschaft, die auf klare Definitionen und Operationalisierbarkeit Wert legt, ist dadurch vor die Aufgabe gestellt, sich auf eine bestimmte Anzahl an Dimensionen festzulegen, bestimmte Bedeutungsaspekte beiseitezulassen oder – wie es häufig der Fall ist – mit dem Vorwurf zu kämpfen, unpräzise zu arbeiten.

Einen weiteren Ansatz, der den Spiritualitätsbegriff selbst genauer analysiert, liefert Wiertz mit seiner Bestimmung von Spiritualität(en). Er präzisiert das, was unter Spiritualität verstanden werden kann, indem er eine Unterscheidung in zwei

Klassen von Spiritualitätsbegriffen vornimmt. Die erste Klasse ist eine deskriptive Art Spiritualität zu gebrauchen, die zweite eine normative (vgl. Wiertz 2017: 820). Nach ersterer, d. h. nach einem (rein) deskriptiven Verständnis, ist Spiritualität eine grundlegende Art der Einstellung eines Menschen zur Wirklichkeit:

> Da jeder Mensch in einer bestimmten Art und Weise in der Welt lebt und diese auf eine bestimmte Weise erfährt, besitzt jeder Mensch in diesem Sinn (eine konkrete) Spiritualität – u.U. völlig implizit – und jeder Mensch führt ein spirituelles Leben, das seine konkrete Spiritualität exemplifiziert – u.U. völlig unbewusst (ebd.).

Der normativ-evaluative Gebrauch sei in erster Linie auf das Adjektiv spirituell bezogen. Normativ komme dem Spiritualitätsbegriff eine positive Wertung zu, z. B. bei einem spirituellen im Gegensatz zu einem geistlosen Menschen, oder auch in Abgrenzung zum eher weniger positiv konnotierten Begriff der Religion. Mit Spiritualität bezeichnet Wiertz eine „bestimmte Qualität der Beziehung" (ebd. 821) sowie die Anerkennung eines Eigenwerts der Welt (ebd. 822).

> Eine wesentliche, für ‚Spiritualität' wohl notwendige, Bedingung ist die Anerkennung von Transzendenz, in dem Sinn, dass eine spirituelle Person ihren Blickwinkel [...] ausdehnt auf das eigene Leben im Ganzen und das Ganze der Wirklichkeit, deren Teil sie ist (ebd.).

Spirituell zu sein bedeutet also ganz allgemein eine Offenheit für das Transzendente. Eine spirituelle Haltung zu sich selbst und zur Wirklichkeit umfasse dabei kognitiv-intellektuelle wie auch affektiv-emotionale Züge und drücke sich in einer bestimmten Lebensweise aus, die dem Leben als Ganzem eine Richtung gibt (vgl. ebd.). Aus diesen Ausführungen ergibt sich für den Spiritualitätsbegriff, dass Spiritualität im Plural gedacht werden kann und womöglich sogar muss, dass eine Differenzierung wichtig ist, ob mit dem Begriff eine Einstellung beschrieben oder eine Wertung vorgenommen wird, und dass er inhaltlich vor allem mit einer Öffnung zu Transzendentem in Verbindung gebracht wird.

Die bisher referierten Ansätze zur Charakterisierung von Spiritualität können mit den Arbeiten der irischen Forscherin Elizabeth Weathers gebündelt werden, die die Literatur systematisch untersucht und die darin gebräuchlichen Definitionen von Spiritualität vergleicht. Dabei zeigt sich, dass Spiritualität am häufigsten mit der Trias Verbundenheit, Lebenssinn und (Selbst-)Transzendenz beschrieben wird (Nagai-Jacobson & Burkhardt 1989; Chung et al. 2007; Delgado-Guay et al. 2013). Weathers und Kollegen definieren Spiritualität daher als

> a way of being in the world in which a person feels a sense of connectedness to self, others, and/or a higher power or nature; a sense of meaning in life; and transcendence beyond self, everyday living, and suffering (Weathers et al. 2016: 93).

Diese drei Dimensionen charakterisieren Spiritualität wesentlich als eine Form von Relationalität und fassen die in den bisherigen Darstellungen immer wieder – wenn auch in leicht abgewandelter Form – beschriebenen Charakteristika zusammen: Offenheit, Öffnung, Bezug zu sich selbst/Höherem/anderen und der Welt, Suche nach Sinn und die daraus entwickelte Einstellung zum Leben. Neben der inhaltlichen Ebene weisen die Autoren auf folgende weitere Eigenschaften hin: Die Multidimensionalität von Spiritualität, die Einzigartigkeit von Spiritualität für jede Person sowie die verbreitete Auffassung, dass der Spiritualitätsbegriff breiter als der der Religion ist (vgl. ebd.).

2.3 Verhältnis von Spiritualität zu Religion und Religiosität

Ähnlich wie bei Spiritualität zeigen sich beim Begriff der Religion terminologische Unsicherheiten, woraus sich die Schwierigkeit ergibt, beide Begriffe voneinander abzugrenzen (Grabenweger & Paal 2021). Im allgemeinen Sprachgebrauch wird Religion subjektiv und sehr persönlich verstanden und verwendet. Die Gebräuchlichkeit des Begriffs unterliegt einem Wandel. Teilweise wird Spiritualität synonym zu ihm gebraucht, teilweise schließt der eine Begriff den anderen mit ein und nicht selten wird dezidiert von Spiritualität gesprochen, um sich von religiösen Aspekten abzugrenzen. In manchen Sprachen ist die Übersetzung des Wortes Spiritualität dieselbe wie die von Religion (vgl. Best et al. 2020: 3). Analog zu den anthropologischen Überlegungen zur Spiritualität gibt es Diskussionen um die Frage, ob Religion ein Wesensmerkmal des Menschen ist. Beispielhaft sei hierfür der Soziologe Thomas Luckmann genannt, der Religion als „ein universales Merkmal der Conditio humana“ und eine „anthropologische Universalie“ versteht (Luckmann 2002). Ebenso wie bei Spiritualität existiert eine Vielzahl an Definitionen zu Religion. Die meisten heben die folgenden für Religion charakteristischen Aspekte hervor: gemeinsam geteilte Glaubensüberzeugungen, Traditionen und Praktiken, die sich in institutionellen Formen oder sozialen Gemeinschaften widerspiegeln, der Transzendenzbezug auf ein höheres Wesen, eine Gottheit oder einen Gott sowie die Suche nach Erklärungen über Leben und Welt und deren Endlichkeit bzw. Fortbestehen (vgl. die Definitionen von Sulmasy 2002: 25; Koenig 2008: 11; Piedmont 2009: 92; Längle 2011: 22). In dieser Zusammenstellung finden sich auch die für Spiritualität wesentlichen Merkmale Verbundenheit, Transzendenz und Sinnfindung wieder, sodass von einem gemeinsamen Bedeutungsfeld ausgegangen werden kann. Während Spiritualität jedoch durch einen individuellen Zugang und Transzendenz auf horizontaler Ebene beschrieben wird, richtet sich Transzendenz von Religion eher auf ein höheres Göttliches und besitzt eine gemeinschaftlich geteilte Form, diesem näher zu kommen. Zudem liegt der Religion eine stärkere Systematik zugrunde, die das Wissen oder die Anleitungen für die Erlangung von geistigem Heil strukturiert, und auf diese Weise stärker die Zukunftsperspektive mit einbezieht.

Betrachtet man den Begriff der Religiosität, so werden die Übergänge zu Spiritualität immer fließender. Religiosität betont nämlich die individuelle Seite von Religion und kann als religiöses Bewusstsein, Denken und Verhalten beschrieben werden (vgl. Knoll 2020: 326 f. und 335). Es liegt jedoch auch zum Religiositätsbegriff eine Vielfalt an Auffassungen vor. Dies verdeutlicht eine aus den 1990er Jahren stammende, unveröffentlichte Arbeit von Scott, die 31 verschiedene Definitionen für Religiosität und 40 für Spiritualität zusammenstellt, die bereits zu dieser Zeit in den Sozialwissenschaften verwendet wurden (Scott 1997, zit. n. Hill et al. 2000: 63). Dass in der Literatur wenig Diskussion über die verschiedenen Definitionsvorschläge stattfindet, wird häufig kritisiert (Clarke 2009). Aufgrund des „ambivalenten Verhältnis[ses] des Spirituellen zur Sphäre des Religiösen“ (Feinendegen & Schaeffer 2014: 164) ist ersichtlich, dass eine definitorische Abgrenzung nicht leicht ist. Verhältnisbestimmungen zu den beiden Begriffen reichen von Positionen der Deckungsgleichheit über die These einer inneren Beziehung zueinander – mit jeweils unterschiedlichen Annahmen darüber, welcher der umfassendere Begriff ist – bis hin zur Feststellung der Unterschiedenheit oder Unvereinbarkeit. In der Literatur finden sich diverse Modelle, wie Religiosität und Spiritualität in Beziehung stehen können und welcher Begriff der grundlegendere ist. Traditionell galt und gilt auch heute für einige Autoren, dass Spiritualität eine Teilmenge von Religiosität ist, die jeweils unterschiedlich groß ausgeprägt sein kann. Als Argument dafür wird herangezogen, dass alle Hochreligionen Spiritualitäten ausgebildet haben und Religiosität in einer Form von Spiritualität – Übung, Haltung oder Praxis – ausgedrückt wird. Vertreter der Ansicht, Religiosität sei der breitere Begriff und Spiritualität ihre Ausdrucksform, sind z. B. der frühe Pargament (Pargament 1997; Teil II Kapitel 2.4 Spiritualität im Gesundheitswesen), Streib und Keller (Streib & Keller 2015; Teil II Kapitel 2.2 Charakteristische Dimensionen von Spiritualität) oder Constantin Klein (Utsch & Klein 2011). Überschneidungsmodelle gehen davon aus, dass es konzeptuelle Überlappungen (z. B. Hill & Pargament 2008) und getrennte Einzelbereiche (z. B. Piedmont 2001) von Religiosität und Spiritualität gibt. Dies zeige sich vor allem in der Praxis: manche Menschen bezeichnen sich als nur spirituell, andere als nur religiös, wieder andere als beides bzw. liegen in einem Zwischenbereich. Häufig wird jedoch dafür plädiert, beide Begriffe stärker zu integrieren, anstatt zu polarisieren (Zinnbauer et al. 1999). In der neueren Zeit hat sich mehr und mehr die Ansicht entwickelt, Spiritualität sei der weitere Begriff und Religiosität eine Facette davon. In diesem Modell stellt Religiosität eine mögliche Spielart von Spiritualität dar, wobei es auch viele andere nicht-religiöse Spiritualitäten geben kann. Dafür spricht, dass immer weniger Menschen religiös sozialisiert werden, sie aber trotzdem mit Sinn- und existenziellen Fragen konfrontiert sind, die sie mithilfe von

Spiritualität zu beantworten suchen (vgl. Utsch & Klein: 35). Insofern kann Spiritualität als eine Form von Religiosität außerhalb institutioneller, kirchlicher oder konfessioneller Bindung betrachtet werden (vgl. Nassehi 2011: 39). Für diese Verhältnisbestimmung spreche auch, dass Untersuchungen der etymologischen Wurzeln zeigen, dass der Spiritualitätsbegriff älter als der von Religion und Religiosität ist (vgl. Knoll 2015: 303; Knoll 2016: 194), und Studien darauf hinweisen, dass spirituelle Erfahrungen chronologisch vorrangig, d.h. grundlegender als religiöse Gemeinschaften sind (vgl. Bucher 2014b: 69). Zudem spiegele Spiritualität stärker das Lebensgefühl der postmodernen Gesellschaft wider, die sich von religiösen und konfessionellen Definitionen zu lösen scheint (vgl. Aberer 2014: 90). Die stärkere Modernität des Spiritualitätsbegriffs bei gleichzeitiger Rückläufigkeit von Religion und damit verbunden des Religiositätsbegriffs diagnostiziert auch der regelmäßig in Deutschland stattfindende Religionsmonitor der Bertelsmann Stiftung. In ihrer repräsentativen Befragung stellen die Herausgeber einen „Trend des Bedeutungsrückgangs des Religiösen" und konfessionsgebundener Formen von Religion fest (Pollack & Müller 2013: 54). Grundsätzlich komme es zu einer „Differenzierung, Individualisierung und Pluralisierung" (ebd. 47) sowie zu einem Prozess der Entkirchlichung und Säkularisierung (vgl. ebd. 54). Gleichzeitig verzeichnen sie auch eine Zunahme von individuellen Formen von Religion und eine Hinwendung zu neueren Formen der Spiritualität (vgl. ebd.). Insofern sei Spiritualität eine „Form der ‚neuen' bzw. ‚alternativen' Religiosität" (ebd. 19).

Ein weiterer Grund für die stärkere Beachtung von Spiritualität vor Religiosität ist die bereits von Wiertz angesprochene positive Konnotation des Spiritualitätsbegriffs (vgl. Wiertz 2017: 821). Spiritualität klinge „allverbindend, pluralismustauglich und uneingeschränkt positiv" (Grom 2011: 14). Teilweise werden auch gern die positiven Seiten von Religion mit dem Begriff Spiritualität bezeichnet (vgl. Körtner 2011: 27) und dadurch versucht, negativ assoziierte Aspekte, wie Kirchlichkeit, Gläubigkeit oder Frömmigkeit, auszuklammern. Einer der führenden Religionspsychologen, Kenneth Pargament, weist mit seinen Kollegen auf die damit verbundene, problematische Tendenz hin, dass Spiritualität als „good guy" und Religion als „bad guy" gesehen werden (Pargament et al. 2013: 13). Sie machen sich dafür stark, diese Dichotomisierung zu vermeiden und heben hervor, dass Religiosität wie auch Spiritualität sowohl konstruktive als auch destruktive Formen annehmen können (vgl. ebd.).

Vor dem Hintergrund dieses weitreichenden Diskurses hat sich im anwendungswissenschaftlichen Gebrauch etabliert, die Abkürzung R/S (Religiosität/Spiritualität) zu verwenden und damit einerseits die anhaltende Diskussion um die Begrifflichkeiten bewusst zu halten und andererseits zu markieren, dass Spiritualität und/oder Religiosität gemeint sein können (im Deutschen beide mit der Endung ‚-tät', im Englischen *religiousness/spirituality*) (Park 2007). In der empirischen Forschung hat sich bewährt, eine Kombination aus R und/oder S zu ermöglichen, bei der die Ausprägungen der beiden Dimensionen differenziert werden können. So können Befragte angeben, weder spirituell noch religiös (R-/S-), mehr spirituell als religiös (R-/S+), mehr religiös als spirituell (R+/S-) oder beides (R+/S+) zu sein (Büssing 2010). Prinzipiell ist zu beachten, dass Daten zu R/S immer eine gewisse Kulturgebundenheit haben (vgl. Utsch et al. 2017: 142) und sich nicht ohne Weiteres auf das Verhältnis oder die Bedeutung von R/S in anderen Kontexten übertragen lassen. Walker und Breitsameter gehen davon aus, dass Spiritualität in Ländern mit christlicher Tradition nicht aus dem Kontext des Religiösen gelöst werden kann und sich selbst dort, wo Spiritualität sich bewusst von kirchlich organisierter Religion oder geprägten Ritualen absetzt, sprachlich auf Religiöses bezieht. Spirituelle Sprache bleibe daher immer in religiöser Sprache beheimatet (vgl. Walker & Breitsameter 2015: 25). Insofern ist abschließend festzuhalten, dass Spiritualität wie Religiosität Begriffe sind, die in ihrem jeweiligen Sprach- und Kulturraum zu betrachten sind.

2.4 Spiritualität im Gesundheitswesen

Was Spiritualität im Gesundheitswesen ist, hängt in hohem Maße von der zunehmend pluralisierten und säkularisierten religiösen Landschaft ab, von den jeweiligen Institutionen und Einrichtungen sowie von den biographischen Erfahrungen der im Gesundheitswesen Tätigen und ihrer Patientinnen und Patienten. Für eine Verhältnisbestimmung von R/S im Gesundheitswesen hat sich als Konvention etabliert, Spiritualität als den umfassenderen Begriff zu verstehen, unter den auch Religion fällt. Wie Eckhard Frick, ein deutscher Spiritual Care-Forscher, festhält, wird Spiritualität in den Gesundheitswissenschaften als Breitbandbegriff gebraucht, der überkonfessionell und interreligiös offen ist; unter Spiritualität kann die persönliche Religiosität innerhalb einer Glaubensgemeinschaft verstanden werden, aber auch eine Weltanschauung ohne institutionelle Bindung (Frick 2022). Ein solch breiter Spiritualitätsbegriff könne auch nichtreligiöse Spiritualitäten, humanistische Philosophien und Weltanschauungen oder Sinnentwürfe von Atheisten umfassen und ermögliche ein inklusives Verständnis, das gerade in säkularen Einrichtungen, wie Krankenhäusern oder Pflegeeinrichtungen, eine wichtige Grundhaltung wiedergibt. Dieses Verständnis solle deutlich machen, dass spirituelle Begleitung nicht nur auf religiöse Menschen ausgerichtet ist. Vielmehr müsse sie der Vielfalt spiritueller Orientierungen bei Patienten, aber auch bei den Gesundheitsberufen entsprechen (vgl. Boothe & Frick 2017: 142). Boothe und Frick halten in diesem Zusammenhang fest, dass manche dem Wort spirituell das Wort existenziell vorziehen, weil es säkularer klingt und weniger stark mit der Suche nach dem Heiligen oder nach Transzendenz verknüpft wird (vgl. ebd. 151).

Darüber, dass Spiritualität in der Versorgung kranker Menschen eine wichtige Rolle spielt, kommen immer mehr Forschungen in den Gesundheitswissenschaften überein. Es gibt in der Literatur zahlreiche Hinweise über den Zusammenhang von Spiritualität und einer besseren psychischen und physischen Gesundheit, Genesung oder Krankheitsverarbeitung (Cobb et al. 2012; Timmins & Caldeira 2019; Kao et al. 2020; Teixeira 2020). Der Einbezug von Spiritualität in die klinische Praxis kann für Patienten eine zusätzliche Ressource sein, sich mit der plötzlich veränderten Lebenssituation aktiv auseinanderzusetzen, und helfen, Krisen zu überstehen oder sich mit einer Erkrankung auszusöhnen (vgl. Merten 2016: 4). Da Spiritualität Identität und Wertehaltung prägt, kann sie in gesundheitsrelevanten Entscheidungen eine wesentliche Einflussgröße sein, die ausdrücklich angesprochen und in die Behandlungsplanung einbezogen wird. Gerade weil Krankheit eine Erfahrung ist, die die gesamte menschliche Existenz beeinflusst, müsse auch ihre Behandlung diese Totalität umfassen (Cardona Suárez & Chamorro Muñoz 2019). Vor diesem Hintergrund wird Spiritualität als die vierte Säule im Gesundheitswesen postuliert und als wesentlicher Bestandteil der Gesundheitsversorgung angenommen (Roser 2009a; Steinmann 2012). Dies bedeutet, dass zur medizinischen Versorgung, Pflege und Verwaltung die vierte Säule aus psychosozialen Diensten und Seelsorge hinzukommt (Roser 2009b: 580) und immer mehr bewusst wird, dass es neben der physischen, psychischen und sozialen noch eine weitere Dimension zu berücksichtigen gilt, nämlich die spirituelle.

Die Wende hin zur Spiritualität kam in den 1990er Jahren mit dem sogenannten Spiritual Turn, der einen neuen Auftrieb in die wissenschaftliche Beschäftigung mit R/S brachte (Friedl 2019). In der medizinischen, psychologischen und pflegewissenschaftlichen Fachliteratur kann seit den 1990er Jahren ein explosionsartiger Anstieg an Publikationen zum Zusammenhang von Spiritualität und körperlicher wie psychischer Gesundheit verzeichnet werden (vgl. Klein et al. 2011: 12). In den 2000er Jahren machte der Spiritualitätsbegriff sowohl bezüglich seiner Häufigkeit als auch bezüglich der Ausdehnung Karriere (Grom 2011) und das Forschungsinteresse widmete sich vor allem den vier Bereichen Religiosität, religiöses Coping, spirituelles Wohlbefinden und spirituelle Bedürfnisse (vgl. Sulmasy 2002: 24). Trotz der großen Aufmerksamkeit für dieses Thema sowie eines enormen Zuwachses an Forschung in diesem Feld wird Spiritualität noch immer stark tabuisiert. Burnard hält 1998 fest, dass Spiritualität neben Sexualität eines der letzten Tabus im Gesundheitswesen ist, das es noch zu untersuchen gilt (Burnard 1998). Auch mehr als 20 Jahre später bestehen dieses Tabu und die damit verbundenen Ängste vielfach fort. Was diesen Umstand befeuert, ist die auch im Gesundheitswesen vorherrschende Unklarheit, was Spiritualität alles bedeutet, und inwiefern sie in die Behandlung einbezogen werden kann, ohne persönliche (Scham-)Grenzen von Patienten zu verletzen. Ungeachtet der vielen Forschung in diesem Bereich ist auch in den Gesundheitswissenschaften kein Konsens dazu erreicht, wie Spiritualität im Gesundheitswesen zu definieren ist. Verschiedene Ansätze, wie mit diesem Problem umgegangen wird, werden im Folgenden vorgestellt.

Der in den USA führende Forscher zu R/S und Gesundheit, Harold Koenig, hebt hervor, dass der Begriff der Spiritualität sich in ein psychologisches Konstrukt ohne besondere Merkmale verwandelt hat und oft verwässert und bedeutungslos sowie lediglich auf positive Emotionen und Vorstellungen ausgerichtet ist (vgl. Koenig 2012: 45 f.). Er schlägt aus pragmatischen Gründen zwei Definitionen für den Begriff Spiritualität vor. Eine, um Forschung zu betreiben und um die Beziehung zwischen Spiritualität und Gesundheit zu untersuchen, und eine, um das Erforschte auf die Patientenversorgung anzuwenden (vgl. Koenig 2008: 12). Bei ersterer sei es wichtig, eine Abgrenzung zu ähnlichen Konzepten, wie Religion, Humanismus oder anderen psychosozialen Konzepten zu erreichen, um Zusammenhänge zu Gesundheit oder medizinischen Outcomes untersuchen zu können. Für den klinischen Umgang sei es jedoch eher von Vorteil, eine breite Vorstellung von Spiritualität zu haben, die das individuelle Verständnis der Patientinnen und Patienten berücksichtigt. Viel wichtiger als eine einheitliche Definition sei zudem, dass in der Forschung oder in der Diskussion über dieses Thema darauf hingewiesen wird, in welcher Form der Begriff jeweils verstanden wird (vgl. ebd. 20). Die Diffusion um den Spiritualitätsbegriff sei das Resultat des ehrenwerten Versuchs, umfassend zu sein und möglichst viele Glaubenssysteme, religiöse und auch nichtreligiöse, ein- und niemanden auszuschließen oder zu verletzen (vgl. Koenig 2012: 46). Dies sei zwar schwierig für die Theorie, jedoch essenziell für die Praxis. Gerade im Krankenhaus sei es wichtig, mit einem breiten Verständnis von Spiritualität zu arbeiten. Irgendwo müsse der Dialog beginnen können und das Netz so weit wie möglich ausgeworfen werden, damit alle Patienten spüren, dass sie einen Platz am Tisch haben (vgl. ebd. 44).

Der bereits erwähnte Religionspsychologe Kenneth Pargament, der sich besonders mit spiritueller Krankheitsverarbeitung befasst und durch seine Theorie des religiösen Copings bekannt wurde, setzt sich vielfach mit Spiritualität im Gesundheitswesen auseinander. Nachdem – wie bei Koenig beschrieben – der Spiritualitätsbegriff Gefahr laufe, verwässert zu werden oder sich in allgemeines Wohlbefinden aufzulösen, versucht Pargament, Spiritualität auf ein tragfähiges Fundament zu stellen und nennt seine Basis das Heilige. Zum einen bekomme Spiritualität dadurch ein charakteristisches Definitionsmerkmal, das sie von psychologischem Wohlbefinden abgrenzt. Zum anderen könne sie dadurch immer noch breit genug gefasst werden, um sowohl Menschen mit einer traditionellen Religiosität als auch solche ohne zu umfassen, und für das Gesundheitswesen brauchbar zu sein. Das Fundament von Spiritualität ist laut Pargament die Suche nach dem Heiligen, *search for the sacred* (Pargament 1997; Pargament 2011). Die darin enthaltenen zwei Kernbegriffe fasst er wie folgt: Das Heilige (*sacred*) beinhaltet Konzepte von Gott, höheren Mächten oder anderen Aspekten des Lebens, die aufgrund ihrer Assoziation mit oder Repräsentation von Göttlichkeit göttlichen Charakter oder Bedeutung annehmen: Suche (*search*) bezeichnet das, was Menschen tun, um das Heilige zu entdecken, eine Beziehung zum Heiligen aufzubauen und aufrechtzuerhalten oder ihre Beziehung zum Heiligen zu transformieren (Pargament 2009: 211). Zudem werde durch den Ausdruck der Suche deutlich, dass es sich um einen dynamischen Prozess handelt, bei dem sich etwas entwickelt, im Gegensatz zu etwas Statischem oder Fixiertem (vgl. Pargament 2011: 61). Während Pargament in seinem frühen Werk stärker auf die Begriffe der Religion und der Religiosität fokussiert (vgl. Pargament 1997: 32 und 39), rückt in seinen späten Werken der Begriff der Spiritualität mehr in den Vordergrund (vgl. Pargament 2009: 216; Pargament 2013b: 269). Seiner Ansicht nach können Atheisten, Agnostiker und Gläubige gleichermaßen ihr Leben mit heiligen Eigenschaften füllen. Sie alle streben nach Zielen, die erfüllt sind von Transzendenz, Grenzenlosigkeit, Endgültigkeit und tiefgehender Verbundenheit (vgl. Pargament 2013a: 10). Somit könne praktisch jeder Aspekt des Lebens eine heilige Eigenschaft annehmen: Werte, man selbst, Beziehungen, Rollen, Menschen, Musik und Literatur, Natur, Raum und Zeit (vgl. ebd. 11). Indem diese heiligen Ziele dem Leben Sinnhaftigkeit verleihen, konkurrierende Wünsche integrieren und dem Leben eine Richtung geben, haben sie laut Pargament eine erhebliche Auswirkung auf Gesundheit und Wohlbefinden (vgl. ebd.). Pargament zufolge dürfe nicht übersehen werden, dass ein Großteil der Weltbevölkerung durch eine *sacred lens* auf Leben und Realität blicke, die deren Sicht färbe, filtere sowie kläre. Diese Brille gelte es anzuerkennen und Spiritualität als speziell menschliche Motivation zu verstehen, die eine Person in ihrem Sein und Selbstverständnis grundlegend prägt (vgl. Pargament 2013b: 269).

Um in der Frage nach der Bedeutung von Spiritualität im Gesundheitswesen zu einer Klärung zu kommen, kamen im Jahr 2009 Forscherinnen und Forscher aus dem Bereich der Palliativversorgung zu einer Consensus Conference in Kalifornien zusammen und setzten sich zum Ziel, eine einheitliche Definition von Spiritualität zu erarbeiten und Spiritual Care als wesentliche Komponente in Palliative Care zu integrieren. Die Gruppe definiert Spiritualität als

> the aspect of humanity that refers to the way individuals seek and express meaning and purpose and the way they experience their connectedness to the moment, to self, to others, to nature, and to the significant or sacred (Puchalski et al. 2009: 887).

In dieser Definition finden sich viele der bisher dargestellten Aspekte wieder, z. B. die wesentlichen Dimensionen von Spiritualität – Sinnsuche, Verbundenheit und

Transzendenz –, die anthropologische Fundierung und die Suche nach Heiligem, sodass deutlich sichtbar wird, wie sich die Autoren um eine Integration bestehender Forschung bemüht haben. Eine Task Force on Spiritual Care, die sich im Rahmen der transnationalen Vereinigung Europäische Palliativgesellschaft (European Association for Palliative Care, EAPC) bildete, nahm sich die US-amerikanische Definition zum Vorbild und formulierte eine ähnliche Definition, nachdem sie einige Verbesserungsvorschläge und Anpassungen für den europäischen Kontext formuliert hatte (Nolan et al. 2011). Ein erneuter Versuch, die amerikanische Konsensusdefinition im Rahmen von Palliative Care (Puchalski et al. 2009) und die Arbeitsdefinition der EAPC (Nolan et al. 2011) zu integrieren und diese in eine national und international getragene Definition von Spiritualität zu überführen, die nicht nur für die Palliativversorgung, sondern für das gesamte Gesundheitsspektrum Geltung beanspruchen kann, brachte folgende Bestimmung hervor:

> Spiritualität ist ein dynamischer und intrinsischer [...] Aspekt des Menschlichen, durch den Personen letzten Sinn, Bedeutung und Transzendenz suchen und Verbindung zum Selbst, Familie, anderen, Gemeinschaft, Gesellschaft, Natur und zum Signifikanten oder Heiligen erfahren. Spiritualität findet Ausdruck in Glaubensvorstellungen, Wertvorstellungen, Traditionen und Praktiken (Puchalski et al. 2014 – Übersetzung von Unglaub et al. 2016: 344).

Diese Definition impliziert, dass jede Person auf eine bestimmte Weise spirituell ist, und hebt dabei den dynamischen Charakter von Spiritualität hervor. Insofern schafft sie die Möglichkeit, Spiritualität als anthropologische Fundamentalkategorie anzunehmen, die zeitweise in den Hintergrund rücken, aber auch – z. B. in Zeiten von schweren, länger verlaufenden, chronischen oder unheilbaren Erkrankungen – wichtiger Bestandteil des menschlichen Daseins werden kann. Die Autoren sowie die Teilnehmenden der zu diesem Vorhaben einberufenen Konferenz waren sich nach der Entwicklung dieser Definition einig, dass die vollständige Integration von Spiritualität in die Gesundheitsversorgung zu stärker mitfühlenden sowie personenzentrierten Gesundheitssystemen führen werde (vgl. Puchalski et al. 2014: 649). Die Konsensusdefinition ist eine wichtige Grundlage für das Verständnis von gesundheitsbezogener Spiritualität und wird in vielen Studien zu diesem Thema als Basisdefinition zitiert.

Entgegen diesen Bemühungen, zu einer gemeinsam getragenen und bestenfalls universell anerkannten Bestimmung von Spiritualität zu kommen, heben der schottische Theologe John Swinton und sein britischer Kollege Stephen Pattison gerade die Vagheit des Konzepts sowie den Mangel an Klarheit als Stärken von Spiritualität hervor (Swinton & Pattison 2010). Die beiden Autoren gehen nicht davon aus, dass es eine universell gültige Beschreibung für Spiritualität gibt, auf die sich alle einigen könnten. Wichtiger als die Definition ist es ihrer Ansicht nach, sich auf die praktische Funktion von Spiritualität zu fokussieren, auf die jeweiligen

Menschen und den Kontext, in den sie situiert ist: „describe what spirituality *does*, not what spirituality *is*“ (ebd. 232, Hervorhebung im Original). Gerade im Kontext des Gesundheitswesens solle Spiritualität eher durch ihren praktischen Nutzen als ihre konzeptuelle Klarheit definiert werden. Vor diesem Hintergrund argumentieren sie dafür, ein dünnes, vages und funktionales Verständnis davon zu entwickeln, was das Wort und die damit verbundenen Begriffe in der Welt des Gesundheitswesens bedeuten und bewirken können (vgl. ebd. 227). Auch halten sie fest, dass andere allgemein anerkannte Worte, wie z. B. Führung, Person, Werte, Kunst oder Freundschaft, ebenso vage und viel- bzw. mehrdeutig sind, aber gleichwohl wichtig und notwendig sind (vgl. ebd. 231).

In der Forschung zu Spiritualität im Gesundheitswesen ist der Theologe Traugott Roser ein weiterer wichtiger Vertreter aus dem deutschsprachigen Raum, der mit seinen Beiträgen die Diskussion um die Begriffsbestimmungen wesentlich prägt. Er versteht Spiritualität prinzipiell individualistisch und gibt eine Maximaldefinition des Begriffs vor: „Spiritualität ist genau – und ausschließlich – das, was der Patient dafür hält“ (Roser 2011a: 47). Mit dieser „Person-Zentrierung“ (ebd.) komme zum Ausdruck, dass Spiritualität etwas sehr Individuelles ist, das die je eigene Lebensdeutung oder grundsätzliche Sinnfrage betrifft und an persönliche Erfahrung und Biographie anknüpft. So wie Schmerz nicht genau definiert werden könne, sondern man davon ausgeht, dass er genau das ist, was der Patient damit beschreibt oder benennt, so sei Spiritualität das, was der Patient oder die Patientin (oder auch deren An-/Zugehörige) dafür halten. Das Wesensmerkmal von Spiritualität sei ihre Unbestimmtheit und Personenbezogenheit (vgl. ebd.). Die damit einhergehende Unschärfe des Begriffs ist Rosers Ansicht nach nicht nur ein Defizit, sondern auch eine Chance (vgl. Roser & Frick 2012: 4). Sie gebe der Spiritualität eine *„prinzipielle[] Unverfügbarkeit“* (ebd. 5, Hervorhebung im Original). Zudem ermögliche sie „im Interesse an der Patientin oder am Patienten als einem autonomen Subjekt, das über den gesundheitlichen Status in all seinen Bereichen auch subjektiv Auskunft geben soll, als Kategorie eine gewisse Offenheit“ (Roser 2017a: 400). Zusammen mit der Annahme von Spiritualität als prinzipielle, anthropologische Kategorie schaffe der offene Spiritualitätsbegriff eine Schutzfunktion für den Einzelnen, vor Übergriffen durch das Gesundheitswesen oder auch vor Religionsgemeinschaften allgemein. Die definitorische Unbestimmtheit ermögliche Distanz zu institutionalisierten Formen der Religion, im Sinn von Individualisierung und Subjektivität. Daher plädiert Roser dafür, dass der Begriff der Spiritualität seiner „begrifflichen Unschärfe“ (Roser 2007: 250; Roser 2017a: 399) nicht beraubt und damit verengt werden darf, damit die Rede von Spiritualität über konfessionelle Grenzen hinweg für religiöse und nicht-religiöse Weltanschauungen anschlussfähig bleibt (Roser & Frick 2012; Roser 2017a). Nichtsdestotrotz erkennt Roser auch, dass die definitorische Uneindeutigkeit ein Mangel ist. Offenheit dürfe nicht zu Beliebigkeit werden, sodass es seiner Ansicht nach weiterer Anstrengungen bedarf, „um den Begriff Spiritualität nicht zu einem leeren Sammelbehälter geraten zu lassen, der alles in sich aufnimmt, was keinen anderen Kategorien zugeordnet werden kann“ (Roser 2017a: 400).

Gemeinsam mit der Theologin Margit Gratz unternimmt Roser viele Anstrengungen, den Begriff der Spiritualität im Gesundheitswesen weiter aufzuhellen. Gerade in der praktischen Anwendung, z. B. in der Hospizbegleitung, stellen die beiden Autoren fest, dass Spiritualität ein Begriff ist, der „nicht nur bei freiwilligen Helferinnen und Helfern, sondern auch bei hauptberuflichen Mitarbeitern im Gesundheitswesen Irritation, Unsicherheit, Verzagtheit, Überforderung auslöst“ (Gratz & Roser 2016: 9). Um die Irritation zu reduzieren und den Sammelbehälter Spiritualität etwas gehaltvoller werden zu lassen, arbeiten sie elf Aspekte von Spiritualität heraus, die in der Praxis die Rede von Spiritualität erleichtern können: Sinnsuche, Selbsttranszendenz, ‚höheres Wesen‘, Gemeinschaft, Glaube, Hoffnung, Übergang/Jenseits/Tod, Wertschätzung des Lebens, persönliche Werte, Entwicklung/Dynamik und Bewusstheit (vgl. ebd. 29). Gerade in postmodernen Gesellschaften entwickele sich aus diesen eine einzigartige Ausprägung von Spiritualität, die aus einem Patchwork verschiedener kultureller, ethnischer und religiöser Einflüsse besteht, welche im Lauf einer Biographie an Bedeutung gewinnen und auch wieder verlieren können (vgl. ebd. 82).

Obgleich diese von Gratz und Roser herausgearbeiteten Aspekte das Sprechen über gesundheitsbezogene Spiritualität erleichtern sollen, haben Gesundheitsfachpersonen Schwierigkeiten, das Spirituelle zu versprachlichen und professionell darüber ins Gespräch zu kommen. Der Mangel an Wortschatz stellt eines der größten Hindernisse für die Umsetzung von Spiritual Care dar (Paal et al. 2015). Wie bereits dargestellt, ist Spiritualität ein sehr individuelles Phänomen, das ein großes Spektrum an Interpretationen besitzt. Nicht selten heißt es, dass es keine Worte für das gibt, was Spiritualität ausmacht, und es jeder selbst erleben muss. Caregiver stehen daher vor der Herausforderung, Formulierungen zur Spiritualität anzubieten und Fragen zu stellen, die weder abschrecken noch am Thema vorbeigehen. Eine grundlegende Schwierigkeit ist, dass Spiritualität meist – und aufgrund ihrer historischen Verankerung – in religiöser Sprache ausgedrückt wird. Auch Menschen, die nicht gläubig sind, gebrauchen das religiöse Vokabular, da es (noch) keine säkulare Sprache gibt, die jeder verstehen kann. Einen Leitfaden für eine solche Sprache bietet Pargament mit seinen „Guidelines for the Use of the Language of Religion and Spirituality“ (Pargament et al. 2013: 16 f.). Darin wird eruiert, wann der Begriff der Religion und/oder der der Spiritualität verwendet werden sollte, jedoch ist der Ansatz wenig spezifisch und schwer auf den deutschen Kulturraum übertragbar. Als Folge werden in säkularen Kontexten religiös konnotierte Begriffe wie Gott, heilig o. Ä. gemieden und es zeigt sich häufig eine „Zurückhaltung gegenüber religiösen Namen für das Heilige" (Frick & Büssing 2019: 1). Ähnlich verhält es sich mit dem Begriff der Seele. Seele, wie auch R/S, ist ein schwer fassbarer Begriff und ein Tabuwort, das eher ungern in einem säkularen und aufgeklärten Raum wie dem Gesundheitswesen verwendet wird. Wer über Spiritualität spricht, muss häufig auch den Begriff der Seele verwenden, oder sich zumindest damit auseinandersetzen – beide stehen in engem Zusammenhang. Wie Voll und Kollegen konstatieren, ist das individuell erlebte spirituelle Begehren Mitte der menschlichen Seele und kann nicht in der Dritten-Person-Perspektive festgestellt werden (vgl. Voll et al. 2017: 19). Vor diesem Hintergrund wird deutlich, dass es nicht nur um eine Sprachkultur für das Spirituelle geht, sondern auch um eine Wahrnehmungskultur, deren wichtige Voraussetzung eine Haltung des Hörens ist (vgl. Maidl 2019: 64). Wenn Caregiver aufmerksam zuhören, ob und wie Spirituelles, Religiöses oder auch Seelisches ausgedrückt wird, können sie auf die Wortwahl des Patienten oder der Patientin achten und die von ihm oder ihr genutzten Formulierungen aufgreifen. Das Sprechen über Spiritualität kann dann „kommunikative und symbolische Räume eröffnen, in denen Menschen, die mit Krankheit und Tod konfrontiert sind, sich artikulieren und in Berührung mit dem Geheimnis ihres Lebens kommen können" (Peng-Keller 2014: 45). Ziel dabei sei, eine gemeinsam geteilte Sprache sowie einen Bezugsrahmen für spirituelle Anliegen zu finden (vgl. Bürgi & Frick 2017: 524). Dies beinhalte auch, mit dem Gegenüber auf die Suche zu gehen und sich darauf einzustellen, kein adäquates Wort parat zu haben, einen Begriff anzubieten, der als unpassend empfunden wird, oder lediglich gemeinsam zu schweigen (vgl. ebd.).

2.5 Kritik an einzelnen Aspekten des Spiritualitätsbegriffs

Die unterschiedlichen Ansätze zum Konzept der Spiritualität im Gesundheitswesen zeugen zum einen von internationalen Bemühungen um Konsentierung und einer Übereinkunft auf wesentliche Charakteristika und Dimensionen von Spiritualität, zum anderen machen sie das fortwährende Ringen um ein einheitliches Verständnis deutlich und öffnen damit den Raum für Spekulation, Interpretation und Kritik. Im Folgenden wird zeitlich zurückgegangen und eine Diskussion aufgegriffen, die vorwiegend Ende der 2000er Jahre und im Bereich der Pflege stattfand. Sie steht exemplarisch für die anhaltenden Debatten rund um den Spiritualitätsbegriff im Gesundheitswesen, die bis in die heutige Zeit anhalten. Als Angriffsfläche dienen u.a. die Konzeptualisierung von Spiritualität und ihre damit einhergehende Subjektivität und Ambiguität, die weiterhin große Anzahl verschiedener und wenig spezifischer Definitionen, die mangelnde Rechtfertigung der Annahme einer allgemeinmenschlichen Spiritualität oder ihre unhinterfragte Bedeutung für die Gesundheitsberufe. Nicht selten führt dies dazu, Spiritualität sowie ihre Bedeutung im Gesundheitswesen generell in Frage zu stellen.

In diese Kerbe schlägt der schottische Pflegetheoretiker John Paley. Er vertritt in seinem 2008 veröffentlichten Artikel einen reduktionistischen und naturalistischen Ansatz und löst damit eine fortlaufende Debatte um Spiritualität und Gesundheit aus (Paley 2008a; Paley 2008b; Pesut 2008a; Pesut 2008b; Clarke 2009; Pesut et al. 2009; Paley 2010). Paley kritisiert die weit verbreitete Annahme, dass Spiritualität eine anthropologische Konstante und damit bedeutend für das Gesundheitswesen ist. Seiner Ansicht nach gehen die meisten Forschungen zu Spiritualität im Gesundheitswesen von einer höheren Macht, Transzendenz oder anderen übernatürlichen Konzepten aus, ohne diese metaphysischen Annahmen zu hinterfragen oder argumentativ zu rechtfertigen. Dieses theistische Bias, d.h. die vorherrschende Voreingenommenheit für den Gottesglauben, gelte es aufzudecken und die scheinbare Lizenz zum „unevidenced hyperbole“ (Paley 2008a: 8), also das unausgesprochene Recht, übermäßige Annahmen ohne Rechtfertigung zu treffen, einzuschränken. Nicht nur, dass Spiritualität als etwas inhärent Gutes angesehen wird, kritisiert er zutiefst, sondern auch die Haltung, dass Spiritualität universalisiert und als etwas angenommen wird, das jeder besitze. Gleichzeitig weist er darauf hin, dass der Spiritualitätsbegriff als ein Basar oder Rorschach-Tintenklecks fungiert, aus dem man alles herausholen und in den man alles hineinlesen könne (vgl. ebd. 5 f.). Zudem sei der Begriff nicht nur historisch, sondern auch in der aktuellen Bedeutung immer in der christlichen Religion verhaftet, was eine Ausweitung auf alle Menschen äußerst schwierig mache:

> So even though the spiritual elastic is now stretched so far that it includes aromatherapy [...], existentialism [...], and 'mountain biking at dusk' [...], it still has one end looped around its Christian anchorage, and we still find the cloud of associations derived from its origins in organized religion adhering to it (ebd. 6).

Dieses Zitat macht einerseits deutlich, dass das Konzept der Spiritualität elastisch überspannt wird, um alle Menschen, ob sie sich als spirituell beschreiben oder nicht, darin unterzubekommen; andererseits, dass der Spiritualitätsbegriff auch trotz dieser weiten Dehnung immer in der Religion verankert bleibt. Mit bildhafter Sprache stellt der Autor dar, dass Spiritualität eine Art gigantischer, begrifflicher Schwamm ist, der eine unzählige Menge an Lebensbereichen in sich aufnehme (vgl. ebd. 5). Des Weiteren fragt er provokativ, welchen Mehrwert das Adjektiv spirituell biete und konstatiert, dass dieses z. B. bei *spiritual pain* oder *spiritual distress*, nichts weiter als ein uninformatives Etikett ist (vgl. ebd. 10). Menschen würden damit bewusst in Unwissenheit gehalten, ihr selbstständiges Denken verhindert und sie dazu verleitet werden, an Übernatürliches zu glauben. Daher kommt Paley zu dem Schluss, dass Spiritualität ein unnötiges Konzept ist und das Gesundheitswesen ohne es ‚besser dran wäre' („health care would be better off without it", ebd. 9). Als Alternative schlägt er vor, Forschung zu existenziellen Belangen in einen ausschließlich naturalistischen und wissenschaftlichen Rahmen zu stellen und dafür die Sprache der Neuropsychologie sowie weitere Subdisziplinen der Psychologie zu nutzen. Diese sei klarer und könne die damit verbundenen Vorgänge expliziter erklären.

Zur gleichen Zeit widmet sich die kanadische Pflegewissenschaftlerin Barbara Pesut dem Thema und übt Kritik am Spiritualitätsbegriff, jedoch aus einer anderen Richtung als Paley kommend (Pesut 2008a). Anstatt zu fragen, ob Spiritualität im Gesundheitswesen – auch sie bezieht sich dezidiert auf die Pflege – nötig oder hilfreich sei, kritisiert sie das in der Pflegeliteratur vorliegende Konzept von Spiritualität und plädiert für ein nuanciertes Verständnis des Begriffs. Ihrer Ansicht nach sind die Beschreibungen von Spiritualität so breit, dass sie nicht länger bedeutungstragend sind und es schwierig ist, irgendetwas zu identifizieren, das *nicht* spirituell ist (vgl. ebd. 98 f.). Ein unspezifischer Spiritualitätsbegriff, wie ihn das unspezifische Einheitsgrößen-Modell der Spiritualität („generic 'one-size-fits-all' approach", ebd. 99) hervorbringe, habe die Tendenz, wichtige Werte und Glaubensansätze zu relativieren und zu verschleiern. Ihre Alternative ist ein Typologien-Ansatz der Spiritualität, d. h. ein Gebrauch von Typen mithilfe derer unterschiedliche Verständnisse von Spiritualität gruppiert und kategorisiert werden können, um Unterschiede und Gemeinsamkeiten deutlich zu machen. Im Gegensatz zu Paley nimmt Pesut die Prämisse an, dass es so etwas wie Spiritualität gibt, zielt aber auch auf einen neuen Ansatz zur Konzeptualisierung von Spiritualität ab.

Nachdem diese beiden Autoren ihre Kritik unabhängig voneinander veröffentlicht hatten, steigen sie in eine gemeinsame Debatte ein und führen diese aus naturalistischer und theologischer Perspektive fort (Paley 2008b; Pesut 2008b). Pesut geht auf Paleys Vorschlag ein und kontert, dass dieser nicht weniger Annahmen als die Spiritualitätsvertreter treffe, sondern nur eine andere Perspektive eröffne, eben die reduktionistische, die Paley ebenso doktrinär vertrete („For it seems to me that it requires just as much faith to claim with certainty that a spiritual realm does not exist as to claim that it does", Pesut 2008b: 133). Ihrer Ansicht nach seien die Annahmen Paleys nicht weniger schädlich für das Gesundheitswesen als die Annahme von Spiritualität. Vielmehr würde Paley, indem er Spiritualität als eine psychologisch erklärbare, positive Illusion deklariere, viele Patientinnen und Patienten und deren spirituelle Bedürfnisse nicht ernst nehmen. Sein Ansatz erkenne die Bedeutung von Spiritualität in der klinischen Praxis nicht an, trivialisiere die spirituelle Realität von Patienten und Caregivern und, was noch schlimmer sei, bezeichne sie als unwahr (vgl. ebd. 126). Ihr Fazit ist: Bis definitiv bewiesen werden könne, dass das spirituelle Reich existiert oder nicht existiert, wäre es ratsam, mehrere Perspektiven in den Spiritualitätsbegriff einfließen zu lassen (vgl. ebd. 136).

Paley antwortet wiederum auf Pesuts Kommentar und kritisiert ihre schlechte Auslegung seines Textes, die seines Erachtens die Pointe seines Textes missversteht (Paley 2008b). Zudem wehrt er sich gegen weitere Stimmen, z. B. die Legets (Leget 2008), die seinen Ansatz negieren und sich für die Bedeutung von Spiritualität im Gesundheitswesen einsetzen (Paley 2010).

Pesut hingegen bildet mit weiteren Kollegen aus verschiedenen Disziplinen eine Forschungsgruppe, um gemeinsam der Frage nach Spiritualität im Gesundheitswesen, insbesondere in der Pflege, nachzugehen (Pesut et al. 2009). Sie arbeiten noch einmal kritisch heraus, dass Forschung zu Spiritualität häufig westlich geprägt und vorwiegend von christlichen Forschenden durchgeführt wird. Ihre drei Kritikpunkte sind, dass dabei unhinterfragt angenommen wird, alle Menschen seien spirituell, dass menschliche Spiritualität gemessen werden kann und dass sich Spiritualität als eine wichtige und eigenständige Dimension im Aufgabenbereich der Pflege darstellt. Diese Kritikpunkte arbeiten sie durch und kommen zu folgenden Postulaten: Pflegende sollten sich in einer pluralistischen Gesellschaft bewusst halten, dass Patientinnen und Patienten das Recht haben, die Annahme, Spiritualität sei ein Teil der menschlichen Natur, anzunehmen oder auch abzulehnen. Sie müssten sich bewusst halten, dass Spiritualität nur unter bestimmten ontologischen Annahmen gemessen oder evaluiert werden kann. Überdies sollte der Fokus nur auf solche spirituellen Überzeugungen oder Erfahrungen gerichtet werden, die für die Behandlung oder die aktuelle Begegnung mit einer Gesundheitsfachperson relevant sind. Dies bedeutet, dass der Fokus auf jene Aspekte von Spiritualität begrenzt sein sollte, die sich spezifisch mit Gesundheitsaspekten überschneiden. Aus der praktischen Perspektive komme hinzu, dass Pflegende sich darüber im Klaren sein sollten, wann ihre Beschäftigung mit Spiritualität über ihre Kompetenz hinausgeht (vgl. ebd. 344). Mit dem letzten Punkt deuten die Autoren an, dass die Vorbereitung und Ausbildung von Pflegenden in Bezug auf Spiritualität eine andere, nicht zu unterschätzende Herausforderung bleibt (s. Teil II Kapitel 4.4 Lehre von Kompetenz in Spiritual Care).

Zehn Jahre später greift eine weitere Arbeit die von Paley und Pesut geführte Debatte für die heutige Zeit wieder auf und unterstreicht die bestehende „conceptual fuzziness of spirituality in nursing“ (Kirk 2019: 2). Der Autor, ein britischer Forscher im Bereich Pflegephilosophie und Pflegeethik, hält fest, dass auch in der heutigen Zeit keine klar definierte und robust argumentierte Konzeptualisierung von spiritueller Fürsorge vorliegt, die beschreibt, was solch eine Fürsorge wirklich beinhaltet oder warum sie von Pflegenden angeboten werden sollte. Sein Fazit lautet, dass das Spiritualitätskonzept weiterhin unterentwickelt ist, und betont – unter Rückgriff auf Paley und Pesut –, wie wichtig es ist, Spiritualität oder ähnliche

Begriffe zu hinterfragen und dabei sorgfältig und in einer philosophisch-analytischen Weise zu argumentieren und zu reflektieren (vgl. ebd.).

Die dargestellte Debatte zeigt, dass Spiritualität im Gesundheitswesen kein einfaches Konzept ist und sich viele Forscherinnen und Forscher damit auseinandersetzen, wie es gefasst, begründet oder angewendet werden kann. Das Spektrum an Ansichten ist dabei sehr breit: Die einen lehnen den Spiritualitätsbegriff gänzlich ab, die anderen wollen ihn durch wissenschaftlich genauere Konzepte, z. B. neuropsychologische Begriffe, ersetzen, wieder andere plädieren für eine Neukonzeptualisierung von Spiritualität für das Gesundheitswesen, und dann gibt es Stimmen, die eine noch stärkere Weitung des Begriffs fordern, um den Anforderungen aus der Praxis gerecht zu werden. Vor diesem Hintergrund können folgende Überlegungen rund um das Spiritualitätskonzept im Gesundheitswesen hervorgehoben werden: Spiritualität, wie sie für den speziellen Kontext des Gesundheitswesens relevant ist, ist vor allem ein Ausdruck einer subjektiven Einstellung zum eigenen Leben und zur Welt. Dabei geht es weniger um eine exakte Bestimmung des Begriffs, noch muss die Frage nach dem Wahrheitsanspruch, nach Objektivität oder nach eindeutigen Kriterien zur Abgrenzung geklärt werden, wie sie von einem für die Wissenschaft brauchbaren Begriff gefordert wäre. Vielmehr geht es um den pragmatischen Wert von Spiritualität sowie um eine Ahnung davon, was sie alles bedeuten kann. Insofern bekommt wieder die Annahme Aufschwung, dass letztendlich das subjektive Verständnis des Patienten zu (seiner) Spiritualität maßgeblich ist und dann gemeinsam herausgefunden werden muss, wie sich dieses auf Wert und Sinngebung dieses hilfesuchenden Menschen auswirkt.

Die immer wieder aufkommende Kritik hilft dabei, zwischen Skylla und Charybdis zu navigieren und nicht in das eine oder andere Übel zu verfallen: nicht beliebig zu werden und Spiritualität in allgemeinem Wohlbefinden oder mentaler Gesundheit aufgehen zu lassen; nicht zu eng zu werden, um der Individualität eines Patienten sowie der Breite von spiritueller Erfahrung gerecht zu werden; nicht im Religiösen verhaftet zu bleiben und sich der verschiedenen kulturellen und spirituellen Hintergründe, sowohl religiös als auch areligiös, theistisch als auch atheistisch, konfessionell gebunden als auch überkonfessionell, bewusst zu sein; sowie keine vorschnellen Annahmen über die Spiritualität einer anderen Person zu treffen. Insofern soll Kritik vor allem deutlich machen, dass es darum geht, sensibel zu bleiben für die Nuancen, die das Spiritualitätskonzept in sich trägt.

2.6 Zusammenfassendes Verständnis von Spiritualität

Spiritualität ist das individuell geprägte Streben nach Verbundenheit, Sinn und Transzendenz (Puchalski et al. 2014; Weathers et al. 2016). Diese drei Kerndimensionen verdeutlichen, worum es bei Spiritualität geht: um das Eingebundensein in ein größeres Ganzes, um das Fragen und die Suche nach der Bedeutung des Daseins sowie um das In-Beziehung-Gehen mit sich selbst, anderen Menschen und Anderem, das als umfassend, jenseitig oder heilig erlebt wird. Spiritualität betont die geistige, ideelle Dimension des Lebens und findet Ausdruck in Glaubens- und Wertvorstellungen, Einstellungen, Traditionen und Praktiken. Insofern gilt sie als der Oberbegriff, der auch Religion und Religiosität beinhaltet. Im Diskurs um gesundheitsbezogene Spiritualität hat sich etabliert, die Abkürzung R/S zu verwenden, um die Breite des religiös-spirituellen Spektrums bewusst zu halten. Die anthropologischen Grundlagen stellen heraus, dass ein wesentliches Charakteristikum des Menschen seine Begrenztheit ist, was sich im Erleben von Grenzsituationen (Jaspers 1932) niederschlägt und zu Selbsttranszendenz und Weltoffenheit führt. Zudem wird Spiritualität als anthropologische Fundamentalkategorie dargestellt, d. h., dass sie in jedem Menschen verankert ist. Spiritualität ist ein dynamisches Geschehen, eine Aktivität, die mal weniger stark und eher implizit, mal stärker und explizit zum Ausdruck kommen kann. Dadurch ist sie nichts Fixiertes oder klar Definiertes. Die Annahme von Spiritualität als intrinsischen Aspekt des Menschseins sowie die Offenheit des Begriffs bieten Anlass für Kritik am Konzept und seiner Anwendung im Gesundheitswesen. In der klinischen Praxis kann sich Spiritualität als Ressource wie auch als Bedürfnis zeigen, kann Auslöser einer Krise oder Grundlage für Behandlungsentscheidungen sein.

3 Spiritual Care

Bisher wurde zum einen gezeigt, dass Care schwer zu übersetzen ist und der Begriff daher auch im Deutschen verwendet wird; zum anderen, dass Spiritualität ein vielfältig zu verstehendes Konzept ist, das sich nur schwer von Religion bzw. Religiosität abgrenzen lässt. Vor diesem Hintergrund ist zu vermuten, dass auch das Kompositum Spiritual Care nicht leicht begrifflich gefasst werden kann und eine Vieldeutigkeit zu Spiritual Care im Gesundheitswesen vorliegt. Mögliche Übersetzungen, die in der Literatur verwendet werden, sind beispielsweise die Sorge für das spirituelle Wohlbefinden, spirituelle Fürsorge, spirituelle Umsorgung sowie spirituelle Begleitung, Zuwendung oder Betreuung. Dabei ist Spiritual Care sowohl die Bezeichnung für eine Disziplin, einen (Behandlungs-)Ansatz und ein Konzept, für eine Aufgabe, eine Tätigkeit und eine Praxis als auch für eine Intervention, eine Kompetenz sowie eine bestimmte Kommunikationsart.

3.1 Annäherungen an den Spiritual Care-Begriff

Bei der Verwendung des Spiritual Care-Begriffs zeigen sich erste Uneindeutigkeiten bezüglich des grammatischen Geschlechts und es stellt sich die Frage, mit welchem Artikel Spiritual Care im Deutschen zu verwenden ist. In der Literatur sprechen die einen von *die* Spiritual Care, im Sinne von *die* (Für-)Sorge (z. B. Peng-Keller 2020a; Schmucker 2011), andere von *dem* Spiritual Care (z. B. Karle 2010). Häufig wird auch einfach der Artikel vermieden oder das Neutrum verwendet, kongruent zu der Annahme, es gehe um *das* Konzept Spiritual Care. Auf eine weitere begriffsspezifische Besonderheit, die den grammatischen Numerus betrifft, weisen die beiden Spiritual Care-Forscher Eckhard Frick und Simon Peng-Keller hin. Sie plädieren für ein Verständnis von *‚Spiritual Care' im Plural* – wie es der Titel ihres Textes zu fassen versucht –, auch wenn der sprachliche Ausdruck nicht pluralisierbar sei (vgl. Frick & Peng-Keller 2017: 151). Peng-Keller führt weiter aus, dass Spiritual Care im nicht pluralisierbaren Singular vermuten lässt, dass Spiritual Care einen bestimmten Ansatz bezeichnet (vgl. Peng-Keller 2017: 178). Vielmehr als *ein* spezifischer Ansatz sei Spiritual Care jedoch die „Bezeichnung für ein interdisziplinäres Forschungsgebiet und ein interprofessionelles Praxisfeld", in dem sehr unterschiedliche Modelle und Ansätze vertreten werden (ebd. 179). Insofern sei weniger der Plural des Begriffs relevant als vielmehr die Vielzahl an Formen, in denen es Spiritual Care gebe, und die Vielfalt der Inhalte, die mit dem Begriff beschrieben werden (vgl. Frick & Peng-Keller 2017: 151). Bezüglich einer möglichen Übersetzung von Spiritual Care hält Frick fest, dass es für den Ausdruck im Deutschen keine passende Bezeichnung gibt. Seiner Ansicht nach kann das Eigenschaftswort *spiritual* eine Eigenschaft der professionellen Hilfe meinen oder auch deren wesentlichen Inhalt (vgl. Frick 2011a: 108). Spiritual Care bedeutet damit sowohl spirituelle Fürsorge als auch Fürsorge, die sich mit Spiritualität beschäftigt oder Spiritualität beinhaltet, sowie – als Präpositionalausdruck – Sorge für die spirituelle Dimension. Je nach Wendung wird mal stärker die Spiritualität des oder der Sorgegebenden, mal die des oder der Sorgeempfangenden, mal mehr die Haltung und mal mehr der Inhalt in den Fokus gerückt. Diese Aspekte sind alle im Kompositum Spiritual Care enthalten und lassen daher eine Übernahme des englischen Ausdrucks in andere Sprachen sinnvoll erscheinen.

Inwiefern Spiritualität wesentlicher Inhalt von Spiritual Care ist und was Spiritualität bzw. spirituell dann bedeutet, wird in Definitionen des Begriffs unterschiedlich stark hervorgehoben. Viele Autoren betonen, dass Spiritual Care nicht primär religionswissenschaftlich oder religionssoziologisch geprägt ist, nicht explizit religiöse Begleitung bedeutet oder auch, dass Spiritual Care „mit dem breiten Konzept von Spiritualität [arbeitet], das verschiedene religiöse Zugehörigkeiten ebenso umfasst wie existenzielle, weltanschauliche und atheistische Sinnentwürfe"

(Frick 2012: 69). Spiritual Care umfasse all diese Formen von Spiritualität und geschehe konfessionsunabhängig, aus multireligiöser bzw. multispiritueller Perspektive heraus. Insofern nehme Spiritual Care

> die plurireligiöse und multikulturelle Gesellschaft mit ihren individuellen Ausprägungen von Glauben und Religiosität wahr und ernst und achte[] die Gleichberechtigung unterschiedlicher Religionen, Wertsysteme und Weltbilder (Gratz & Roser 2016: 108).

Entsprechend der im vorherigen Kapitel dargestellten, sehr offen definierten Spiritualität, definiert Traugott Roser Spiritual Care als „die Sorge um die individuelle Teilnahme und Teilhabe an einem als sinnvoll erfahrenen Leben in einem umfassenden Verständnis“ (Roser 2009b: 88). Spiritualität kommt in seiner Definition also gar nicht explizit vor. An anderer Stelle wird Spiritual Care als „kompetenter Wegbegleiter auf Suchprozessen nach heilsamen Spiritualitäten“ (Schmucker 2011: 68) bezeichnet und damit einerseits die Pluralität von Spiritualität hervorgehoben, andererseits die Tatsache, dass Spiritual Care keine Lösungen bietet, sondern eine (individuelle) Suche begleitet, die nach (ganzheitlicher) Heilung strebt. Swinton und Pattison führen in ähnlicher Weise aus, dass ein solches, spirituelles Suchen bei manchen Menschen ein offenkundig religiöses Bedürfnis sein kann, das einer religiöser Fürsorge bedürfe, bei anderen kann es ein zwischenmenschliches oder gar materielles Bedürfnis sein (vgl. Swinton & Pattison 2010: 233). Ähnlich zu den Ausführungen zur Spiritualität (Swinton & Pattison 2010) geht Swinton bei Spiritual Care davon aus, dass eine Definition nicht sinnvoll ist, weil es nicht eine fixe Bedeutung des Terms gebe. Die Bedeutung müsse in der Praxis entstehen, sie könne und dürfe gar nicht in eine enge, konzeptionelle Versprachlichung gepresst werden (vgl. Swinton 2017: 226). Ansonsten würde man die wesentliche Dimension des Geheimnisses („the crucial dimension of mystery“, ebd.) verpassen oder verlieren. Spiritual Care sei emergent (ebd. 225), bilde sich also immer wieder neu aus einer Situation und einem bestimmten Kontext heraus. Dennoch hält Swinton fest, dass es Schlüsselideen und -konzepte gibt, die sich als Cluster um Spiritual Care gruppieren – z. B. Bedeutungssuche, Sinn, Hoffnung, Liebe, Gott –, dass diese jedoch eher wie ein Wittgensteinsches Sprachspiel funktionieren, denn wie eine Kantische Regel oder ein Definitionssatz (ebd. 225). Seiner Ansicht nach geht es weniger darum, was Spiritual Care bedeute, als vielmehr darum, was Spiritual Care wirklich tue („*really* does“, ebd. 226, Hervorhebung im Original), wie das Konzept wirke und funktioniere. Da Spiritual Care für so unterschiedliche Berufsgruppen gelte, könne eine einzelne Definition diese gar nicht alle zusammenhalten, so Swinton (vgl. ebd. 226).

Christina Puchalski, eine international führende Forscherin zur Integration von Spiritualität in das Gesundheitswesen, geht ebenfalls darauf ein, dass es weniger wichtig ist, welches Wort oder welche Definition für Spiritual Care verwendet wird, als vielmehr, was dabei zwischen den Menschen passiert. Sie versteht Spiritual Care als „the practice of compassionate presence", also die Fähigkeit, voll und ganz präsent zu sein – physisch, emotional und spirituell (Puchalski 2006a: 39). Die Basis von Spiritual Care sei die Verbindung, die Caregiver zu ihren Patientinnen und Patienten und deren Angehörigen aufbauen, wobei diese Verbindung von beiden Seiten aktiv geformt werde. In diversen Beiträgen und Veröffentlichungen plädiert sie dafür, Gesundheitsfürsorge ganzheitlich zu sehen und menschlicher zu machen (Puchalski 2006b; Puchalski & Ferrell 2010).

Dass es bei Spiritual Care vor allem um kleine Handlungen, Momente in der Gegenwart, geteilte Augenblicke oder Ereignisse zwischen Menschen geht, welche als spirituell betrachtet werden können, zeigen auch empirische Daten einer Studie von Walker und Breitsameter. Sie weisen auf eine deutliche Diskrepanz zwischen dem Versuch einer theoretischen Definition des Begriffs Spiritualität und ihrer Funktion in der Praxis hin. In letzterer spiele es keine Rolle, was Spiritualität in Wahrheit ist, sondern, ob ein bestimmter Diskurs zum Wohlbefinden eines Patienten oder einer Patientin beiträgt, der mit spirituell konnotiert ist. Für diese als spirituell bezeichneten Momente ist den Ergebnissen zufolge nicht so sehr das Sprechen charakteristisch, sondern mehr die Gesten, Zeichen und Berührungen. Spiritual Care könne in diesem Zusammenhang als eine besondere Form der performativen Rede gesehen werden, der es um das Nicht-Sagbare geht, und die genau hierin ihren Sinn findet (vgl. Walker & Breitsameter 2015: 26).

Frick zeigt anhand einer Formel, wie Spiritual Care im Gesundheitswesen formalisiert werden kann und welche Komponenten als spirituell zu betrachten sind. Care beschreibt er als das Zusammenspiel der Variablen „*T k P* [*T*herapeut(in) *k*ümmert sich um *P*atient(in)]", wobei alle drei (die/der im Gesundheitswesen Tätige, care, Patient/Patientin) spirituell sind (Boothe & Frick 2017: 140, Hervorhebung im Original; Frick 2017a). Dies bedeute, dass das Eigenschaftswort *spiritual* nicht nur in *P* liegt, z. B. in Form spiritueller Bedürfnisse, Wünsche oder Präferenzen, sondern auch in *T*, und zwar durch die je eigene Spiritualität des Caregivers sowie durch das Ausmaß und die Art und Weise von Self-Care. Darüber hinaus besitze auch das *k* eine spirituelle Dimension, die in der Qualität der Präsenz, des Zuhörens und der Achtsamkeit besteht. Care werde also nicht erst durch die explizite Benennung von spirituellen Interventionen zu einem *spiritual* Care, sondern durch die spirituelle Haltung in jeglichem, auch sehr alltäglichen, therapeutischen *k* (vgl. Boothe & Frick 2017: 141; Frick 2020a: 139). Frick hebt hervor: „Das Caring *k* hat [...] eine intrinsische, ‚generalistische' spirituelle Dimension, auch und gerade wenn diese nicht explizit wird" (Frick 2020a: 145, Hervorhebung im Original).

Dort, wo eine Definition von Spiritual Care umgangen wird, wird der Begriff durch die Ziele bestimmt, auf die die Spiritual Care-Praxis fokussiert. Als solche werden u. a. folgende genannt: den Mitarbeitern in den Gesundheitsberufen ein Gerüst anzubieten, um mit Patienten zu kommunizieren und ihnen zuzuhören sowie ihre Ängste, Träume und ihren Schmerz zu erfassen (Paal et al. 2015); Menschen zu helfen, Harmonie zwischen Körper, Geist und Seele zu erlangen und Sinn in ihrer Existenz und ihren Erfahrungen zu finden, sodass Selbsterkenntnis, Selbstkontrolle und Selbstheilung verbessert werden (Ramezani et al. 2016); implizite Spiritualität bewusst zu machen (vgl. Führer et al. 2011: 147); Spiritualität als Ressource in der Krankheitsverarbeitung zu erschließen und Coping auf spirituell-religiöser Basis zu ermöglichen bzw. den Blick auf förderliche Ressourcen und spirituelle Unterstützungsangebote zu richten und diese zu aktivieren und erfahrbar zu machen (Prenner 2016; Bürgi & Frick 2017); subjektive Lebensqualität von Patientinnen und Patienten zu verbessern und dadurch deren Wohlbefinden und Wohlergehen zu fördern (Roser 2017b); oder auch: die Würde und den Lebenssinn zu stärken, besonders in Grenzsituationen, d.h. in Zeiten von Krankheit, Leiden, Schwachheit, Verletzbarkeit oder Sinnlosigkeit (vgl. Gratz & Roser 2019: 13).

Überdies stellen Gratz und Roser verschiedene Merkmale von Spiritual Care zusammen, die die Bestimmung des Konzepts erleichtern (vgl. ebd. 19 f.). Als Zielgruppe nennen sie Patienten sowie An- und Zugehörige. Der Ansatz ist personenzentriert, d.h. das Individuum steht im Mittelpunkt. Als Ziel stellen sie das Empowerment heraus, die Begleitung und Befähigung, „spiritueller Akteur“ zu sein (ebd. 19). Verortet wird Spiritual Care sowohl im ambulanten, stationären sowie teilstationären Bereich und wird verantwortet von Ehren- und Hauptamtlichen aller Gesundheitsprofessionen. Die charakteristischen Voraussetzungen von Spiritual Care gliedern die Autoren auf, in Beauftragung (Spiritual Care muss vom Träger einer Einrichtung als Auftrag definiert sein, die Inanspruchnahme ebenso wie die Ablehnung obliege jedoch dem oder der Betroffenen), Implementierung (eine konzeptionelle Verankerung in einer Einrichtung und entsprechende Rahmenbedingungen), Qualifizierung (die Verständigung auf Spiritual Care im Team sowie Schulungen für alle) und Finanzierung (die Notwendigkeit von Ressourcenklärung und das Abwägen von qualitativer Verbesserung der Behandlung gegenüber den damit verbundenen Kosten).

Was bei Gratz’ und Rosers Aufstellung nur kurz angerissen wird, ist die Klärung der Zielgruppe bzw. genauer, die Frage, wen Spiritual Care alles betrifft. Die Autoren nennen den Patienten bzw. die Patientin und deren An-, Zugehörige und Nahestehende. Dieser personenzentrierte Ansatz richtet den Fokus klar auf die Person des Patienten, doch auch sein soziales Bezugssystem, z.B. die Familie oder nahe Freunde, sind Teil der „unit of care“ (Saunders 2000: 7), d.h. der Einheit, der die Fürsorge gilt. Spiritual Care versteht sich somit als eine einbeziehende Aufgabe. Des Weiteren sorgt sich Spiritual Care auch um das Team und dessen Mitglieder. Jede Person, die in den Care-Prozess involviert ist, hat eine spirituelle Dimension, um die es sich gemeinsam zu sorgen gilt. Insofern umfasst die Zielgruppe nicht nur die Carereceiver, sondern auch die Caregiver. Für letztere ist Spiritual Care vor allem eine Art und Weise der Selbstsorge, die ermöglicht, Fürsorge auszuüben und wiederum zur Selbstsorge anzuleiten. Wie Heller und Heller hervorheben, ist Spiritual Care zuallererst Selbstsorge und dann Sorge füreinander (vgl. Heller & Heller 2014: 35). Als solche sei Spiritual Care Hilfestellung zur Selbstsorge des kranken Menschen selbst, unter Berücksichtigung des Unterstützungspotenzials durch dessen Angehörige und Freunde (vgl. ebd.). Vor diesem Hintergrund ist eine wesentliche Bestimmung von Spiritual Care das darin enthaltene Selbsthilfepotenzial, mit dem Ziel der Befähigung, (wieder) für die eigene Seele sorgen zu können (vgl. DGP 2007: 1; Teil II Kapitel 1.1.2 Selbstsorge/Self-Care; Foucault 1985b; Steinkamp 2018: 4).

3.1.1 Spiritual Care als ganzheitliches Konzept

Spiritual Care steht nicht nur für spirituell-theologische Fürsorge, sondern geht von einem Modell aus, das den Menschen in all seinen Dimensionen erfassen will. Diese verschiedenen Dimensionen werden in die Patientenbehandlung integriert, wobei das Spirituell-Geistige explizit ein- bzw. nicht ausgeschlossen wird. Dem Ansatz liegt ein ganzheitliches Menschenbild mit ausdrücklicher Fokussierung auf die spirituelle Dimension menschlicher Existenz zugrunde (vgl. Nauer 2015: 47). Das Eigenschaftswort *spiritual* drückt zum einen aus, dass der Einbezug und die Sorge um die spirituellen Bedürfnisse von Patientinnen und Patienten und ihren Familien „a core component of care" (Ramezani et al. 2016: 1) sind; zum anderen, dass diese Komponente nicht alleine betrachtet, bedacht oder umsorgt werden kann, sondern in einem untrennbaren und dynamischen Verhältnis zu den anderen Dimensionen des Menschseins steht. Wenn eine der Dimensionen beeinträchtigt ist, ist die ganze Existenz betroffen. Darum ist die spirituelle Dimension nicht eine Dimension per se, sondern beeinflusst alle anderen Bereiche des Menschseins (Nahardani et al. 2019). Insofern ist Spiritual Care integraler Bestandteil von *holistic care*. Holismus beruht auf der Annahme, dass alle Erscheinungen des Lebens als Ganzes und nicht nur als Zusammensetzung ihrer Teile zu betrachten sind und das Ganze betreffen (vgl. Steffen-Bürgi et al. 2017: 144). Spiritual Care holistisch zu verstehen bedeutet also, um die verschiedenen Dimensionen des Menschseins zu wissen, sich ihres Zusammenwirkens bewusst zu sein und keinen Aspekt zu vernachlässigen. Wie die beiden britischen Seelsorger Cressey und Winbolt-Lewis festhalten, gilt: „There is a close connection between spiritual care and quality care" (Cressey & Winbolt-Lewis 2000: 170). Qualitativ für den Menschen Sorge zu tragen heißt, ihn in seinem ganzen Person-Sein zu erfassen und auch seine geistig-geistlich-seelische Seite mit einzubeziehen, im Sinne einer „therapy of the human spirit" (ebd. 172).

Der Einbezug einer spirituellen Dimension in das Konzept von Gesundheit und damit in das Modell von Care ist nicht neu (Goodloe & Arreola 1992). Hoyman definiert Gesundheit im Jahr 1962 als *„optimal personal fitness for full, fruitful, creative living“* (Hoyman 1962: 253, Hervorhebung im Original) und nimmt drei Dimensionen der Gesundheit an: körperliche Fitness, geistige Gesundheit und spiritueller Glauben (ebd. 255). Unter Letzterem versteht er: „‘Spiritual faith’ is intended to signify that man is searching for some deeper, more unifying, meaning to his life than mere existence or survival“ (ebd. 260). Neben der körperlich-physischen wird also auch eine geistig-psychische und eine geistig-spirituelle Dimension des Menschen angenommen, die Voraussetzung für ein gesundes und erfülltes Leben sind. Osman und Russell bekräftigen dies im Jahr 1979: „...the time now has come to accept the spiritual as an important aspect of individual and corporate life and a legitimate dimension of well-being“ (Osman & Russell 1979: 359). Kurz zuvor wurde als neue Errungenschaft der Medizin das biopsychosoziale Modell beschrieben (Engel 1977) und somit die physische, psychische und soziale Dimension des Menschseins für Gesundheit und Medizin hervorgehoben. Darauf aufbauend empfehlen McKee und Chappel in den 1990er Jahren, die bereits mehrfach benannte spirituelle Dimension mit in das Modell aufzunehmen: „The authors [...] recommend that the medical model be expanded to a biopsychosocial-spiritual one“ (McKee & Chappel 1992: 201). Den Durchbruch erlangt das biopsychosozial-spirituelle Modell durch die Arbeit Daniel Sulmasys. Er entwickelt den biopsychosozial-spirituellen Ansatz weiter, um das biomedizinische Konzept durch ein ganzheitliches Modell zu ersetzen, und gründet es auf eine anthropologische Basis. Dazu führt er aus:

> A human person is a being in relationship – biologically, psychologically, socially, and transcendently. [...] Illness disrupts all of the dimensions of relationship that constitute the patient as a human person, and therefore only a biopsychosocial-spiritual model can provide a foundation for treating patients holistically (Sulmasy 2002: 32).

Seiner Ansicht nach bedarf es einer Beachtung aller vier Dimensionen, um den Menschen ganzheitlich behandeln und versorgen zu können. Durch bestimmte Erfahrungen in der Lebensgeschichte, besonders durch das Erleben von Krankheit, Leid, Sterben und Tod, könne jeder Aspekt – biologisch, psychisch, sozial, spirituell – unterschiedlich stark affiziert sein und mit den anderen interagieren. Nur wenn auch die – bisher vernachlässigte – spirituelle Dimension einbezogen werde, sei „[h]olistic healing“ (ebd. 26) möglich. Sulmasys Vorstoß für das biopsychosozial-spirituelle (BPSS-)Modell wird seitdem immer wieder diskutiert und seinen Forderungen Nachdruck verliehen.

Bei der Untersuchung der Frage, warum Spiritualität eine eigenständige, vierte Dimension der Gesundheit sein sollte, betont Steinmann, dass „die existentielle

Sinn-Suche und Verbindung mit einer transzendenten Wirklichkeit [...] Dimensionen des Menschseins dar[stellen], die durch keine der drei ‚klassischen' Dimensionen der Gesundheit abgedeckt werden" (Steinmann 2012: 83). Daher plädiert er dafür, die spirituelle Dimension im Modell der Gesundheit zu ergänzen und dadurch sowohl ein neues Menschenbild als auch ein ganzheitliches Verständnis von Gesundheit zu etablieren (vgl. ebd. 85).

Der Titel eines Beitrags von Glawischnig-Goschnik aus dem Jahr 2014 fragt provokant *Brauchen wir ein bio-psycho-sozio-spirituelles Modell?* und hinterfragt die Verwendbarkeit und Brauchbarkeit des Spiritualitätsbegriffs für die Medizin. Die Autorin spricht sich für ein solches Modell aus, da es ein Menschenbild vermittele, das auch Spirituelles in der intersubjektiven, leibhaftigen Begleitung und Betreuung von kranken Menschen für wesentlich und wichtig erachtet (vgl. Glawischnig-Goschnik 2014: 51). Das BPSS-Modell nehme den Menschen in seinen Krank- und Gesundheiten in all den Facetten wahr, benenne die offenbar verlorengegangene Dimension des Spirituellen wieder und räume ihm einen eigenständigen Platz ein. Während Sulmasy sich den Vorwurf gefallen lassen muss, dass das Verhältnis der spirituellen Dimension zur sozialen, und insbesondere zur psychischen ungeklärt bleibt, bemüht sich Glawischnig-Goschnik um eine Differenzierung dieser beiden Aspekte. Ihrer Ansicht nach ist das Modell hilfreich, weil es „das Spirituelle nicht unter das geistig-kognitiv-seelisch Psychische subsumiert, sondern dem Lebendigen, Numinosen, Unverständlichen und Ungewissen einen eigenständigen Platz in den Begrifflichkeiten einräumt" (ebd.).

In ähnlicher Weise fragen Saad und Kollegen *Are we ready for a true biopsychosocial–spiritual model?* (Saad et al. 2017) und beantworten diese Frage, indem sie sich für die spirituelle Dimension stark machen. Die Autoren sind jedoch der Ansicht, dass ein wirklicher Paradigmenwechsel erst möglich wird, wenn die spirituelle Dimension, und damit die vielfältigen Bedeutungen von *spiritual*, vollständig verstanden und in die Gesundheitsversorgung einbezogen werden (vgl. ebd. 84).

Huber und Kollegen geht der Einbezug der spirituellen Dimension in das BPSS-Modell nicht weit genug (Huber et al. 2016). Sie fordern auch die Erweiterung bzw. Erneuerung der Definition von Gesundheit durch die WHO. Diese seit 1948 geltende Definition fasst Gesundheit als „a state of complete physical, mental and social well-being and not merely the absence of disease or infirmity" (WHO 1948). Nach Ansicht der Autoren wird Gesundheit darin als unerreichbarer, utopischer und statischer Zustand beschrieben, demzufolge jeder in einer gewissen Weise als krank bezeichnet werden könne (vgl. Huber et al. 2016: 2). Damit riskiere man nicht nur eine Medikalisierung, sondern werde auch den vielen Menschen mit lebensbegleitenden Einschränkungen nicht gerecht. Gerade der Zuwachs an chronischen Erkrankungen mache eine Neu-Definition von Gesundheit nötig, so die Autoren. Bereits im Jahr 2011 stellten sie eine neue Definition vor, die von einem dynamischen Konzept der Gesundheit ausgeht. Sie versteht „[h]ealth as the ability to adapt and to self manage, in the face of social, physical and emotional challenges“ (Huber et al. 2011, zit. n. Huber et al. 2016: 1). Zusätzlich zu dieser Definition postulieren sie sechs Dimensionen von Gesundheit: Körperfunktionen, mentale Funktionen und Wahrnehmung, spirituelle/existenzielle Dimension – diese charakterisieren die Autoren durch Sinnfindung –, Lebensqualität, soziale und gesellschaftliche Teilhabe und tägliche Funktionsweise (vgl. Huber et al. 2016: 1). Zudem schlagen sie vor, den Begriff der positiven Gesundheit zu verwenden, weil er die Breite des Konzepts besser repräsentiert. Zu der von ihnen vorgeschlagenen Definition führten die Autoren eine Befragung mit verschiedenen Stakeholdern des Gesundheitssystems durch, u. a. mit Gesundheitsfachpersonen, Wissenschaftlern und chronisch kranken Patienten, und untersuchten ihre Akzeptanz sowie die Möglichkeiten einer Operationalisierbarkeit der einzelnen Dimensionen. Als Ergebnis zeigte sich, dass insbesondere chronisch kranke Patientinnen und Patienten die spirituelle Dimension für wichtig befanden, während sie z. B. die Dimension Körperfunktionen vergleichsweise weniger wichtig bewerteten. Andere Stakeholder betrachteten die spirituelle Dimension als unterschiedlich wichtig. Um mehr der Patientenseite gerecht zu werden, plädieren die Autoren dafür, die breite Definition von Gesundheit, als dynamisches Konzept mit sechs Dimensionen, einzuführen.

Eine Hinzunahme der spirituellen Gesundheit zu den zuvor genutzten drei Dimensionen von Gesundheit – der physischen, psychischen und sozialen – wird von vielen Gesundheitsorganisationen unterstützt, insbesondere in den USA (z. B. von der Association of American Medical Colleges, dem Council of Nurses, der National Association of Social Workers oder von der größten und einflussreichsten US-amerikanischen Organisation zur Akkreditierung von Gesundheitseinrichtungen, der Joint Commission). Spiritual Care wird damit als konsequente Fortführung der Forderungen des BPSS-Modells verstanden.

3.1.2 Spiritual Care über das ganze Leben

Ursprünglich ist Spiritual Care in der Palliativversorgung, d. h. in Palliative Care, situiert. (Eine Beschreibung von Palliative Care und seiner Bedeutung findet sich z. B. bei Borasio 2011). Dieser historische Kontext von lindernder Medizin, nahem Tod und terminalen Krankheiten prägt das Konzept bis heute. Spiritual Care wird dadurch primär verstanden als das „Anliegen, dass sterbende Menschen ihr Sterben bewusst gestalten können“ (Chilian 2017: 186), sei es im Rahmen spirituell-geistiger Rituale oder seelsorglicher Gespräche oder ähnlicher Maßnahmen. Während Palliative Care mit einer offiziellen Definition durch die WHO beschrieben werden kann, ist dies bei Spiritual Care nicht in gleichem Maße möglich. Spiritual Care wird daher (nur) im Rahmen der mehrdimensionalen Palliative Care beschrieben, deren Definition durch die WHO lautet:

> Palliative Care ist ein Ansatz zur Verbesserung der Lebensqualität von Patienten und ihren Familien, die mit Problemen konfrontiert sind, welche mit einer lebensbedrohlichen Erkrankung einhergehen, und zwar durch Vorbeugen und Lindern von Leiden, durch frühzeitiges Erkennen, Einschätzen und Behandeln von Schmerzen sowie anderer belastender Beschwerden körperlicher, psychosozialer und spiritueller Art (WHO 2002).

Diese Definition, die Goldstandard in Europa ist, geht davon aus, dass die genannten Beschwerden – auch die spirituellen – beurteilt und behandelt werden können, und erklärt die Behandlung dieser Beschwerden zur Pflichtaufgabe des professionellen Betreuungsteams. Sie macht Spiritualität zu einer der vier tragenden Säulen in der Palliativversorgung, zusammen mit der somatisch, psychisch und sozial ausgerichteten Therapie. Da auf diese Weise dem spirituellen Aspekt ein fester Platz in der Gesundheitsversorgung zugewiesen wird, beruft sich auch das Spiritual Care-Konzept auf sie. Dass Spiritual Care im Kontext der Hospizbewegung und Entwicklung von Palliative Care, also innerhalb des Gesundheitswesens, entstanden ist, und nicht etwa von Seiten religiöser Institutionen, wie z. B. der Kirche, an die Medizin herangetragen wurde, hat das Selbstverständnis von Spiritual Care wesentlich geprägt. Die Verbindung zu Palliative Care erklärt auch die analoge Bildung des Ausdrucks Spiritual Care.

Pionierin der palliativen Bewegung und damit wichtige Leitfigur für die Herausbildung von Spiritual Care ist die britische Pflegespezialistin, Sozialarbeiterin und Ärztin Cicely Saunders. Auf sie geht der Grundgedanke von Spiritual Care zurück, da sie – ohne dass sie es explizit so bezeichnete – Spiritual Care, wie es heute verstanden wird, ausübte. Sie versteht spirituelle Fürsorge als intrinsische und essenzielle Komponente von palliativer Versorgung und rückt den Menschen mit seinen Nöten und Ängsten, aber auch mit seinen Stärken und seiner eigenen Spiritualität ins Zentrum ihrer Arbeit (vgl. Saunders 2009a: 7). Dadurch, dass sie sowohl eine Pflegeausbildung absolvierte als auch ein Studium der Sozialen Arbeit sowie der Medizin abschloss, vereint Saunders mehrere professionelle Perspektiven und bezeichnet sich selbst als „one-woman multiprofessional team" (Saunders, zit. n. Borasio 2014: 117). Vor diesem Hintergrund wird zum einen klar, dass Saunders besonderen Wert auf die interprofessionelle Teamarbeit legt, zum anderen, dass ihr sehr an einer multiperspektivischen Sicht auf die Dinge gelegen ist. Ihr wichtigstes Erbe in diesem Zusammenhang ist die Herausarbeitung des *total pain*-Konzepts und damit die Facetten von totalem Schmerz (Saunders & Baines 1991a). Dieses Konzept ist als zentrales Element in den Diskurs um Schmerz- und Leiderfahrung in Palliative Care eingegangen und prägt bis heute das Verständnis zum Phänomen Schmerz (vgl. Saunders 2009b: 56). Nach Saunders hat Schmerz mehrere Dimensionen, eine physische, eine psychische, eine soziale und eine spirituelle Dimension; auch der Schmerz der Mitarbeitenden wurde später in diesem Konzept berücksichtigt (vgl. Saunders 2009c: 79). *Total pain* drückt also aus, dass Schmerz ein Konglomerat ist, in dem verschiedene Nöte verschmelzen können. Neuartig dabei war vor allem Saunders' Betonung der spirituellen Seite der Schmerzerfahrung, die sie als *spiritual pain* bezeichnete. *Spiritual pain* oder Sinnschmerz beinhaltet das Gewahrwerden der eigenen Sterblichkeit, Gefühle von Verwundbarkeit, Isolation, Einsamkeit oder Schuld und Scham, und drückt sich z. B. in Warum-Fragen oder spirituellen Bedürfnissen aus. Er umfasst Bereiche des Glaubens und Erwartungen an das Leben ebenso wie die Suche nach einem Sinn hinter der Erfahrung von Leid. *Spiritual pain* kann als Ursache unerfüllte Spiritualität haben und sich dadurch in körperlichem Schmerz oder psychischen Beschwerden manifestieren und diese weiter verstärken. *Total pain* wird damit zum Ausdruck für eine ganzheitlich erlebte Sinnkrise (Baines 1990). Zudem betont Saunders die Bedeutung der Zusammenarbeit im multiprofessionellen Team im Umgang mit totalem Schmerz und insbesondere mit *spiritual pain:*

> Stationsschwestern und Seelsorger sind hier wahrscheinlich die wichtigsten Bezugspersonen, doch sollten auch Ärzte in regelmäßige Konsultation einbezogen werden, in denen die seelischen, sozialen und geistigen Bedürfnisse des Patienten zur Sprache kommen (Saunders & Baines 1991b: 65 f.; spiritual pain wird in dieser Ausgabe mit geistigem Schmerz und spiritual needs entsprechend mit geistigen Bedürfnissen übersetzt).

Weiter gibt Saunders an: „Natürlich sollten wir uns nicht aufdrängen" und „[n]atürlich können wir aber auch nicht alles dem Seelsorger überlassen" (ebd. 66). Diese Aussagen machen deutlich, dass das ganze Team an der Sorge um spirituellen Schmerz beteiligt ist, nicht nur die Seelsorge.

Die von Saunders entwickelte Konzeption hat die Definition von Palliative Care, auf die sich die WHO im Jahr 1996 geeinigt hat, maßgeblich beeinflusst. In einem daraufhin veröffentlichten Bericht fasst Saunders ihre wesentlichen Anliegen zusammen – den Einbezug aller im Patientenkontext Tätigen, die Berücksichtigung des Kontexts sowie des Umfelds des Patienten, den ganzheitlichen Ansatz und die dafür nötige Wahrnehmungskompetenz – und hebt auch die Bedeutung von Spiritual Care hervor. In den Worten Saunders':

> Jetzt, da Palliative Care weltweit Anwendung findet, ist es wichtig, immer wieder in Erinnerung zu rufen, was die WHO-Definition bedeutet: Dass es bei Palliative Care auch immer um die spirituellen Bedürfnisse der Patienten und ihrer Familien geht. Dies beruht auf einem Verständnis von Personsein, welches davon ausgeht, dass der Mensch eine unteilbare Einheit ist: Er ist sowohl ein körperliches als auch ein geistiges Wesen: ‚Die einzig angemessene Haltung gegenüber einer Person ist Respekt; das heisst [sic] auch, jede einzelne Person im Kontext ihrer Kultur und ihrer Beziehungen wahrzunehmen und so jeder Person ihren individuellen Wert

> zuzubilligen. [...] Diejenigen, die in Palliative Care tätig sind, sollten begreifen, dass auch sie selbst aufgefordert sind, all diese Dimensionen des Lebens und Fragens wahrzunehmen (Saunders 2009b: 64).

Saunders' Verständnis der ganzheitlichen Patientenbehandlung und insbesondere das *total pain*-Konzept wurden in der Folgezeit vielfach rezipiert. Letzteres dient als Anker, um auf die verschiedenen Ebenen hinzuweisen, die bei der Betreuung und Begleitung kranker Menschen zu beachten sind. *Total pain* erfordere *total care* (vgl. Schwermann 2017: 8) und damit das Begleiten der subjektiven Wahrnehmung des Betroffenen sowie die Anteilnahme an seinem individuellen Prozess. Denn, wenn das Individuum in seinem ganzen Sein und in seiner Gesamtheit von Krankheit und Schmerz betroffen ist, dann müsse auch seine Behandlung diese Totalität umfassen (Cardona Suárez & Chamorro Muñoz 2019). Bei *total* bzw. *holistic care* gelte es also, zwei Aspekte gleichermaßen zu berücksichtigen: einerseits mit dem Patienten im Gespräch zu sein und andererseits für gute Symptomkontrolle zu sorgen (vgl. Frick & Anneser 2017: 349).

Aufgrund der Entstehung und Verortung innerhalb von Palliative Care findet Forschung zu Spiritual Care vorwiegend im End of Life-Setting (Holloway et al. 2011; Gijsberts et al. 2019) und häufig mit terminal Erkrankten bzw. bei Krebspatienten (Puchalski et al. 2019; Saarelainen 2020) statt. Wenngleich Spiritual Care einen wichtigen Platz in Palliative Care einnimmt, hat das Konzept auch außerhalb der Palliativmedizin Bedeutung. Die palliative Situation ist eine spirituelle Situation im exemplarischen, aber nicht im exklusiven Sinn, wie Frick betont. Sie sei die Grenzsituation schlechthin, in der sich die Fragen nach dem Wozu, nach Transzendenz oder nach dem Unendlichen stellen. Es gebe jedoch viele andere Grenzerfahrungen während des Lebens und in Übergängen des Lebenszyklus (Frick 2015). Krisen, leidvolle Erfahrungen, Grenzsituationen oder Schwellensituationen treten z. B. bei einer gefährdeten Geburt, in der Auseinandersetzung mit einer chronischen Erkrankung oder mit dem Älterwerden sowie in Verbindung mit vielfältigen Verlusten auf (vgl. Frick 2011b: 407). Sie bedürfen der Deutung bzw. einer Suche nach der persönlichen Bedeutung des Erlebten und Erlittenen. Spiritual Care könne daher nicht auf die Rahmenbedingungen von Sterben und Tod eingeengt werden, sondern geschehe „entlang des gesamten Lebensbogens" (Bürgi & Frick 2017: 542), von der Wiege bis zur Bahre. Auf die Frage, ob Spiritual Care in alle Begegnungen im Gesundheitswesen einbezogen werden soll, gibt Frick als Faustregel an: Bei einem punktuellen Patientenkontakt, bei einer Impfung oder einer Röntgenaufnahme ist die spirituelle Dimension weniger wichtig als bei einem langen Patientenkontakt. Die Berücksichtigung des Spirituellen sei vor allem dann wichtig, wenn der Patient der Hilfe im Speziellen bedarf, insbesondere bei einem Verlauf, der Probleme aufwirft oder der mit Grenzen konfrontiert (vgl. Frick 2014a: 57). Spirituelle Themen, wie Schicksal, Sinngebung, Ziel und Wert des Lebens, Identität und Integrität, Selbstwertgefühl oder auch Glauben und Rituale, seien keine punktuellen Ereignisse, sondern meist länger dauernde Prozesse, mit denen sich Menschen in allen Phasen des Lebens auseinandersetzen (müssen). Spiritual Care nehme diese Lebensthemen in den Blick, besonders angesichts von Grenzerfahrungen, die einen Menschen in den Grundfesten seiner Existenz erschüttern (vgl. Bozzaro & Frede 2018: 267). Da solche Erschütterungen häufig plötzlich ausgelöst werden und Spiritualität besonders in einer akuten Krise relevant wird, ist Spiritual Care auch ein wichtiger Teil von Emergency Care, also der Akut- und Notfallversorgung. Immer mehr Forschung zu Spiritual Care findet daher auch zu Pflege in Notfallsituationen (Sweat 2016) oder in der Intensivmedizin statt (Gordon et al. 2018; Ho et al. 2018; Jang et al. 2019).

3.1.3 Spiritual Care zur Erhebung spiritueller Bedürfnisse

Im Spiritual Care-Diskurs gibt es unterschiedliche Ansätze, wie Spiritualität angesprochen, erhoben und in den Behandlungsprozess integriert werden kann. Für die Erhebung spiritueller Themen und Bedürfnisse bietet sich die Durchführung einer spirituellen Anamnese an. Spirituelle Anamnesen dienen dazu, einen ersten Eindruck von der Relevanz des Themas Spiritualität zu bekommen und signalisieren einer Patientin oder einem Patienten, dass dieser Bereich im Behandlungsprozess berücksichtigt werden kann. Dabei geht es nicht nur um das Erfragen und Festhalten der Glaubensrichtung oder ob der Patient einen Seelsorger empfangen möchte; es geht um die Möglichkeit, eventuelle Bedürfnisse in Bezug auf R/S zu identifizieren, Auskunft über die spirituelle Befindlichkeit einer Person zu bekommen, über ihre Präferenzen und den Wunsch, diese Themen aufzugreifen oder sie als nicht relevant zu empfinden. Frick plädiert dafür, dass ein Gespräch über die spirituelle Geschichte eines Patienten Teil des routinemäßigen Behandlungsdialogs sein sollte (Frick 2009: 235). Wichtiger als die diagnostische Information, die dadurch gewonnen wird, sei der Interventionseffekt: zum einen hinsichtlich der Signalsetzung, die die Fragen vermitteln – nämlich, dass dieses Thema Relevanz hat; zum anderen im Sinne einer Erlaubnis, die der Behandler implizit erteilt – nämlich, dass spirituelle, existenzielle und religiöse Themen angesprochen werden dürfen. Je nach Ausführlichkeit, Systematisierung und Art der Durchführung eines solchen Gesprächs – z. B. mithilfe einer Score-Liste oder Screening-Fragen – wird statt von einer spirituellen Anamnese von spirituellen Assessments oder spirituellen Screenings gesprochen (Cadge & Bandini 2015). Dabei können auch weitere Hilfsmittel verwendet werden, z. B. eine spirituelle Lebenskarte oder ein spirituelles Genogramm (vgl. Callahan 2015: 49). Die Erhebung von Spiritualität kann in Form von aktivem Ansprechen bzw. direktem Erfragen, durch indirekte Beobachtung oder durch einen Fragebogen geschehen (McSherry et al. 2019). Oftmals ist die sinnvolle Ergänzung verschiedener Wege nötig, denn nicht selten werden spirituelle Themen, Bedürfnisse oder Ressourcen indirekt ausgedrückt oder beiläufig erwähnt. (Ein Überblick zu spirituellen Erhebungen und wie diese bei Patienten und deren Familien angewendet werden können, findet sich z. B. bei Taylor 2016 oder McSherry et al. 2019).

In der internationalen Literatur werden verschiedene Vorgehensweisen beschrieben, wie eine spirituelle Erhebung strukturiert und standardisiert durchgeführt werden kann. Weit verbreitet sind Leitfragen-Anamnesen, die mit offenen Fragen über den religiösen und/oder spirituellen Hintergrund eines Patienten arbeiten und deren Namen sich als Akronym aus den Anfangsbuchstaben der zu stellenden Fragen zusammensetzt. Eine solche ist der SPIR-Leitfaden, ein halbstrukturiertes klinisches Interview zur Erhebung einer spirituellen Anamnese. Das Akronym dient dazu, sich die vier Schritte bei der Erfassung spiritueller Bedürfnisse und Ressourcen zu vergegenwärtigen: (S) Spirituelle und Glaubensüberzeugungen – (P) Platz und Einfluss, den diese Überzeugungen im Leben eines Patienten einnehmen – (I) Integration in eine spirituelle, religiöse, kirchliche Gemeinschaft oder Gruppe – (R) Rolle des Arztes: Wie soll der Arzt mit spirituellen Erwartungen und Problemen des Patienten umgehen? Darin enthalten sind Fragen wie *Würden Sie sich im weitesten Sinne als gläubigen/religiösen/spirituellen Menschen betrachten?* oder *Woraus schöpfen Sie Kraft?* (Frick et al. 2002). SPIR ist in Anlehnung an das von Puchalski entwickelte amerikanische Instrument FICA (*faith and belief, importance/influence, community, address/action in care*) entstanden (vgl. Puchalski 2001: 355; Puchalski 2006b: 238–249), das es auch in einer Selbsteinschätzung für Caregiver gibt (FICA for Spiritual Self-Assessment, vgl. Puchalski 2006c: 250–251). Eine weitere gängige Alternative ist die Anamnese mithilfe der HOPE-Fragen (Anandarajah & Hight 2001), die sich an den Themen Quelle für Hoffnung, Organisierte Religion, Persönliche Spiritualität und spirituelle Praxis sowie Effekte medizinischer Behandlung orientieren. Ursprünglich wurden diese Fragen, die eine starke Ressourcenorientiertheit aufweisen, im familien- und allgemeinmedizinischen Behandlungsumfeld entwickelt, um Medizinerinnen und Medizinern die Exploration spiritueller Themen zu erleichtern. Im Gegensatz zu FICA und SPIR lässt der HOPE eine größere weltanschauliche Offenheit erkennen. Ein standardisierter Fragebogen, der die spirituellen und religiösen Einstellungen und den Umgang mit Krankheit erfasst, ist das von Büssing entwickelte Instrument SpREUK (Büssing 2010). Dieser Fragebogen vermeidet bewusst religiöse Begriffe, z. B. Gott, Jesus oder Kirche, um auch nicht-religiöse Personen erreichen zu können. McSherry und Kollegen stellen einen alternativen Ansatz vor, der die Akronym-basierten Fragen zusammenfassen und vereinfachen soll (McSherry et al. 2019). Ihr Ziel ist es, dass die spirituelle Erhebung in Form eines kurzen, spirituellen Screenings leicht in den Behandlungsprozess integriert werden kann und nicht als ein zusätzliches Add-on oder optionales Extra verstanden wird. Das Modell ist nach Ansicht der Autoren pragmatisch und integrativ und besteht aus den folgenden zwei Fragen: *Was ist Ihnen gerade wichtig?* und *Wie können wir helfen?* (ebd. 46). Dieses *two-questions-spiritual/holistic assessment-model* (2Q-SAM, ebd. 47) soll sicherstellen, dass spirituelle Themen kontinuierlich erhoben werden und nicht zu etwas werden, das bei Aufnahme des Patienten erfragt, dann aber vergessen wird. Die Fragen sind leicht zu erinnern, flexibel einsetzbar, ohne viel Zeitaufwand oder Papierarbeit und auch im nicht-klinischen Setting anwendbar. Zudem gehen McSherry und Kollegen davon aus, dass dadurch die wichtigsten und auch die spirituellen Anliegen eines Menschen erfragt werden können. Viele weitere Autoren sind der Ansicht, dass eine spirituelle Anamnese grundsätzlich in einem zweistufigen Ansatz durchgeführt werden sollte. Nach einem solchen Ansatz erfolgt zunächst ein kurzes, oberflächliches Screening zu Beginn bzw. bei Aufnahme eines Patienten, um Anzeichen spirituellen Disstresses zu identifizieren; dies kann von jeder Gesundheitsfachperson durchgeführt werden. In einem zweiten Schritt erfolgt ein stärker fokussiertes Assessment, bei dem der Patient die genaue Art spiritueller Bedürfnisse beschreiben kann oder Nachfragen gestellt werden, auf deren Grundlage eine adäquate spirituelle Unterstützung geplant oder eine zeitnahe Weiterleitung an z. B. den Seelsorgedienst erfolgen kann (vgl. Weathers 2019: 12). Nach Koenig sprechen einige Gründe dafür, dass Ärztinnen und Ärzten die Durchführung einer spirituellen Anamnese obliegen sollte. Einerseits können Ärzte die Fragen gut innerhalb der Eingangs-Anamnese integrieren, andererseits haben sie einen Informationsvorsprung bezüglich Diagnostik, Therapieplanung und Prognose und führen als Leiter des Behandlungsteams die Ergebnisse zusammen. Insofern haben sie eine besondere Verantwortung, spirituelle Bedürfnisse wahrzunehmen und zu erheben. Prinzipiell könne jedoch jede Gesundheitsfachperson mit dieser Aufgabe betraut werden. Ziel der Assessment-Fragen, Leitfragen oder offenen Anamnesefragen sei, einen Anhaltspunkt für das Spirituelle zu bieten, Spiritualität als tabuisiertes Thema versprachlichen zu können und die Gesprächsführung zu erleichtern. Durch das einfühlsame Erfragen können spirituelle Bedürfnisse kompetent abgeklärt und die Möglichkeit geschaffen werden, mit dem Patienten ins Gespräch zu kommen sowie herauszufinden, ob man ihn an ausgebildete Fachleute verweisen sollte (vgl. Koenig 2012: 16). Da Patienten annehmen, dass das, was ein Behandler in der wenig verfügbaren Zeit fragt, wichtig ist, bekommt das Thema Spiritualität durch eine spirituelle Anamnese Bedeutung. Eine spirituelle Anamnese ist laut Koenig eine wichtige Botschaft, die die positive Verarbeitung verstärkt und Wertschätzung sowie das Gefühl vermittelt, ernst genommen zu werden (vgl. ebd. 76). Als mögliche negative Folgen einer spirituellen Anamnese führt Koenig auf, dass z. B. Gefühle von Angegriffensein auftreten können, von Angst, der Tod stehe bevor, oder auch das

Auftauchen spiritueller Probleme, auf die ein Arzt oder eine andere Gesundheitsfachperson nicht vorbereitet sind. Dann sei es wichtig, fachkundige Hilfe dazuzuholen, z. B. einen Seelsorger oder einen Spiritual Care-Spezialisten (vgl. ebd.). Ein Problem spiritueller Erhebungen ist, dass diese zwar spirituelle Bedürfnisse aufzeigen können, aber nicht aufgezeigt wird bzw. damit noch nicht sichergestellt ist, wie mit diesen Bedürfnissen in der weiteren Behandlung und Betreuung umzugehen ist (vgl. Roser 2011b: 654). Daher ist wichtig, dass Spiritual Care nicht darauf beschränkt bleibt, Spiritualität zu erheben, einen Fragebogen abzuheften oder etwaige Bedürfnisse zu dokumentieren, sondern, dass darauf aufbauende Schritte geplant werden, z. B. ein vertiefendes Gespräch oder das Einbeziehen von Angehörigen.

Ein Begriff, der den Spiritual Care-Diskurs prägt und der an dieser Stelle etwas genauer analysiert werden soll, ist der des spirituellen Bedürfnisses. Spiritual Care wird als die Sorge um die spirituellen Bedürfnisse eines Menschen definiert, wobei spirituelles Bedürfnis (*spiritual need*) eher ein wissenschaftlicher Terminus als ein Wort der Alltagssprache ist. Es kann jedoch davon ausgegangen werden, dass jeder Mensch ein diesbezügliches Gespür kennt und ein implizites Verständnis von spirituellen Bedürfnissen hat. Da jeder Mensch in irgendeiner Form Kontakt mit dem Gesundheitswesen hat und fast jeder schon einmal Erfahrungen mit einer Klinik gesammelt hat – sei es als Patient oder als Angehöriger –, hat jeder auch eine Vorstellung davon, wie gute Behandlung aussieht, und kennt diesbezügliche Bedürfnisse. In Verbindung mit dem Bereich der Spiritualität kann sich ein solches Bedürfnis beispielsweise als Wunsch zeigen, sich jemandem liebevoll zuzuwenden, über Sorgen oder Ängste zu sprechen, Trost zu spenden oder Lebenserfahrung weiterzugeben. Andere spirituelle Bedürfnisse sind z. B. das Bedürfnis nach Sinn und Bedeutung im eigenen Leben und der erlittenen Erkrankung oder das Bedürfnis nach Ganzheitlichkeit, Halt und Rückbindung an etwas Größeres (Büssing et al. 2005). Arndt Büssing widmet sich in vielen empirischen Untersuchungen den verschiedenen spirituellen Bedürfnissen von Patienten, Angehörigen und Caregivern (Büssing 2019; Riklikienė et al. 2020; Büssing 2021). Er unterscheidet vier Dimensionen spiritueller Bedürfnisse: eine soziale, eine emotionale, eine existenzielle und eine religiöse Dimension (Büssing et al. 2018). Entsprechend dieser Unterscheidung erhebt der *Spiritual Needs Questionnaire* (SpNQ), ein zur Erfassung spiritueller Bedürfnisse entwickelter Fragebogen, folgende vier Bedürfniskategorien: Bedürfnisse nach Generativität/Verbundenheit, z. B. Lebenserfahrung weitergeben oder etwas von sich verschenken, Bedürfnisse nach innerem Frieden/Zufriedenheit, z. B. in der Natur sein oder über Ängste und Sorgen sprechen, existenzielle Bedürfnisse bzw. Bedürfnisse nach Sinn, z. B. Dinge klären oder mit jemandem über die Frage nach dem Sinn im eigenen Leben sprechen, sowie religiöse Bedürfnisse bzw. Bedürfnisse nach Transzendenz, z. B. beten oder an einer Feier teilnehmen

(Büssing 2009). Diese Bedürfnisdimensionen machen zum einen deutlich, auf welche Weise sich Spiritualität im Gesundheitswesen zeigen kann, zum anderen, wie sie – gegebenenfalls mithilfe spiritueller Unterstützung – zum Ausdruck gebracht werden kann. Laut Frick und Kollegen sind spirituelle Bedürfnisse „von einer religiösen Gebundenheit prinzipiell unabhängige wichtige Elemente des menschlichen Wesens" (Frick et al. 2021b: 247). Die Autoren gehen davon aus, dass jeder Mensch solche Bedürfnisse besitzt, dass sie über das ganze Leben auftreten und in Belastungssituationen eine Ressource zur Bewältigung der Situation sein können (vgl. ebd.). Peng-Keller hält fest, dass „[s]pirituelle Bedürfnisse, Nöte und Ressourcen [...] nicht von anderen Lebensbereichen isolierbar [sind]. Sie weben sich ein in den Teppich des Lebens und verbinden sich mit Alltagserfahrungen aller Art" (Peng-Keller 2019b: 37). In Studien wird untersucht, ob es bestimmte Patiententypen gibt, denen man sich hinsichtlich ihrer spirituellen Bedürfnisse besonders widmen muss, und es wurde gezeigt, dass Frauen ein größeres Bedürfnis nach Sinngebung und positiver Krankheitsdeutung haben und auch häufiger von den günstigen Auswirkungen von Spiritualität auf ihre Lebensbezüge überzeugt sind als Männer (Büssing et al. 2005; Frick et al. 2021b). Diese Untersuchungen zeigen des Weiteren auf, dass die Selbst- und Fremdwahrnehmung spiritueller Bedürfnisse häufig auseinanderklaffen und ihre Ausprägung von regionalen Besonderheiten mit beeinflusst zu werden scheint (Frick et al. 2021b). Insofern müssen Caregiver einerseits geschlechtsspezifische Unterschiede in der spirituellen Bedürftigkeit berücksichtigen und sich andererseits diejenigen, die im Norden Deutschlands arbeiten, anders um ihre Patientinnen und Patienten sorgen als ihre süddeutschen Kollegen.

3.2 Spiritual Care in den Gesundheitsberufen

Spiritual Care ist ein Konzept, das in erster Linie für die Anwendung im Gesundheitswesen relevant ist. Es gibt bisher nur vereinzelt (explizit) philosophische Beiträge zum interdisziplinären Spiritual Care-Diskurs (z. B. Frick & Maidl 2019). Eine Arbeit von Schuchter plädiert daher für die „Vervollständigung von *Spiritual Care*" (Schuchter 2020: 26, Hervorhebung im Original) durch den Einbezug von Philosophie. Auch wenn im Folgenden die gesundheitswissenschaftlich-anwendungsbezogene Perspektive stärker im Vordergrund steht, soll dieser Appell an den Beginn dieses Kapitels gesetzt werden, um die philosophische Perspektive bewusst zu halten, wenn die unterschiedlichen Verständnisse von und Herangehensweisen an Spiritual Care der unterschiedlichen Disziplinen untersucht werden (Magin 2022b).

3.2.1 Pflege

Wenn von Care im Gesundheitswesen gesprochen wird, wird häufig zunächst die Pflege damit in Verbindung gebracht. Das ganzheitliche Pflegen und Umsorgen von Patientinnen und Patienten war nicht nur historisch die Aufgabe von Krankenschwestern und Pflegenden, sondern ist auch Herausforderung der Gesundheits- und Krankenpflege des 21. Jahrhunderts (Bruce 2018). Aufgrund ihrer Wurzeln in der christlichen Tradition, wo Krankenpflege hauptsächlich durch Geistliche bzw. Ordensleute und deren karitatives Engagement geprägt war, ist Spiritualität in der Ausübung von Pflege seit Anbeginn präsent. Geschichtlich gesehen war spirituelle Sorge um das seelische Heil eines Patienten selbstverständlich. Heutzutage ist Pflege eine säkulare Profession und die Frage, ob Care auch spirituelle Fürsorge bedeutet, eine durchaus berechtigte. Wie die Pflege die Sorge um die spirituellen Bedürfnisse von Patienten verstanden hat und in der heutigen Zeit versteht, soll im Folgenden aufgezeigt werden. (Einen Überblick über Entwicklung und Bedeutung von Spiritual Care in der Pflege geben z. B. McSherry & Ross 2012, für den deutschsprachigen Raum arbeiten Peng-Keller & Rettke 2017 den Diskussionsstand von Spiritual Care und Pflegewissenschaft heraus und kontrastieren diesen mit den internationalen Entwicklungen).

Als Begründerinnen von Spiritual Care in der Pflege können die US-amerikanischen Pflegefachfrauen Judith Shelly und Sharon Fish bezeichnet werden. Anfang der 1980er Jahre wurde ihr Werk *Ein Kranker braucht mehr als Tabletten. Das helfende Gespräch am Krankenbett* im Deutschen veröffentlicht und darin dezidiert auf die spirituell-geistlichen Grundbedürfnisse von Patientinnen und Patienten hingewiesen. (In der deutschen Übersetzung von Klatte wird *spiritual needs* mit *geistliche Bedürfnisse* übersetzt, vgl. Fish & Shelly 1982: 28). Welche Rolle dabei die Pflege übernehmen kann, wird im Vorwort des Buches so beschrieben:

> Die Krankenschwester kann zur Schlüsselperson werden, um Signale aufzufangen, die auf diese [geistlichen bzw. spirituellen; Anmerkung der Verfasserin] Bedürfnisse hindeuten, und sie kann somit zur unschätzbaren Hilfe für den Patienten werden, indem sie persönlich geistliche Hilfestellung bietet oder Hinweise gibt auf Menschen, die weiterhelfen können (ebd. 9).

Pflegende werden hier als die tragenden Schlüsselpersonen gesehen, die nicht nur spirituelle Bedürfnisse wahrnehmen, sondern diese auch befriedigen oder, sofern dies nicht möglich ist, eine Weitervermittlung anstoßen können. Das Ziel der Autorinnen ist daher „die geistliche Dimension [...] als organischen Teil der Krankenpflege in den Pflegeprozeß [sic] zu integrieren“ (ebd. 11). Als Begründung für die Wahl der Pflege geben sie an, dass diese die direkten Ansprechpartner und am ehesten verfügbar sind: „Schwestern sind den Patienten im Krankenhaus auf Knopfdruck VERFÜGBAR. Sie sind die für den Patienten am leichtesten erreichbaren Personen“ (ebd. 117, Hervorhebung im Original). Sie seien auch diejenigen, die „eine geistliche ‚Erste Hilfe‘ in Krisen und Streßsituationen [sic]“ (ebd. 118) leisten können. Neben der Beschreibung der pflegerischen Zuständigkeit für Spiritual Care thematisieren Fish und Shelly die Bedeutung persönlicher Grundhaltungen (Empathie, Verletzlichkeit, Demut, Engagement) sowie die eigenen geistlichen Quellen, aus denen die Pflegenden schöpfen können (vgl. ebd. 123 f.):

> Unsere persönlichen geistlichen Quellen sind im Grunde genommen die gleichen wie die, die wir unseren Patienten anzubieten haben. Unsere geistlichen Bedürfnisse können wir nicht von unseren physischen und psychosozialen Bedürfnissen lösen. Auch uns selbst müssen wir als ganzheitliche Menschen sehen, genauso wie unsere Patienten (ebd. 135).

Die Verbindung von Care und Self-Care sowie von physischen, psychischen, sozialen und spirituellen Bedürfnissen bzw. Ressourcen kommt in diesem Zitat deutlich zum Ausdruck. In einem späteren Werk, wo noch einmal im Titel deutlich wird, dass *Spiritual Care – The nurse's role* (Shelly & Fish 1988) ist, betonen Fish und Shelly zudem, dass viele Pflegende bereits Spiritual Care ausüben, dies aber nicht so benennen (Mcginniss 1989). Wenngleich ihr Ansatz stark biblisch geprägt ist – spirituelle Begleitung wird als Hilfe zur Ermöglichung und/oder Pflege einer personalen Gottesbeziehung verstanden –, legen die beiden Pflegefachfrauen wichtige Grundlagen für die weitere Rezeption von Spiritual Care innerhalb der Pflege- und Gesundheitswissenschaften.

Ein anderer Beitrag aus der Pflegeliteratur dieser Zeit diskutiert, ob Spiritual Care Aufgabe der Pflege ist, und weist dabei auch auf das Problem des Kompetenzmangels hin. Bereits in den 1980er Jahren wurde also festgehalten, dass Pflegende wenig für Spiritual Care vorbereitet sind (DeYoung 1986). Die in dem Beitrag getroffene, wenig optimistische Vorhersage hat sich – leider – bewahrheitet: „[N]urses will probably not be much better educated about patient's spiritual needs in the future“ (ebd. 32). Nach Ansicht der Autorin ist es daher sinnvoll, dass Pflegende (nur) das spirituelle Assessment durchführen und die spirituellen Bedürfnisse von Patientinnen und Patienten an den Seelsorger oder an spirituelle Begleiter überweisen (vgl. ebd.). Ein weiterer pflegewissenschaftlicher Artikel aus dem Jahr 1990 weist auf den Mangel an Ausbildung in Spiritual Care hin und fordert: „Basic nursing programs have the responsibility for providing an educational foundation in order for nurses to adequately meet the needs of their patients in all realms, physical, psychological, and spiritual“ (Piles 1990: 41). Das Problem von mangelnder Kompetenz sowie der Bedarf an Aus- und Weiterbildung sind also keine neuen Themen in der pflegerischen Auseinandersetzung mit Spiritual Care.

Im deutschsprachigen Raum setzt sich zu dieser Zeit die Schweizer Kranken- und Ordensschwester Liliane Juchli mit den Dimensionen ganzheitlicher Pflege

(Juchli 1990) auseinander. Eine holistische, d.h. ganzheitliche, Pflegeauffassung basiert ihrer Ansicht nach auf einem Gesundheitsverständnis, das davon ausgeht, dass der Mensch ein dynamisches Ganzes ist, nie ein endgültig festgelegtes und festgefügtes (vgl. ebd. 67). Juchli kritisiert die Reduzierung der Pflege auf medizinische Assistenz und Hilfstätigkeiten immer wieder und plädiert dafür: „Je mehr die Medizin sich spezialisiert (High-Tech), desto wichtiger wird eine dem kranken und leidenden Menschen gerecht werdende Pflege (High-Touch)" (ebd. 88). Darunter versteht sie, den Menschen in all seinen Dimensionen zu begreifen, als „eine leib-seelisch-geistige Einheit" (ebd. 81). Wenngleich sie nicht das Wort spirituell benutzt, so wird bei ihr dennoch deutlich, dass nach diesem Verständnis Pflege auch Aufgaben der spirituellen Sorge übernimmt. In diesem Zusammenhang entwickelt Juchli ein Modell ganzheitlicher Pflege, das den holistischen Zugang zum Menschen betont und das über die Zeit immer wieder aktualisiert wurde. Das derzeitige Standard-Lehrbuch der Krankenpflege im deutschsprachigen Raum, das Juchli mitherausgegeben hat, stellt dieses Modell der Aktivitäten des täglichen Lebens (ATL) vor (vgl. Schewior-Popp et al. 2012: IX). Dieses bestimmt als letztes von zwölf Elementen die Kategorie „Sinn finden im Werden, Sein, Vergehen" (ebd. 544). Unter dieser Aktivität des täglichen Lebens werden verschiedene Aspekte der menschlichen Spiritualität aufgeführt, und zwar nicht nur auf das Lebensende bezogen, sondern auf den ganzen Prozess menschlicher Entwicklung, von Kindheit über Jugend und Erwachsenenalter, mit den je eigenen Anlässen für Sinnfragen und Krisensituationen. Spiritual Care hat nach diesem Ansatz die weit gefasste und jeweils individuell zu füllende Aufgabe, Sinnfindung im Sein, Werden und Vergehen zu ermöglichen. Die von den zwölf ATLs abgeleiteten Pflegeziele umfassen z. B. das Bereitstellen von Räumlichkeiten und Möglichkeiten, die es jeder Person ermöglichen, ihre Religion frei auszuüben, oder auch das Anbieten von qualifizierter Unterstützung und Trost für trauernde Angehörige oder Freunde (vgl. ebd. 554 f.). Nach Ansicht Juchlis kann jede Gesundheitsfachperson zu diesem Ziel beitragen und Spiritualität als denjenigen Weg verstehen, der Sinnfindung erleichtert, sei es durch das Angebot eines Gesprächs, einer Entspannungsübung oder eines religiösen Rituals.

Auch Dorothee Bürgi, eine weitere Schweizer Pflegefachfrau, sieht den Einbezug von Spiritualität „als Ausdruck eines ganzheitlichen Pflegeverständnisses" an (Bürgi 2012: 11). Spiritual Care ist für sie Ausdruck einer bestimmten Haltung, mit deren Hilfe sowohl Tiefe als auch Nähe geschaffen und dadurch aus einem Gespräch eine Begegnung werden kann (vgl. ebd. 12). Warum gerade die Pflegenden diese Aufgabe übernehmen sollen, begründet sie damit, dass diese unmittelbare Gesprächspartner für Patientinnen und Patienten und auch dann vor Ort sind, wenn spirituelle Themen am ehesten hochkommen: „Dann, wenn es still wird im Krankenhaus, wenn die Hektik des Tages verklungen ist und es nurmehr wenig

Ablenkung von existentiell drängenden Fragen gibt – nachts, wenn der Patient allein ist" (ebd. 12). Hemmende Faktoren sieht die Autorin darin, dass die im Gesundheitswesen Tätigen oftmals fürchten, Patienten in ihren persönlichen Überzeugungen oder ihrem Glauben zu brüskieren, sodass sie lieber gar nichts sagen, als das Risiko einzugehen, etwas Falsches zu sagen, dass sie also aus lauter „spiritual correctness" beginnen zu schweigen (ebd. 14). Um Befürchtungen zu reduzieren, betont Bürgi den Unterschied zwischen einem „tuenden Begleiter" und einem „seienden Gefährten": „*Tuendes Begleiten* hat die Qualität einer professionellen Kompetenz. *Gefährte sein* hingegen signalisiert ein Beziehungsangebot und die Offenheit für eine tiefe und berührende Begegnung" (ebd. 22, Hervorhebung im Original). Zuhören und Hinhören sind nach dieser Ansicht wichtiger als Antwortgeben und können gerade in drängenden Situationen, wie z. B. nachts auf Station, eine erleichternde Spiritual Care-Intervention darstellen.

Die im Bereich Pflegemanagement und -pädagogik lehrende Constanze Giese hält in einem Aufsatz von 2016 fest, dass Spiritualität immer ein Thema der Pflege ist und es auch bleiben wird (Giese 2016). Ähnlich zu Bürgi betont sie, dass Pflege die einzige Berufsgruppe unter den Heilberufen in Kliniken und Pflegeheimen ist, die immer erreichbar ist und bei Abwesenheit der anderen – von der Medizin bis zur Seelsorge – im Notfall deren Aufgaben mit übernimmt. Auch sie bezieht sich dabei auf die Nächte, die oft Zeiten der Krise seien und in denen Angst, Verzweiflung oder Sinnkrisen hervorbrächen (vgl. ebd. 217). Spiritualität in der Pflege sei daher eine „Spiritualität des Moments" (ebd. 219). Sie zeige sich weniger als inhaltlicher Diskurs über die großen Fragen des Lebens, vielmehr fänden sich Pflegende plötzlich in spirituellen Momenten wieder, die sich z. B. beim Leisten von Hilfestellung oder der Hygiene am Morgen einstellen, anstatt explizit herbeigeführt zu werden. Giese vertritt daher die Ansicht, dass sich die Identität der Pflege als Care-Beruf „*nicht neben* der eigentlichen, oft körpernahen Tätigkeit, sondern gerade *in* dieser" zeigt (ebd. 218, Hervorhebung im Original). Gerade chronische oder psychische Erkrankungen sowie die wachsende Zahl an Menschen mit Demenz stellen laut Giese neue Anforderungen an die pflegerische Sorge und lassen Spiritualität wieder mehr zum Thema werden (vgl. ebd. 218).

Wie Bürgi und Giese gehen viele Autoren davon aus, dass Spiritual Care eine wichtige pflegerische Aufgabe ist (z. B. Caldeira et al. 2013; Ramezani et al. 2014) und Pflegende eine besondere Rolle einnehmen, weil sie den Patienten näher kommen als andere Gesundheitsfachpersonen. Oft sind Pflegekräfte erste Ansprechpartner, wenn sich Patienten mit existenziellen Fragen oder auch direkt mit der Gretchen-Frage *Wie hast du's mit der Religion?* (Paal 2014) beschäftigen. Zudem gilt die Pflege als „Beziehungs- und Berührungsberuf"

(Uzarewicz & Uzarewicz 2005: 177), d. h. durch viele kleine Pflegemaßnahmen können Intimität und Nähe entstehen und damit auch mögliche „Heilige Momente"

(Augustyn 2011: 163). Durch ihre hohe Präsenz und Kontinuität in der Sorgearbeit werden Pflegekräfte am ehesten Zeugen von Gefühlen und Krisen und seien gefragt, angemessen auf sie zu reagieren (vgl. Klingl & Frick 2011: 160).

Franziskus Knoll, Theologe und Pflegepädagoge, sieht in der dafür nötigen Kompetenzvermittlung den entscheidenden Punkt. In seinem 2015 veröffentlichten Werk erarbeitet er den Stellenwert der Spiritualität in und für die deutsche Pflege sowie die Folgen für die curriculare Gestaltung des Unterrichts in der Krankenpflegeausbildung (Knoll 2015). Anhand einer systematischen Untersuchung der Pflegeausbildung auf ihre Berücksichtigung spiritualitätsbezogener (Bildungs-) Inhalte weist Knoll auf die „spirituelle[n] Leer-Stellen in pflegewissenschaftlichen Lehrbüchern" hin (Knoll 2016: 197). Er kommt zu dem Schluss, dass die Standard-Lehrbücher für die Gesundheits- und Krankenpflege diesbezüglich erhebliche Mängel aufweisen. Auch seine Analyse der Rahmenlehrpläne der deutschen Bundesländer zeigt hier einen Mangel auf (vgl. Knoll 2015: 233–302). Vor diesem Hintergrund fordert er:

> Wenn jedoch die Ausbildung in der Gesundheits- und Krankenpflege nach einer Anbahnung erforderlicher Mindestqualifikationen strebt, müssen Lerninhalte mit erwiesener Pflegerelevanz samt Kompetenzanbahnung – *und zwar bundesland- und trägerunabhängig* – Aufnahme in die Lehrpläne finden und curriculare Leerformeln vermieden werden (ebd. 278, Hervorhebung im Original).

Seiner Ansicht nach wird die Rolle der Pflege in Spiritual Care immer wieder betont, es fehle jedoch an Vorbereitung und Lehre. Spiritualität müsse als Bildungsinhalt staatlich verantworteter Rahmenlehrpläne, in einem transdisziplinären Pflegeverständnis vermittelt werden. Knolls Fazit:

> Insofern Pflegende eine spirituelle Begleitung entweder (1) selbst gewährleisten sollen oder – wenn sie sich dazu nicht in der Lage sehen – (2) aufgrund ihrer professionellen Verantwortung dafür Sorge zu tragen haben, dass die Bedürfnisse durch andere adressiert werden (z.B. Seelsorgende), bedürfen sie einer entsprechenden Qualifikation zur Wahrnehmung des Spiritualitätsphänomens (Knoll 2016: 200).

Bei der Analyse der US-amerikanischen Pflegeausbildung stellt er fest, dass die Akademisierung der Pflege in den USA und die Pflegetheorieentwicklung das Pflegeverständnis geweitet haben, von einer eher passiv-zuarbeitenden Rolle in der religiösen Sorge um kranke Menschen hin zu einer aktiv-begleitenden spirituellen Fürsorge (vgl. Knoll 2015: 300). Ein Studium der Pflegewissenschaft – wie es die Akademisierung der Pflege seit Beginn des 21. Jahrhunderts auch in Deutschland ermöglicht – verschafft nach Ansicht des Autors nicht nur eine solide Allgemeinbildung, sondern fördert vor allem die Persönlichkeitsentwicklung und stärkt das pflegerische Selbstverständnis (vgl. ebd. 301).

Auf internationaler Ebene wird die Integration von Spiritualität in den Pflegeberuf im Ethik-Kodex des International Council of Nurses (ICN) festgehalten. Dort steht gleich im ersten Absatz, dass es Aufgabe der Pflege ist, einen Raum herzustellen, in dem neben anderem („human rights, values, customs") auch die spirituellen Bedürfnisse von Patienten und ihrer Familien beachtet werden („spiritual beliefs of the individual, family and community are respected", ICN 2012: 2). Internationale Forschung zu Spiritual Care findet auch am häufigsten im Bereich der Pflege statt. Vor allem in nicht-westlichen Ländern, z. B. Südafrika (Chandramohan & Bhagwan 2015; Mthembu et al. 2016), Nigeria (Afolayan 2018), dem Iran (Ramezani et al. 2014) oder Korea (Jang et al. 2019) zeigt sich ein stark pflegerischer Fokus auf Spiritual Care.

3.2.2 Medizin

Die ursprüngliche Entstehung von Spiritual Care in Palliativmedizin und Onkologie zeigt die naheliegende Zusammengehörigkeit von Medizin und Spiritual Care (z. B. Frick & Roser 2011). Der kanadische Theologe Guy Jobin gibt einen Überblick über die Entwicklung der Verbindung zwischen Spiritualität und Medizin und identifiziert verschiedene Phasen, die das Verhältnis der beiden geprägt hat. Seiner Ansicht nach führt die „spirituelle Transformation des Gesundheitssystems" zu vier zentralen Folgeerscheinungen: die Funktionalisierung der Spiritualität durch die Biomedizin, eine Neuinterpretation spiritueller Erfahrungen, die Übersetzung zwischen biomedizinischer und symbolisch-spiritueller Sprache sowie die Professionalisierung von Spiritual Care und Neubestimmung von Rollen und Verantwortlichkeiten zwischen der von Religionsgemeinschaften angebotenen Seelsorge und den spirituellen Kompetenzen verschiedener Gesundheitsberufe (Jobin 2017: 167). Vor diesen von Jobin identifizierten Herausforderungen stehe die moderne Medizin, die von allen relevanten Disziplinen am stärksten vom naturwissenschaftlichen, evidenzbasierten System geprägt sei und auf die neuesten Verfahren und Technologien setze (vgl. ebd.). Roser fragt mit seinem Beitrag *Evidence-based Spiritual Care, gibt es das?* (Roser 2011b), ob Spiritual Care sich dem medizinischen Diktum, dass alles auf Evidenz basiert, unterwerfen soll. Dazu zunächst als Klärung: Die Absicherung durch empirisch-wissenschaftliche Studien (evidence based medicine, EbM) ist eine wichtige Grundlage der modernen Medizin und schafft die Möglichkeit, die medizinischen Leistungen zu evaluieren, die Qualität zu sichern und zu hinterfragen, was man tut und wie man es tut. Die Evidenz für die Effekte von Spiritual Care ist nach derzeitigem Stand relativ gering. Es gibt noch wenige Studien, die den Vorgaben der EbM entsprächen, nur zwei randomisierte, kontrollierte Studien, die keinen oder nur einen wenig signifikanten Zwischengruppen-Unterschied vorweisen (Gijsberts et al. 2019). Eine solche Studie ist die von Huguelet und Kollegen, die in einem randomisierten Vergleich mit Interventions- und Kontrollgruppe die Akzeptanz einer spirituellen Anamnese bei ambulanten Schizophrenie-Patienten und deren Behandlern untersucht. Eine Gruppe bekam eine spirituelle Anamnese, in der zweiten Gruppe wurden spirituelle Themen nur auf ausdrücklichen Wunsch thematisiert. Als Ergebnis zeigte sich, dass die spirituelle Anamnese von den Patienten gut angenommen wurde. Der Krankheitsverlauf unterschied sich jedoch nicht, ebenso konnten nach einem dreimonatigen Follow-up keine Unterschiede zwischen den Gruppen in Bezug auf die Einhaltung der Medikamente, die Einhaltung der Behandlung oder die Zufriedenheit mit der Behandlung festgestellt werden. Als Unterschied zeigte sich, dass die Patienten in der Interventionsgruppe während der Nachbeobachtungszeit signifikant besser an Terminen teilnahmen. Einschränkend wurde jedoch auch berichtet, dass diese Patienten viel über R/S-Themen diskutieren wollten, was wiederum bei den behandelnden Ärzten nicht immer positiv wahrgenommen wurde (Huguelet et al. 2011). Eine andere, prospektive Untersuchung von Tumorpatienten mit progredientem Verlauf führten Balboni und Kollegen durch. In dieser Studie zeigte sich, dass es für spirituell schlecht betreute Patienten eine höhere finanzielle Aufwendung und häufigere Verlegungen auf die Intensivstation gab (Balboni et al. 2010). Vor dem Hintergrund dieser Ergebnisse wagt Frick folgende – wie er es selbst nennt – steile These: Spiritual Care helfe, Zeit, Geld und personelle Ressourcen zu sparen (vgl. Frick 2014a: 64). Wenngleich diesem Schluss noch wenig Evidenz zugrunde liegt, können die beiden Studien als richtungsweisend gewertet werden. Sie zeigen auf, dass der Einbezug spiritueller Themen Auswirkungen auf das Commitment haben kann, dass Patienten solche Themen grundsätzlich gut annehmen, vielleicht auch wertschätzen, und dass sie durchaus auch Einfluss auf die messbaren Größen im Gesundheitswesen haben können. Leider gibt es kaum Möglichkeiten, die Effekte von Spiritual Care angemessen zu erforschen und dabei sowohl den Ansprüchen der EbM-Leitlinien als auch dem Gegenstand Spiritualität und ihrer vollen Bedeutung im Gesundheitswesen gerecht zu werden. Dies betrifft nicht nur die Messung von Spiritualitäts-Effekten oder die Darstellung von Spiritual Care-Interventionen in Zahlen. Es stellt sich auch die Frage, ob Spiritual Care dies überhaupt leisten muss. Nach Frick leitet sich der Einbezug von Spiritual Care nicht aus empirischen Daten ab, sondern aus der Wesensbestimmung des Menschen und seinen Rechten innerhalb eines freiheitlichen Gemeinwesens (vgl. ebd. 62). Er hält pointiert fest: „Auch, wenn es überhaupt nichts nützen würde zu beten und völlig irrelevant wäre, auch dann wäre Spiritual Care etwas, worum wir uns kümmern müssen, und zwar, weil es zum Menschsein gehört" (ebd.).

Inwiefern Spiritual Care Aufgabe von Ärztinnen und Ärzten ist, bleibt eine zu diskutierende Frage. Frankl, dessen Ansatz zur sinnbasierten Patientenbehandlung bereits erwähnt wurde, beschreibt die Seelsorge als „legitime Aufgabe innerhalb des ärztlichen Bereichs“ (Frankl 1980: 266). Sie sei Sache des Internisten, des Geriaters, des Dermatologen wie auch des Orthopäden. Seiner Ansicht nach kommt es immer wieder vor, dass Ärzte nicht mehr heilen, nicht einmal mehr lindern könnten und ihnen dann „nichts anderes übrig [bleibt], als zu trösten“ (ebd.). Dazu schreibt er weiter:

> Daß [sic] auch dies noch ihres Amtes ist, dafür mag ein rührendes Zeugnis die Inschrift sein, die über dem Haupttor des Allgemeinen Krankenhauses von Wien prangt […]: saluti et solatio aegrorum – nicht nur der Heilung, sondern auch der Tröstung von Kranken (ebd.).

Dieser kurze Beitrag aus Frankls Gesamtwerk von 1980, der mit *Ärztliche Seelsorge* betitelt ist, stellt dar, dass der Arzt der erste Ansprechpartner für die Behandlung und Heilung einer Krankheit ist, sein Bereich aber dort nicht aufhört: auch die spirituelle Fürsorge, das Trösten und Berücksichtigen der Grenzen seiner Fähigkeit sind laut Frankl Teil der ärztlichen Aufgabe.

Für die heutige Zeit greift Stephanie Bohlen diesen Punkt auf und weist darauf hin, wie wichtig es ist, dass Medizinstudierende lernen, über die Grenzen der naturwissenschaftlichen Forschung zu reflektieren. Ziel müsse sein, dass Medizinstudierende lernen, in der Begegnung mit Patienten zu Hörenden zu werden, auch und gerade, weil Medizin eher in die Richtung strebe, dass Studierende möglichst schnell kompetent, seriös und sicher wirken. „Das Medizinstudium muss daher nicht nur auf Souveränität im Tun zielen, sondern auch die Reflexion der eigenen Grenzen fördern“ (Bohlen 2019: 273). Zuhören, Reflektieren und der Umgang mit Unsicherheit sind laut Bohlen wichtige Kompetenzen von angehenden Ärztinnen und Ärzten und bilden den Kern von Spiritual Care. Statt den Fokus auf das Tun und das (Be-)Handeln zu richten, möchte Spiritual Care das Offensein und Zuhören stärken.

Zu einem ähnlichen Ergebnis kommt auch Borasio, der auf die Titelfrage seines Beitrags *Spiritual Care: Eine Aufgabe für den Arzt?* antwortet: „Wir brauchen, wenn wir die Medizin der Zukunft verbessern wollen […], nicht nur eine sprechende Medizin – Ärzte sprechen in der Regel eher zu viel. Wir brauchen vor allem eine hörende Medizin“ (Borasio 2014: 126). Dies bedeute, auf die Patienten und ihre Bedürfnisse zu hören, bevor überhaupt angefangen wird, irgendetwas zu tun.

Birgit Merten beschäftigt sich mit der Rolle des Arztes im Spiritual Care-Team und zeigt die verschiedenen Möglichkeiten einer ärztlichen Mitwirkung auf. Nach Ansicht der Autorin kann der Arzt z. B. die Rolle eines ärztlichen Seelsorgers oder Begleiters einnehmen oder auch Vermittler von spirituellen Bedürfnissen sein. Dies hänge hauptsächlich davon ab, ob der Patient den Arzt dafür als Vertrauensperson wählt (vgl. Merten 2016: 6). Gleichzeitig weist sie darauf hin, dass die Erwartung an den Arzt, Spiritual Care auszuüben, ihn auch überfordern kann. Die Zuständigkeit für andere Patienten und Notfälle sowie die enge Taktung der Arbeitszeit könnten Ärzte daran hindern, spirituelle Begleiter für einen Patienten zu werden, so Merten. Zudem sei es schwierig, sich innerhalb des Teams zu Spiritual Care auszutauschen. Während auf Palliativstationen die Rahmenbedingungen häufig günstig seien – ein kleines, relativ stabiles Team sowie regelmäßige Besprechungen – herrschen auf Intensivstation oder internistischen bzw. chirurgischen Stationen schwierigere Verhältnisse durch die hohe Anzahl an Betten, häufige Wechsel, professionsinterne oder getrennte Besprechungen sowie die starke Ökonomisierung (vgl. ebd. 5). Doch auch wenn der Arzt kein direkter Spiritual Care-Beauftragter ist, brauche er sich nicht gänzlich aus dieser Aufgabe herausnehmen, sondern könne die Behandlung vor diesem Hintergrund koordinieren und Vermittler für weitere Interventionen sein.

In einer Umfrage zur Bedeutung von Spiritual Care in deutschsprachigen medizinischen Fakultäten (Taverna et al. 2019) zeigte sich, dass keine Fakultät verpflichtende Kurse anbietet, die sich ausschließlich dem Thema Spiritualität im Gesundheitswesen widmet. Etwas mehr als die Hälfte der befragten Fakultäten (14 von 25) vermittelten Inhalte zu Spiritual Care und einige bezogen das Thema in andere Pflichtkurse ein. Während die meisten Befragten der Wichtigkeit von Spiritualität im Gesundheitswesen und folglich auch in der Ausbildung zustimmten, sah nur etwa die Hälfte einen Bedarf, mehr Spiritual Care ins Curriculum zu integrieren. Ähnliche Ergebnisse zeigten sich in einer Umfrage bei deutschen Weiterbildungsermächtigten für Psychiatrie und Psychotherapie (Freund et al. 2018). In dieser Studie wurde deutlich, dass Spiritualität zwar als wichtiger Faktor in der Behandlung von psychisch Kranken angesehen wird, Spiritual Care jedoch wenig in die Weiterbildungscurricula zum Facharzt für Psychiatrie und Psychotherapie integriert ist. Auf diesen Befund baut ein von Alt-Epping und Kollegen verfasstes Positionspapier auf, das als Grundlage für die Integration von Spiritual Care ins Medizinstudium dienen und das Thema bei angehenden Ärzten stärken soll (Alt-Epping et al. 2021). Ihr Ausgangspunkt ist die unzureichende Realisierung von Spiritual Care in der medizinischen Lehre und ihr Ziel, Spiritual Care in verschiedenen Fachbereichen des Medizinstudiums zu verankern. Dazu gehöre nicht nur der Bereich der Palliativmedizin, sondern auch die Allgemeinmedizin, Kinderheilkunde, Chirurgie oder die Schmerzmedizin. Das Positionspapier formuliert Lernziele und Kompetenzen, die Medizinstudierende erwerben sollten, darunter u. a. interkulturelle und interprofessionelle Kompetenz, ärztliche Neutralität sowie professionelle Grenzen. Darüber hinaus wird angekündigt, unterstützende Lehreworkshops anzubieten, die als Implementierungshilfe dienen können. Mit diesem Ausblick bleibt zu hoffen, dass die Autoren ihrem Ziel näherkommen und Medizinerinnen und Medizinern frühzeitig an das Thema Spiritual Care herangeführt werden können.

3.2.3 Soziale Arbeit

Die Soziale Arbeit (Wasner 2021) ist noch nicht lange in den Spiritual Care-Diskurs integriert. (Einen Überblick über die internationale Entwicklung und Bedeutung von Spiritual Care in der Sozialen Arbeit gibt z. B. Holloway 2012). Dass Spiritualität in der deutschsprachigen Literatur zur Sozialen Arbeit lange Zeit kaum eine Rolle gespielt hat, hält das eigens zu diesem Themenfeld erschienenen Heft *Spiritualität und Soziale Arbeit* der Zeitschrift *Spiritual Care* fest (vgl. Zwingmann & Utsch 2019: 129). Ab Mitte der 2010er Jahre sind jedoch mehrere Sammelbände und Monographien erschienen, die in umfassender Weise spirituelle und religiöse Zugänge in der Sozialen Arbeit behandeln (z. B. Dhiman & Rettig 2017; Mahler 2018).

Die Verbindung von Sozialer Arbeit und Spiritualität ist in grundlegenden Schriften der Profession, auf internationaler und nationaler Ebene verankert. So betont das Zentrum für Menschenrechte der Vereinten Nationen (United Nations Human Rights Council, UNHRC) in seinem 1994 herausgegebenen *Manual for Schools of Social Work and the Social Work Profession*, dass Soziale Arbeit generell in einem spirituellen Kontext stattfindet: „Social work is always practised in five contexts which […] are part of a whole. These contexts are geographical, political, socio-economic, cultural and spiritual." Zum spirituellen Kontext wird weiter ausgeführt:

> It is central to social work/human practice that attention is paid to the spirit, the values, the philosophies, the ethics, and the hopes and ideals of those with whom social workers work and, at the same time, to social workers' own values (UNHRC 1994: 5).

Laut des Deutschen Berufsverbands für Soziale Arbeit (DBSH) fördert Soziale Arbeit „gesellschaftliche Veränderungen, soziale Entwicklungen und den sozialen Zusammenhalt sowie die Stärkung der Autonomie und Selbstbestimmung von Menschen" (DBSH 2016). Unter den Prinzipien der berufsethischen Bestimmungen heißt es zudem:

> Soziale Arbeit basiert auf der Achtung vor dem besonderen Wert und der Würde aller Menschen, und auf den Rechten, die sich daraus ergeben. Sozialarbeiter_innen [sic] sollen die körperliche, psychische, emotionale und spirituelle Integrität und das Wohlergehen einer jeden Person wahren und verteidigen (DBSH 2014: 30).

Vor diesem Hintergrund sind die Kernaufgaben der Sozialen Arbeit, Menschen in sozialen Problemlagen zu unterstützten, ihre Selbstbestimmung zu fördern und dazu beizutragen, soziale Härten zu reduzieren (vgl. Wasner 2011a; Wasner 2019: 178). Dabei soll die spirituelle Integrität geachtet werden und der Blick auf ein ganzheitliches Wohlergehen – auch in spiritueller Hinsicht – in die Arbeit einfließen.

Im sozialarbeiterischen Kontext kann Spiritualität als Möglichkeit gesehen werden, „dem Bedürfnis nach dem Ruhen in sich, der Sehnsucht nach dem Absoluten und nach dem Sinn im Tun auch dort, wo Menschen scheitern, nachzuspüren" (Freise & Khorchide 2017: 18). Um dies zu erreichen, sollen sich Sozialarbeitende den Menschen, die Unterstützung brauchen, zur Verfügung stellen, nicht nur mithilfe von Empathie, sondern auch – gerade in Bezug auf das Thema Spiritualität – mit der Akzeptanz eines Gefühls von Fremdheit, die Ausdruck der Würde des Menschen ist (vgl. ebd. 21). Pohl gibt entsprechende „Handlungsempfehlungen zum Umgang mit Spiritualität in der Sozialen Arbeit" (Pohl 2019: 190) und hält dazu fest, dass Spiritualität auszuklammern im Berufsfeld eines Sozialarbeitenden weder sinnvoll noch möglich ist. Bezüglich der Rolle von Sozialer Arbeit im multiprofessionellen Team und ihrer Zuständigkeit für Spiritual Care zeigt Rehn, dass Patientinnen und Patienten häufig weniger Ängste und Befürchtungen gegenüber der Pflege oder den Sozialarbeitern haben als vor der ärztlichen Autorität. Daher würden tabuisierte Themen, wie Spiritualität, am ehesten bei diesen Professionen platziert (vgl. Rehn 2019: 171). Zudem existiere in der Sozialen Arbeit kein Abstinenzgebot, wie z. B. in der Psychotherapie, weshalb Sozialarbeitende den Vorteil hätten, sich über lebensnahe Themen und eigene Erfahrungen zur Spiritualität unterhalten zu können (vgl. ebd.).

Die in Großbritannien lehrenden Professoren für Soziale Arbeit, Holloway und Moss, entwickeln für das Rollenverständnis von Sozialer Arbeit das sogenannte Fellow-Traveller-Model for Spiritual Care (Holloway & Moss 2010: 114). Sie sehen den Sozialarbeiter als Reisekameraden (fellow traveller), dessen Rolle weniger als ein „being there" beschrieben werden kann, sondern eher als ein „agent of change", als „a companion who *assists* with the journey, and it brings into play roles of listening, sharing, guiding, and sustaining" (Holloway 2012: 238, Hervorhebung im Original). Sozialarbeiterisch tätig sein heiße, Führer und Begleiter durch die Berge und Täler einer spirituellen Reise zu sein. Als Fellow Traveller könne der Sozialarbeiter den Patienten auf dieser Reise begleiten, so lange er sich wohl und kompetent fühle, ihm zu assistieren. Wesentliches Merkmal des Modells sei, dass beide nebeneinanderher reisen, und es nicht darum geht, einen Passagier zu befördern. Gleichzeitig erkenne es an, dass die hilfsbedürftige Person stolpern kann, die Richtung verlieren oder an schwierigen Punkten der Reise aufgeben möchte (vgl. Holloway & Moss 2010: 112).

Da Soziale Arbeit den Menschen in seiner gesamten Lebenssituation in den Blick nehme, zeichnet sie sich nach Ansicht der beiden Schweizer Dozentinnen Hochuli Freund und Hug durch eine sogenannte diffuse Allzuständigkeit aus. Diese Zuständigkeit für eine große Bandbreite möglicher Themen oder Probleme gelte als eine der spezifischen Strukturbedingungen der Sozialen Arbeit und wirke sich auch auf das Thema Spiritualität aus, als Chance und auch als Risiko (vgl. Hochuli

Freund & Hug 2017: 54). Sozialarbeiterinnen und Sozialarbeiter stünden daher vor der Herausforderung, spirituelle und religiöse Überzeugungen, Bedürfnisse und Bindungen der Patientinnen und Patienten im Sinne einer sozialen Diagnostik herauszuarbeiten und artikulierbar zu machen, gleichzeitig aber zu signalisieren, dass auch eine Nichtauseinandersetzung mit der Thematik legitim ist (vgl. ebd. 55). Die Sozialarbeitenden selbst seien dabei auch immer als ganze Person involviert. Zudem weisen die Autorinnen in Bezug auf *Spiritualität als Thema in der Ausbildung der Sozialen Arbeit* darauf hin, dass Studierende sich eine Sensibilität in Bezug auf Sinnfragen und R/S erarbeiten können und in die Lage versetzt werden sollen, Krisen von Patienten als existenzielle Sinnkrisen zu erkennen, ebenso deren mögliche religiös-spirituelle Konnotation. Ziel sei es, dass Studierende fähig sind, eine spirituelle Suche wahrzunehmen, respektvoll damit umzugehen und die persönliche Freiheit zu achten, eine angemessene Unterstützung zu bieten und bedarfsbezogen an Fachpersonen einer bestimmten Religion weiter verweisen zu können (vgl. ebd. 63). Um dies zu ermöglichen, schlagen die beiden Autorinnen vor, Wahlangebote für Studierende zu entwickeln, die solche Kompetenzen vermitteln und die darüber hinaus auch Raum bieten für praktische Übungen (in Meditation, Achtsamkeit), um deutlich zu machen, dass es nicht nur um Methodenkompetenz geht, sondern auch um Selbstkompetenz, und eigene Erfahrungen von Verbundenheit (vgl. ebd. 63 f.).

Wie bei den verschiedenen Autoren deutlich wird, hat Soziale Arbeit den besonderen Fokus, den soziokulturellen Hintergrund einer Person mit einzubeziehen. Da spirituelle oder religiöse Themen stark mit der kulturellen Umgebung eines Patienten oder einer Patientin verknüpft sind, findet gutes Spiritual Care mithilfe eines sozialarbeiterischen Zugangs statt. Wie Petery bei einer Untersuchung zur spirituellen Betreuung von Mitgliedern in bayerischen jüdischen Gemeinden zeigt, ist Spiritual Care auch deutlich mehr Sozialarbeit als explizit religiöse Begleitung (Petery 2017). Zudem kann Sozialarbeiterinnen und Sozialarbeitern einer Einrichtung oder Klinik eine Schlüsselrolle in der Spiritual Care-Arbeit zukommen, wenn sie Patienten und Angehörigen beim Übergang in oder aus der Klinik in den Alltag helfen, oder die Nachbetreuung sicherstellen, z. B. den Anschluss an die Gemeinde vor Ort (Koenig 2012). Soziale Arbeit spielt also eine wesentliche Rolle im Umgang mit und bei der Durchführung von Spiritual Care und bringt durch ihre eigene professionsspezifische Haltung eine wertvolle Perspektive auf das Thema Spiritualität ein.

3.2.4 Seelsorge

Der Begriff Spiritual Care wird bis weit ins 20. Jahrhundert weitgehend synonym zu jenem der Seelsorge bzw. im englischen der Pastoral Care benutzt (vgl. Frick 2014a:

55; Peng-Keller 2017: 177). In der Krankenhausseelsorge wird Spiritual Care auch als erweiterter Begriff für die interreligiöse Seelsorge verwendet (vgl. Chilian 2017: 183) und damit stärker die Konfessionsunabhängigkeit betont. Mehr als die anderen Gesundheitsberufe streitet die Seelsorge um ihre Rolle bei der Spiritual Care-Arbeit und ringt um eine Abgrenzung. Teilweise mag es den Anschein erwecken, dass *Spiritual Care – nur ein neues Wort* (Frick 2009) ist, eine – in den Worten Habermas' – „postsäkulare Erscheinung", welche auf neudeutsch ausdrückt, was früher einmal Seelsorge war (ebd. 233). Die beiden Termini Seelsorge und Spiritual Care sind also eng miteinander verknüpft und ihr Verhältnis zueinander ist nicht immer klar. Es stellt sich die Frage, ob das eine unter das andere Konzept subsumierbar ist, ob beide eine eigene spirituelle Fürsorge-Art darstellen oder ob bzw. wie eine gelungene Zusammenarbeit aussehen kann. Mal wird der Anschein erweckt, Seelsorgende seien die Haupt-Spiritual Caregiver und mal, dass Spiritual Caregiver die besseren Seelsorgenden sind. Für die Praxis baut darauf die Frage auf, ob Kliniken auf die Seelsorge verzichten können, wenn sie Spiritual Care-Beauftragte haben, oder ob beide Bereiche abgedeckt werden sollten. Je nach Autor und dessen Professions- bzw. Fachzugehörigkeit werden diese Fragen unterschiedlich beantwortet. Frick stellt verschiedene Modelle vor, wie das Verhältnis von Spiritual Care (SC) und Seelsorge (Ss) gestaltet sein kann: zum einen das disjunkte Modell, bei dem die Schnittmenge zwischen beiden leer ist, zum anderen der Fall, dass SC und Ss synonym und damit deckungsgleich sind. Des Weiteren gebe es die Möglichkeit, dass entweder Ss oder SC die Teilmenge der jeweils anderen Menge ist. Dabei werde entweder SC als der Oberbegriff verstanden und ein breiter SC Ansatz zugrunde gelegt, der transprofessionell offen ist und niemanden ausschließt. Umgekehrt könne auch Ss der Oberbegriff sein und transprofessionell verstanden werden, z. B. im Sinne einer ärztlichen ‚Laien'-Seelsorge (vgl. Frick 2020a: 142 f.). In einem frühen Beitrag Rosers zur Seelsorge als vierter Säule im Gesundheitswesen titelt er: *„Spiritual Care: Ein Thema im Gesundheitswesen, aber kaum eines in der Poimenik"* (Poimenik: griech: Lehre von der Seelsorge) (Roser 2009a: 585, Hervorhebung im Original). In diesem zeigt er auf, dass die Seelsorge-Literatur das Thema Spiritual Care wenig aufnimmt und zum einen befürchtet, als eigene Berufsgruppe verzweckt zu werden, zum anderen die Gefahr sieht, dass das Verständnis von Spiritualität individualistisch reduziert wird (vgl. ebd. 592). Im Diskurs um Spiritual Care schwinge dadurch immer auch eine unterschwellige Angst der Seelsorge mit, vor Verlust an Deutungshoheit, vor Verwässerung der Seelsorge durch das areligiöse Spiritual Care, oder davor, durch Spiritual Care schlichtweg ersetzt zu werden. Dabei wolle Seelsorge ihr Proprium schützen, also das, was sie ausmacht, in Abgrenzung zu einer (nur) spirituellen Sinnsuche (vgl. ebd.).

Bei einer Befragung von Seelsorgenden in der deutschsprachigen Schweiz konnten solche Befürchtungen, aber auch die Erwartungen und Möglichkeiten für

Seelsorge und Spiritual Care, folgendermaßen nachgewiesen werden (Schweizer & Noth 2017): In dieser Studie zeigte sich, dass die Befragten im Jahr 2015 davon ausgehen, dass sich Spiritual Care innerhalb von fünf Jahren etabliert haben wird. Zudem bestand die Erwartung, dass Seelsorgerinnen und Seelsorger in Zukunft zu den eigentlichen Expertinnen und Experten im Fachbereich Spiritual Care werden. Sie würden als Spezialistinnen und Spezialisten in einem interdisziplinären Behandlungsteam dann beigezogen, wenn „spirituelle Versprachlichungs-, Dialog- und Deutungskompetenzen" (ebd. 226) gefragt seien. Zudem ergab sich als Zukunftsperspektive, dass beide Disziplinen eng zusammenarbeiten werden, unter Umständen sogar so weit, dass Seelsorge zu einem Teilbereich von Spiritual Care werde oder als eigenständige Disziplinbezeichnung auf begrifflicher Ebene sogar von Spiritual Care verdrängt werde. Insgesamt wurden die Diskussionen und Auseinandersetzungen rund um Spiritual Care von den Befragten als konstruktiv und insbesondere für die Seelsorge als wichtig und bereichernd angesehen, da sie auch der vertieften Klärung der eigenen professionellen Identität dienen. Eine Konkurrenz zwischen den Disziplinen sah eine Minderheit der Befragten. Unwahrscheinlich war für alle Befragten jedoch, dass alles so bleibe, wie es ist (vgl. ebd.).

Bisher hat eine Verdrängung der Seelsorge nicht stattgefunden und es bildet sich mehr und mehr Konsens darüber heraus, Spiritual Care weniger als Konkurrenz denn als Ergänzung zu sehen. Spiritual Care soll laut Frick kein „Gegenunternehmen" zur Seelsorge sein (Frick 2014a: 57). Vielmehr solle Spiritual Care die Kompetenzen der Seelsorge im Team nutzen, z. B. durch Weiterbildung, Supervision oder die Einbeziehung von Ritualen in die spirituelle Begleitung (vgl. Merten 2016: 6). Seelsorge hingegen könne und solle ihr heilsam-kritisches Potenzial in die Pluralität von Spiritual Care einbringen (vgl. Frick 2009: 236). In der Praxis gelte es dann, im Einzelfall einzuschätzen, ob ein Patient eher Spiritual Care benötigt und ein Mitglied aus dem psychosozialen oder medizinisch-pflegerischen Team auf die Bedürfnisse eingehen kann, oder seelsorgliche Unterstützung erwünscht ist, z. B. durch einen Vertreter einer Religionsgemeinschaft. Frick macht sich des Weiteren dafür stark, dass die Kompetenz für das Spirituelle nicht einseitig delegiert werden darf, und plädiert dafür, Seelsorge in juridischer, systemischer und therapeutischer Hinsicht mit Spiritual Care zu vernetzen (vgl. Frick 2014a: 57). Dabei sei zum einen zu beachten, dass Seelsorge die Eigenständigkeit gegenüber dem medizinischen System braucht. Sie müsse sich ihre „Andersheit" bewahren (ebd. 59), auch, da es problematisch sei, das evidenzbasierte Vorgehen auf das Spirituelle anzuwenden. Zum anderen sei Seelsorge allein ein „viel zu enges Gefäß für Spiritual Care" (ebd. 60) und könne dadurch, dass Spiritual Care Teil des evidenzbasierten Paradigmas ist, von einer Verbindung profitieren. Für eine Verbindung von Spiritual

Care und Seelsorge gebe es jedoch, wie Frick abschließend festhält, sowohl Pro- als auch Kontra-Argumente (vgl. ebd.).

Die Sektion Seelsorge der Deutschen Gesellschaft für Palliativmedizin (DGP) beschreibt die Verhältnisbestimmung der beiden Disziplinen als einen dynamischen Prozess und betont, dass bei der Entwicklung und Erarbeitung einer Konzeption von Spiritual Care der Seelsorge eine Schlüsselrolle zukommt (Labitzke & Kuhn-Flammensfeld 2017). Puchalski und Kollegen gehen ebenfalls davon aus, dass Seelsorgerinnen und Seelsorgern eine Schlüsselrolle zukommt: „While all team members have some responsibility for spiritual care, board-certified chaplains play a key role as the team member most directly responsible for spiritual care“ (Puchalski et al. 2009: 898). Des Weiteren bezeichnen sie den Seelsorger als „the trained spiritual care specialist“ (ebd. 891), der als Koordinator von Spiritual Care fungieren sollte (vgl. ebd. 896). In ähnlicher Weise stellt Roser in einem seiner späteren Beiträge dar, dass „Seelsorgerinnen und Seelsorger einen unvertretbaren Beitrag leisten aufgrund ihrer Kompetenz“ (Roser 2017b: 230). Unvertretbarer Beitrag heißt seiner Ansicht nach, dass – auch wenn andere Berufsgruppen spirituelle Begleitung anbieten – Seelsorge trotzdem unverzichtbar ist (vgl. ebd.). An anderer Stelle führt er aus, dass Seelsorge Übersetzerin im Grenzbereich ist (Roser 2019). Im multiprofessionellen und interdisziplinären Gespräch könne Seelsorge die Aufgabe der Übersetzung übernehmen, denn, sich im Grenzbereich zu bewegen, verlange die Bereitschaft, sich auf das Denken und die Sprache der angrenzenden Gebiete einzustellen (vgl. ebd. 296). Seelsorge habe dabei sowohl die Aufgabe, Grenzen zu wahren, als auch, sie im Rahmen von Spiritual Care zu überschreiten. Mit den Worten des Systemtheoretikers Günther Emlein sieht Roser Seelsorge als einen „Hybrid aus theologischer und medizinischer Systemzugehörigkeit“ (ebd.), d. h., dass sie keines von beiden und doch beides beinhaltet.

Frick beschäftigt sich nicht nur mit dem Verhältnis von Seelsorge und Spiritual Care, sondern befasst sich auch mit der Frage, wie Seelsorgende in das multiprofessionelle Team integriert sein können. Auch dazu stellt er drei Modelle vor: Eine Möglichkeit sei, dass der Seelsorgende eine Sendung durch seine Kirche oder Religionsgemeinschaft hat und Teil des therapeutischen Teams ist. Bei dieser Modalität repräsentierten Seelsorgende Spiritual Care exemplarisch, nicht exklusiv. Frick sieht bei dieser Modalität die Gefahr der „internen Delegation“, d. h. dass alles Spirituelle an den Seelsorger abgegeben wird (Frick 2012: 71). Eine andere Möglichkeit sei die institutionelle Sendung der Seelsorgenden, die als Verantwortliche für Spiritual Care gelten, ohne in das therapeutische Team eingebettet zu sein. Auch hier drohe eine Gefahr, nämlich die der „externen Delegation“ (ebd.). Dritte Möglichkeit sei, dass Krankenhäuser selbst geeignete Bewerber auswählen, die aus dem Krankenhaus- oder Forschungsetat bezahlt werden. Aus kirchlich-theologischer Sicht berge dieses Modell die Gefahr in sich, dass sich die kirchliche Seelsorge aus dem Gesundheitswesen zurückzieht und sie damit ein wichtiges Engagement vernachlässigt (vgl. ebd.). Gemäß der Theologin Doris Nauer ergeben sich aus Fricks Modellen folgende Möglichkeiten, wie Seelsorgende in das multiprofessionelle Team integriert sein können: eine radikale Nicht-Integration des Seelsorgenden und Beauftragung allein durch die Kirche, eine Team-Teil-Integration oder eine systemische Voll-Integration, wie z. B. in USA, Kanada oder den Niederlanden (vgl. Nauer 2015: 88–91). Welche Modalität im deutschen Kontext zukunftsfähig sei, lasse sich nicht voraussagen, so Nauer, jede habe Vor- und Nachteile (vgl. ebd. 91). In der klinischen Praxis sollten laut Frick die bestehenden Konflikte zwischen Spiritual Care und Seelsorge nicht in „faule, anpasslerische und hybride Kompromisse" aufgelöst werden, sondern die „Gegensatzspannungen fruchtbar gemacht werden" (Frick 2020a: 144). In der Praxis erfordere dies eine organisationale und kontextuelle Klärung im Interesse von Patienten und Mitarbeitern. Je nach medizinischem Fachgebiet, Art der Einrichtung, Zielen der Einrichtung oder auch der religiösen Diversität sollten Seelsorge und Spiritual Care zusammengeführt oder ergänzt werden, sodass eine effektive Nutzung und Zusammenarbeit von Seelsorge und dem MPT möglich wird. Wichtiger als die exakte Benennung eines spirituellen Fürsorgegebenden oder das von der Einrichtung vorgegebene Verhältnis von Spiritual Care und Seelsorge sei die Kommunikation zwischen den Gesundheitsfachpersonen sowie das Beziehungsangebot an die Patientinnen und Patienten (vgl. ebd.). Peng-Keller klärt die Rolle der Seelsorge bei der Spiritual Care-Arbeit, indem er eine Unterscheidung in seelsorgliches und gesundheitsberufliches Spiritual Care vornimmt. Nach diesem Verständnis steht auf der einen Seite das gesundheitsberufliche Spiritual Care, das von allen Gesundheits- und Sozialberufen ausgeübt werden kann und somit ein generalisiertes Spiritual Care ist. Auf der anderen gebe es das seelsorgliche, spezialisierte Spiritual Care. Diese Unterscheidung führe „einerseits zu einem Gewinn an Konkretion und mach[e] andererseits darauf aufmerksam, dass es eine Integration in sehr unterschiedliche professionelle Rollenprofile und Aufgabenfelder brauch[e]" (Peng-Keller 2020a: 129). Während die Seelsorge eine spezialisierte Fürsorge um die spirituelle Dimension von Patientinnen und Patienten vornehme, könnten alle anderen Professionen sie in generalistischer Weise dabei unterstützen. Die Doppelung in der Bezeichnung seelsorgliches Spiritual Care betone, dass der Seelsorge innerhalb des interprofessionellen Spiritual Care eine spezifische Rolle zukommt (vgl. ebd.). Spiritual Care sei somit ein Tätigkeitsfeld aller Gesundheitsberufe unter der fachlichen Expertise der Seelsorge. Mit dieser Unterscheidung macht Peng-Keller deutlich, dass Spiritual Care „ein[en] *Teilaspekt* oder die *Kerndimension* der eigenen Berufsrolle darstellen" kann (Peng-Keller 2019b: 37, Hervorhebung im Original). Bei ersterem werde Spiritual Care punktuell und als eine Komponente des gesundheits- und sozialberuflichen Auftrags praktiziert. Im zweiten Fall handele es sich um spezialisiertes Spiritual Care, das von der Seelsorge wahrgenommen und repräsentiert wird.

Bei der Zusammenarbeit oder Abgrenzung von Seelsorge und Kirche einerseits sowie therapeutischem Team und staatlichem Gesundheitswesen andererseits nimmt Deutschland eine gewisse Sonderstellung ein: Die Trennung von Spiritual Care als Teil des Gesundheitssystems und Seelsorge als Teil des Religionssystems besteht in anderen Ländern, z. B. in den Niederlanden, nicht (vgl. Gärtner 2015: 206). Auch herrschen große Unterschiede zwischen europäischen Ländern und z. B. den USA, was den Grad der Säkularisierung betrifft. Während im US-amerikanischen Gesundheitssystem Spiritualität stark repräsentiert und Forschung zu Spiritual Care weit verbreitet ist, gilt beispielsweise Dänemark als eine der am stärksten säkularisierten Kulturen der Welt (Hvidt et al. 2020). Zwar wird die Frage nach professioneller Seelsorge neben Spiritual Care auch in den USA gestellt (Mann 2006), die Umstände – nicht nur spirituell-religiöser Art, sondern auch rechtlich-institutioneller – sind jedoch andere.

Ein im Jahr 2019 gefasster Beschluss des Sozialgerichts (SG) Karlsruhe setzt die Frage nach der Integration von Seelsorge in das multiprofessionelle Team in Deutschland in einen neuen Bezugsrahmen (Urteil vom 28.02.2019, Az. S 9 KR 1621/17, vgl. SG Karlsruhe 2019). Nachdem eine klinische Einrichtung eingeklagt hatte, Gespräche der Seelsorgerin von der Krankenkasse bezahlt zu bekommen, hielten die Richter in ihrem Urteil fest: Seelsorgende sind Teil des palliativen Behandlungsteams und seelsorgliche Gespräche bzw. Begleitung können im Rahmen der palliativmedizinischen Komplexbehandlung (im Rahmen der OPS-(Operationen- und Prozedurenschlüssel) Ziffer 8 – 982) über die Krankenkassen abgerechnet werden (SG Karlsruhe 2020). „Im Unterschied zum herkömmlichen Verständnis der Krankenhausseelsorge als von der Behandlung unabhängiges, ergänzendes Angebot übernimmt die Seelsorge im Palliativkontext anteilige Verantwortung am Therapieplan“ (ebd. 47). Zudem klärt der Beschluss auf, dass Seelsorge von Psychotherapie zu unterscheiden ist: Das Gericht erachtet die Seelsorge als eine eigenständige Tätigkeit spiritueller Art im Sinne der Definition der WHO, die einen selbständigen Charakter im Vergleich zur Psychotherapie besitzt und daher dem umfassenden Behandlungskonzept der Palliativmedizin zuzuordnen ist. Ziel sei die Einbeziehung der spirituellen und existenziellen Dimension von Leid und Lebensqualität in die multimodale Therapieplanung, wobei die Adressaten Patienten und Angehörige sowie das gesamte Team sind (vgl. ebd.).

Roser kommentiert dieses Urteil aus seelsorglicher Perspektive und sieht es als *Durchbruch für das Recht auf spirituelle Begleitung* (Roser 2020a). Seiner Ansicht nach handelt es sich um ein „grundlegendes Urteil, das der seelsorglichen Versorgung von Schwerkranken und ihren Angehörigen den Weg zu einer rechtlichen Absicherung ebnet“ (ebd. 53). Dabei weist er einerseits auf die positiven Aspekte hin:

Anerkennung und Würdigung der Seelsorge in der Palliativversorgung, das Recht der Patienten auf spirituelle Begleitung sowie die Möglichkeit, Seelsorge in medizinischen Einrichtungen abzurechnen. Andererseits verweist er auf die damit verbundenen Anschlussfragen. Er sieht als mögliche Gefahr, dass Seelsorge durch diese selbstverständliche Einbindung in das Behandlungsteam auch Pflichten bekommen kann, z. B. bestimmte Dokumentationspflichten, die Seelsorgende in unterschiedlichen Anstellungsverhältnissen nicht ohne Weiteres leisten können. Prinzipiell könne dieses Urteil aber als wichtiger Vorstoß gewertet werden, sowohl, um Spiritual Care in die medizinische Versorgung zu integrieren als auch, um die Eigenständigkeit von spiritueller und psychologischer Fürsorge zu behaupten.

Ein juristischer Kommentar des Strafrichters Graf zu Stolberg wirft die provokative Frage auf, ob mit dem Urteil „ein besonders frommer Richter [...] seine Spuren in der Rechtsprechung hinterlassen wollte" (Stolberg 2020: 57). Zu Stolberg hält jedoch fest: „Fromm ist [] an diesem Urteil gar nichts" (ebd.). Vielmehr werde mit diesem Urteil von staatlicher Seite anerkannt, dass es angesichts von Leben und Tod eine Dimension des Menschen gibt, die zwar naturwissenschaftlich nicht ohne Weiteres fassbar ist, die aber nicht bloßes Privatvergnügen ist (vgl. ebd. 58), sondern für deren Kosten die Gemeinschaft aufkommen muss. So wie sich der Staat um die Seelsorge in Gefängnissen kümmere und diese finanziere, so komme er nun auch für die Seelsorge im Palliativsetting auf (vgl. ebd.). Der vom Autor hergestellte Bezug zwischen Palliativpatienten und Strafgefangenen mag zunächst weit hergeholt erscheinen, zeigt jedoch die existenzielle Situation auf, in der Seelsorge als wichtig anerkannt wird und lässt hoffen, dass in Zukunft auch andere Menschen in Grenzsituationen das Recht bekommen, spirituelle Fürsorge in Anspruch nehmen zu können. Der Fachanwalt für Medizinrecht Oliver Tolmein macht sich dafür stark, den Geltungsbereich des Urteils zu erweitern und Seelsorge auch in anderen Bereichen der Palliativversorgung, insbesondere in der Spezialisierten Ambulanten Palliativversorgung (SAPV) oder bei Konsiliardiensten, zu einem festen Bestandteil der Versorgungsstruktur zu machen (Tolmein 2020). Gleichzeitig verweist er auf die mögliche Gefahr, dass der Einbezug der Seelsorge ins multiprofessionelle Team im Zuge von Kosteneinsparungen zu Lasten anderer qualifizierter Angebote, beispielsweise der Psychologie, genutzt werden könnte (vgl. ebd. 40). Tolmein bekräftigt mit seinem Kommentar die 2019 von der DGP verfasste Stellungnahme, in der bereits sowohl die Gefahr der Reduktion anderer Behandlungsangebote als auch die Hoffnung auf Ausweitung des Urteils auf andere Formen der Palliativversorgung beschrieben sind (DGP 2019). Des Weiteren gibt die Stellungnahme wieder, dass die DGP das Urteil des Sozialgerichts Karlsruhe begrüßt, da das Gericht in seiner Urteilsbegründung im Wesentlichen einer 2012 von der DGP verfassten Stellungnahme folgt, in der bereits auf die Relevanz des seelsorgerischen Beitrags zur palliativmedizinischen Komplexbehandlung hingewiesen wurde (DGP 2012).

Zu einer anders lautenden Entscheidung als das Sozialgericht Karlsruhe kommt der Schlichtungsausschuss auf Bundesebene, der die Klärung strittiger Kodier- und Abrechnungsfragen zur Aufgabe hat. Dieser entschied im Jahr 2020 in einem Schlichtungsverfahren, dass die von einem Seelsorgenden erbrachten Leistungen nicht im Rahmen der palliativmedizinischen Komplexbehandlung zu berücksichtigen sind (vgl. InEK 2020). Als Begründung werden u. a. die Heterogenität des Begriffs der Seelsorge, einen potenziellen Verdrängungseffekt zu Lasten der in den Mindestmerkmalen des Abrechnungsschlüssels genannten Berufsgruppen sowie eine konsistente Anwendung des Begriffs des palliativmedizinischen Behandlungsteams genannt, in dem die Seelsorge nicht enthalten ist (vgl. ebd.). Damit steht der Schlichtungsspruch im Gegensatz zur derzeit geltenden Rechtsprechung. Wie die DGP in einer daraufhin veröffentlichten Stellungnahme feststellt, werde in der Begründung des Schlichtungsspruchs nicht die Bedeutung der Seelsorge in der Palliativversorgung angezweifelt, sondern ausschließlich auf den Ausschluss einer Finanzierbarkeit seelsorgerischer Leistungen durch die Krankenkassen fokussiert (DGP 2021). In ihrer Stellungnahme entkräftigt die DGP die im Schlichtungsverfahren vorgebrachten Argumente und leitet weitere Schritte zur Präzisierung der entsprechenden Abrechnungsziffern ein. Abschließend betont die Stellungnahme noch einmal ausdrücklich, dass unabhängig aller Finanzierungsregelungen die Seelsorge als fester Bestandteil zum Angebot der Palliativversorgung gehört und eine Einbindung von Seelsorgenden in das Behandlungsteam unerlässlich ist (ebd.) Um eine solche Einbindung zu erreichen, sind laut der DGP folgende Merkmale wichtig: die Teilnahme der Seelsorgenden an multiprofessionellen Übergaben, Fall- und Teambesprechungen, die Teilnahme an Teamsupervisionen und die Teilnahme an der Dokumentation, unter Wahrung der seelsorglichen Schweigepflicht (DGP 2012; DGP 2019).

Der letzte von der DGP genannte Punkt – die Teilnahme an der Dokumentation – lenkt den Fokus von der juristischen Auseinandersetzung um die Abrechenbarkeit von seelsorglichen Leistungen auf die inhaltliche Frage, wie Dokumentation in der Seelsorge und generell in Spiritual Care aussehen kann. Peng-Keller und Neuhold setzen sich in ihrem Werk *Charting Spiritual Care* mit diesem Thema auseinander und wägen zusammen mit internationalen Experten auf diesem Gebiet die Vor- und Nachteile ab, die die Einführung einer Dokumentationspflicht mit sich bringt (Peng-Keller & Neuhold 2020). Ihrer Ansicht nach ist die Dokumentation von seelsorglichen Interventionen wichtig, um Seelsorge als Teil des interprofessionellen Teams zu etablieren, das alle Leistungen dokumentiert. Dokumentation würde Spiritual Care Wichtigkeit verschaffen und zu einem wesentlichen Teil der Behandlung machen, anstatt als zusätzliches Extra zu gelten, das ansonsten keiner Beachtung bedarf. Auf der anderen Seite seien die Vertraulichkeit und Sicherheit der intimen Inhalte eine große Herausforderung. Zudem kollidiere die Dokumentationspflicht mit dem Rollenverständnis der Seelsorgenden, insbesondere in Deutschland, wo die Unabhängigkeit von den Richtlinien des Gesundheitssystems hochgehalten wird. Wie in verschiedenen Beiträgen des Werkes deutlich wird, ist die Dokumentation von Spiritual Care in anderen Ländern, z. B. Australien, Québec oder den USA, schon ausgereifter und folgt bestimmten Dokumentationsmodellen (Bélanger et al. 2020; Hennequin 2020; Peery 2020). Wie dies auf Kliniken im deutschsprachigen Raum übertragen werden kann, wird in einem weiteren von Peng-Keller und Kollegen herausgegebenen Sammelband mit dem Titel *Dokumentation als seelsorgliche Aufgabe* bearbeitet (Peng-Keller et al. 2020). Darin wird postuliert, dass „Dokumentation [] ohne Verletzung des Berufsgeheimnisses erfolgen [kann], wenn sie auf funktionelle Weise geschieht" (Vandenhoeck 2020: 89), wobei als Beispiel für eine funktionelle Dokumentation das Ankreuzen von Checkboxen herausgestellt wird (Mösli et al. 2020). Ein anderer Beitrag plädiert für ein abgestuftes System von Verschwiegenheitspflichten, das mit unterschiedlichen Möglichkeiten der Dokumentation korreliert (Coors 2020). So sollte beispielsweise zwischen einem seelsorglichen Gespräch und der Praxis der Beichte unterschieden werden. Während bei ersterem die Inhalte prinzipiell mit dem Team geteilt werden könnten, unterliege letzteres einer kategorischen Verschwiegenheitspflicht (vgl. ebd. 174). Peng-Keller hebt am Ende hervor, dass das professionelle Dokumentieren auch eine Praxis der spirituellen Reflexion darstellt und der Selbstsorge (Spiritual Self-Care) dient (Peng-Keller 2020b). Neben den Herausforderungen, die sich u. a. im Umgang mit dem Beicht- bzw. Seelsorgegeheimnis ergeben, sehen die Beiträge als großen Nachteil der klinischen Seelsorgedokumentation, dass die Dokumentationszeit auf Kosten des direkten Kontakts mit dem Patienten gehen kann. Daher wird diskutiert, ob sie besser eingespart werden sollte, um mehr persönliche Begegnung zuzulassen. Gleichzeitig sind sich die Autoren einig, dass der Trend zu mehr Digitalität geht und die digitale Dokumentation genutzt werden kann, um im Team zu kommunizieren. Eine digitale Dokumentationskultur wird vor dem Hintergrund flexibler (Teilzeit-)Arbeitsmodelle, d. h., wenn nicht alle Mitglieder bei fixen Teambesprechungen anwesend sein können, als immer wichtiger angesehen. Dafür geschaffene Kommunikationsstrukturen könnten dann auch dazu genutzt werden, sich inter- und transdisziplinär auszutauschen, wer wann für Spiritual Care zuständig sein kann. Die Koordination eines solchen Austauschs könnte wiederum die Seelsorge übernehmen und damit als Spiritual Care-Beauftragte im MPT fungieren (Peng-Keller & Neuhold 2020; Peng-Keller et al. 2020).

3.2.5 Klinische Psychologie/Psychotherapie und weitere therapeutische Professionen

Innerhalb der psychologischen Fürsorge können spirituelle Themen integriert werden und Spiritual Care kann Teil der psychotherapeutischen Aufgabe sein. In der heutigen Zeit werden Psychotherapeuten sogar vermehrt mit transzendenzbezogenen oder sinngebenden Erwartungen aufgesucht und die klassische Seelsorge dadurch mehr und mehr ersetzt. Es zeige sich eine „Respiritualisierung der Psychotherapie" (Bucher 2014b: 176). Die Bedeutung von Spiritualität für das psychische Wohlbefinden bzw. für psychische Erkrankungen spiegelt sich auch darin wieder, dass das weltweit anerkannte und etablierte Klassifikationssystem *Diagnostisches und Statistisches Manual Psychischer Störungen* (Diagnostic and Statistical Manual of Mental Disorders in 5. Auflage, DSM-V) eine eigene Diagnose in diesem Themenbereich bereithält: Der Code V62.89 beschreibt „Religiöse oder spirituelle Probleme", wobei diese Probleme als Glaubenszweifel konkretisiert werden, „auch unabhängig von einer organisierten Kirche oder religiösen Institution" (APA 2018).

Die Verbindung von Psychotherapie und Spiritualität sowie die Anwendung spiritueller Interventionen wird in der Literatur eingehend untersucht (Utsch et al. 2014; Frick et al. 2018; Racin & Dein 2020). Spiritualität sei nicht nur beim Patienten, sondern auch bei den Behandelnden identitätsbildend. Dies zeige sich besonders in existenziellen Krisen, in Momenten der Sinnerfülltheit oder bei Indifferenzerfahrung, wie sie in der Psychotherapie häufig vorkommen (vgl. Schnell 2016: 69 f. und 89). Sich des Einflusses von R/S auf beiden Seiten bewusst zu sein und diese positiv in die Therapie einfließen zu lassen, ist eine herausfordernde Aufgabe.

Der Religionspsychologe und Psychotherapeut Michael Utsch beschäftigt sich in seinem 2005 erschienenen Werk mit der Frage, was Spiritualität psychologisch bedeutet und wie professionell mit spirituell-religiösen Fragen in der Therapie umgegangen werden kann, insbesondere vor dem Hintergrund der therapeutischen Abstinenz. Neben den allgemein anerkannten Wirkfaktoren der therapeutischen Beziehung weist er auf die spirituelle Haltung als Wirkfaktor hin und sieht den Therapeuten und seine Haltung diesbezüglich in einer Vorbildrolle. Vertrauen könne seiner Ansicht nach nicht verordnet, sondern nur vorgelebt werden (vgl. Utsch 2005: 245 f.). Unter Rückbezug auf empirische Untersuchungen zum Vergleich säkularer und spiritueller Behandlungen (vgl. ebd. 221 f.) kommt er zu dem Schluss, dass in therapeutischen Kreisen esoterische Konzeptionen, vorwiegend aber asiatische Denkformen eine hohe Aufmerksamkeit auf sich ziehen. Insbesondere zum buddhistischen Weltbild lägen diverse Integrationsvorschläge für die westliche Psychotherapie vor, während das biblische Menschenbild weniger populär sei und hierzulande selten in die Psychotherapie integriert werde (vgl. ebd. 225). Zudem weist Utsch darauf hin, dass „die persönliche Religion für manche Menschen eine

Ressource der Konfliktbewältigung und Weiterentwicklung darstellt, für andere der Auslöser für neurotische Verstrickungen und eine Entwicklungshemmung bedeutet“ (ebd. 250). Die Aufnahme spiritueller Interventionen eröffne jedoch einen neuen Raum, in dem Impulse und Kräfte nutzbar gemacht werden können. Daher sei es wichtig, sich den Möglichkeiten dieses Raumes zu öffnen bzw. dafür in der Psychotherapie zur Verfügung zu stehen (vgl. ebd. 251). Utsch war auch maßgeblich daran beteiligt, Spiritualität und Religiosität als Thema für die DGPPN (Deutsche Gesellschaft für Psychiatrie und Psychotherapie, Psychosomatik und Nervenheilkunde) stark zu machen und ihre Relevanz als persönliches Sinnsystem und kulturbildende Einflussfaktoren hervorzuheben, die in der Therapie berücksichtigt werden sollten (Utsch et al. 2017). Zusammen mit anderen psychotherapeutisch arbeitenden Kollegen gibt er die „Empfehlungen zum Umgang mit Religiosität und Spiritualität in Psychiatrie und Psychotherapie“ wieder, die eine Task Force der DGPPN entwickelt hat (vgl. ebd. 143 f.). Aufbauend darauf haben die Mitglieder des Referats Religiosität und Spiritualität der DGPPN Erfahrungen aus dem Behandlungsalltag zusammengetragen und diese in einem Fallbuch zu *Spiritualität in Psychotherapie und Psychiatrie* dargestellt. In diesem wird deutlich, dass die spirituelle Orientierung der dargestellten Patienten Teil des Problems und Teil der Lösung sein kann (Frick et al. 2018). Auch der Religionspsychologe Pargament widmet sich den Möglichkeiten einer *Spiritually integrated Psychotherapy* (Pargament 2011). Mit dem Adjektiv „psychospiritual“

(ebd. 18) beschreibt er Psychotherapie, die beide Bereiche, das Psychische wie das Spirituelle, einbezieht. Spiritualität ist für ihn ein Phänomen, das sowohl Lösung als auch Problem einer psychischen Erkrankung sein kann, vor allem aber eine häufig übersehene Ressource in der Therapie ist (vgl. ebd. 275).

Ob das Übersehen von Spiritualität in der Psychotherapie mit der persönlichen Einstellung der Psychotherapeutinnen und Psychotherapeuten zusammenhängt, versuchen verschiedene Studien zu klären. Dabei zeigt sich, dass Psychologinnen und Psychologen in der Gruppe nur-spirituell-aber-nicht-religiös überrepräsentiert sind (vgl. Pargament et al. 2013: 14). Eine andere Studie weist darauf hin, dass die Profession der Psychotherapeuten im Allgemeinen als stark säkular angesehen wird, Praktiker aber durchaus für Spiritualität aufgeschlossen sind (Smith & Orlinsky 2004). *Eine bundesweite Befragung von deutschen Psychotherapeuten* ergab, dass die Aufgeschlossenheit gegenüber Spiritualität je nach Therapierichtung variiert. So zeigte sich, dass kognitive Verhaltenstherapeuten R/S-bezogene Themen sowie deren therapeutische Relevanz für am wenigsten wichtig hielten, humanistische am wichtigsten (Hofmann 2009). Im Jahr 2016 wurde eine Querschnittstudie in Form einer schriftlichen Befragung von niedergelassenen Psychotherapeuten im nordbayerischen Raum durchgeführt, die folgende Ergebnisse hervorbrachte: Etwa zwei Drittel der Therapeuten hielten Glauben, Religion oder Spiritualität für ein wichtiges Thema in der Psychotherapie, aber nur ca. ein Fünftel erhoben routinemäßig eine Spiritualitäts-/Religionsanamnese. In etwa ein Viertel hatte sich mindestens einmal wegen eines Patienten mit einem Seelsorger beraten, jeder siebte Therapeut mindestens einmal aktiv den Kontakt zu einem Seelsorger vermittelt. Die Autoren dieser Studie stellen heraus, dass zwischen Psychotherapeuten und der Allgemeinbevölkerung eine sogenannte Religiositätslücke besteht, d. h. Psychotherapeuten im Durchschnitt weniger religiös sind als die Allgemeinbevölkerung (Marquardt & Demling 2016). Die Bereitschaft von Therapeuten, sich auf diesen Themenbereich einzulassen oder ihn gezielt anzusprechen, sei somit deutlich geringer als das Bedürfnis der Patienten, spirituell-religiöse Fragen zu besprechen. Eine Religiositätslücke wurde auch zwischen US-amerikanischen, klinisch arbeitenden Psychologen und der Allgemeinbevölkerung (Delaney et al. 2007; Kao et al. 2020) sowie zwischen norwegischen Psychotherapeuten und ihren Patienten (Mandelkow et al. 2021) nachgewiesen. Weitere Studien untersuchten die spirituelle Kompetenz bei angehenden Psychotherapeuten (Park 2015) oder den Einbezug von R/S in die therapeutische bzw. klinische Ausbildung (Jafari 2016) und stellten fest, dass die Anleitung zu religiösen und spirituellen Fragen in bestehenden Ausbildungsverfahren häufig nicht angemessen berücksichtigt wird. Training in spiritueller Begleitung oder entsprechende Supervision sei für Psychotherapeuten wie auch klinisch arbeitende Psychologinnen und Psychologen nötig. In Bezug auf die Vermittlung zwischen Psychotherapie und Seelsorge zeigte sich in den USA eine mäßig bis geringe Zusammenarbeit (McMinn et al. 2005). Eine in Indonesien durchgeführte Studie untersuchte, wie klinische Psychologen Aspekte von R/S adressieren, und machte bei den Befragten eine positive Einstellung zur Zusammenarbeit mit Seelsorgern aus (Liem 2019). An deutschen Universitätskliniken und Kliniken in religiöser Trägerschaft zeigte sich anhand von Selbsteinschätzungen bei Psychiatern und Psychologen, dass die meisten von ihnen sich vorbereitet und offen für R/S-Aspekte fühlten. Die Außeneinschätzung durch Seelsorgende bestätigte dies zu einem gewissen Anteil, jedoch ging die generelle Wahrnehmung der Seelsorgenden und die Selbsteinschätzungen auseinander (Lee et al. 2014; Lee et al. 2015).

Neben der Gruppe der klinischen Psychologen bzw. Psychotherapeuten sind auch weitere therapeutische Professionen gefragt, Spiritualität in ihre Arbeit zu integrieren, z. B. Ergo-, Physio-, Logo-, Kunst-, Musiktherapie oder andere Spezialtherapien. Wenn Patienten beispielsweise einen anstrengenden, fordernden und oft schmerzhaften Rehabilitationsprozess durchmachen, z. B. nach einer Verletzung, einem Schlaganfall oder einem chirurgischen Eingriff, dann können spirituelle Faktoren eine wesentliche Rolle dabei spielen, Motivation und Hoffnung aufrechtzuerhalten oder Kraftquellen zu erschließen. In amerikanischen Curricula von Physiotherapeuten ist Spiritualität als ausbildungsrelevantes Thema eingebunden (Highfield et al. 2019) und auch in den Standards von amerikanischen Ergotherapeuten aufgelistet (ACOTE 2020; Hemphill 2020). Eine ähnliche Entwicklung in Europa bzw. Deutschland steht noch aus.

3.2.6 Das multiprofessionelle Team

Nachdem die unterschiedlichen Gesundheitsberufe einzeln betrachtet wurden, wird der Blick nun auf das multiprofessionelle Team (MPT) als Ganzes gerichtet. Dabei wird deutlich, dass jede Profession in die Spiritual Care-Arbeit einbezogen werden kann und ihren je spezifischen Anteil beizutragen hat. Dies ist zum einen darin begründet, dass Spiritualität viele Lebensbereiche beeinflussen und damit bei verschiedenen Arten des Hilfesuchens relevant werden kann; zum anderen – und dies ist besonders im klinischen Setting der Fall – können spirituelle Themen zu allen Zeiten und Situationen anklingen, unabhängig davon, bei welcher Berufsgruppe ein Patient oder eine Patientin sich gerade befindet. Häufig geschieht dies, wenn alltagsnahe Situationen die Hemmschwelle senken und naheliegende Ansprechpartner nicht verfügbar sind, z. B. nachts oder in beiläufigen Gesprächen. Um solche Hinweise aufgreifen zu können und sensibel dafür zu sein, wird Spiritual Care als Teamaufgabe postuliert, als eine gemeinsame Fürsorge aller Gesundheits- und Sozialberufe, d. h. aller an der Betreuung und Behandlung beteiligten Personen. Dies bedeutet, dass alle Teammitglieder – auch Nichtseelsorgende bzw. nicht nur die professionellen Seelsorgenden – auf spirituelle Aspekte achten und sie in den Behandlungsprozess integrieren. Auch ehrenamtliche Begleiterinnen und Begleiter sind eingeschlossen. „Spiritual care is interdisciplinary care – each member of the interdisciplinary team has responsibilities to provide spiritual care" (Puchalski et al. 2006). Dieser Gedanke der interdisziplinären bzw. interprofessionellen Zusammenarbeit ist für Spiritual Care sehr wichtig (Peng-Keller et al. 2018). Prenner veranschaulicht diesen Gedanken an einem Bild und versteht Spiritual Care als eine Art „Schirm" (Prenner 2016: 15), unter dem sich verschiedene Berufsgruppen in einer offenen, wahrnehmenden Haltung wiederfinden. Frick, der ein starker Vertreter von Spiritual Care als Teamaufgabe ist, bezeichnet sie als eine Querschnittsaufgabe (Frick 2014a). Seiner Ansicht nach haben in einem grundlegenden, allgemeinen Sinn alle mit Patienten arbeitenden Professionen eine seelsorgende Aufgabe. Es gehe darum, „Auge und Ohr für die Ausdrucksformen des seelischen Lebens zu öffnen und ihnen Gestaltungsraum in der Beziehung zu geben" (Boothe & Frick 2017: 139). Dies sieht Frick nicht als eine zusätzliche Belastung für die Gesundheitsprofessionen, sondern als Erschließung einer Ressource und damit letztlich als eine Entlastung mitten im stressigen Alltag eines Krankenhauses, einer Arztpraxis oder eines Pflegedienstes. In den metaphorischen Worten Fricks: „Spiritualität verhält sich zum Alltag der Gesundheitsberufe wie die Pausen zu den Noten. Beide, Pause und Note, machen die Musik aus" (Frick 2014b: 18). Wichtig sei, dass Spiritual Care nicht als Vermengung von Fachgebieten konzipiert wird, sondern als „Inter-Diskurs“, innerhalb dessen sich gemeinsame und spezialisierte Kompetenzen ausdifferenzieren können (Frick 2009: 234).

Dass Spiritual Care als Teamaufgabe verstanden wird, bringt auch eine gewisse Herausforderung mit sich: Wenn Spiritual Care die Aufgabe aller ist, die mit dem Patienten in Kontakt kommen, kann es schnell zur Aufgabe von niemandem werden (vgl. Speck 2012: 462). Es besteht also die Gefahr, dass sich keiner zuständig fühlt und die Bereitstellung von Spiritual Care vernachlässigt wird. Um einer Verantwortungsdiffusion entgegenzuwirken, bedürfe es des regelmäßigen interprofessionellen Austauschs (Frick 2018). Gleichzeitig sei es auch eine gefährliche Position zu denken, man selbst sei der Einzige, der den Patienten versteht. Um zwischen diesen Extremen eine gute Balance zu finden, müssen alle im MPT miteinander ins Gespräch kommen und offen sein, sich Unterstützung zu suchen. Eine weitere Herausforderung dabei sei, dass das Spirituelle nicht tabuisiert, verlacht oder als überflüssig und als „Sahnehäubchen“ diskreditiert wird, sondern einen Platz bekommt, in einem offenen Diskurs, wo verschiedene Ansätze möglich sind und wo auch gestritten werden kann (Frick 2014a: 58). Darüber hinaus sei die Präferenz des Patienten die bestimmende Kraft, wenn es um die personelle Zuständigkeit für eine spirituelle Begleitung geht (vgl. Frick 2009: 235). Ein Teil der Definitionsmacht bezüglich Spiritual Care liege also auf Patientenseite, wenn eine Wahl getroffen oder eine Rollenzuweisung vorgenommen wird. Diese werde häufig nicht in erster Linie nach Professionszugehörigkeit, beruflicher Hierarchie oder Kompetenz vorgenommen, sondern auf relationaler Basis getroffen (vgl. Frick 2011b: 416). Dennoch müsse niemand Angst haben, dass ihm etwas weggenommen werde, wenn der Patient sich seine „Lieblings-Begleitung“ selbst auswählt und Vertrauen zu einer Person fasst, nicht nur aufgrund der professionellen Rolle, sondern wegen der guten zwischenmenschlichen „Passung“ (Boothe & Frick 2017: 138). Vielmehr sei wichtig, darüber im MPT zu kommunizieren und beispielsweise zu klären, wer Zeit hat, wer Informationen zum Patienten besitzt und wer sich kompetent fühlt. Spiritual Caregiver können auf diese Weise sowohl nach ihrer beruflichen Rolle und Ausbildung als auch nach den Präferenzen der Patienten oder durch Teamkonsens ausgewählt werden (vgl. Frick 2017b: 224). Neben einer personellen Rollenzuweisung für Spiritual Care, die in Patientenhand liegen kann, bestimmt der Patient auch die Art und Weise von Spiritualität. Der Patient oder die Patientin zeige somit der Gesundheitsfachperson auf, welche Form seine oder ihre Spiritualität hat und welche Begriffe er oder sie wählt, um spirituelle Themen zum Ausdruck zu bringen, wobei es durchaus sein könne, dass das Wort Spiritualität dabei nicht verwendet wird. Zwar hänge Spiritual Care von der Einstellung der Gesundheitsfachperson zur transzendenten Dimension ab, im Wesentlichen spiegele es aber die Realität des Patienten wider (vgl. Sawatzky & Pesut 2005: 23).

Spiritual Care ist nicht nur eine kollaborative Aufgabe des MPTs, sondern auch ein gemeinsam zu tragender Wert. Damit verbunden ist eine Teamkultur, die jeden Caregiver als gleichberechtigten Teil des Teams versteht und mithilfe derer jeder Vermittler für Spirituelles sein kann. Im Sinne der bereits vorgestellten Care-Phasen nach Tronto geht es im MPT weniger darum, wer die einzelnen Schritte ausführt, als vielmehr darum, den Prozess so aufzuteilen, dass alle Schritte vom Team bewältigt werden können (s. das Phasen-Modell nach Tronto 1993). Darüber hinaus zeigen sich positive Effekte von Spiritual Care nicht nur auf Patientenseite, sondern auch auf Seiten des Teams, wenn Gesundheitsfachpersonen z. B. mehr Befriedigung in der Arbeit erleben oder ihre Arbeit als bedeutungsvoll erleben können, weil sie sich ganzheitlich um ihre Patienten kümmern (vgl. Koenig 2012: 74). Zudem könne die Arbeit mit Spiritual Care den Mitgliedern im Team dabei helfen, die eigene Begrenztheit und die Endlichkeit der Heilkunst zu akzeptieren sowie zu beeinflussen, aus welchem Geist heraus jeder seine Arbeit macht (Aberer 2014). Wichtiger Aspekt einer gelebten Spiritual Care-Kultur ist auch, sich gegenseitig (spirituell) zu unterstützen. *Spiritual pain* und spirituelle Bedürfnisse treten auch bei Caregivern auf (Delgado-Guay et al. 2013), weshalb Raum für Selbstsorge oder die Supervision, z. B. durch Seelsorgende, ermöglicht werden sollte.

In einer 2019 erschienenen Arbeit von Liefbroer und Kollegen wird der Frage nachgegangen, welche die beste Form ist, Spiritual Care in das Gesundheitssystem zu integrieren (Liefbroer et al. 2019). Die Autoren untersuchen dafür, wer aus dem MPT Spiritual Care anbieten sollte und welche Rolle dabei die Spiritualität des Caregivers spielt. In einem Vierfelder-Schema arbeiten sie heraus, welche unterschiedlichen Positionen sich in Bezug auf diese beiden Fragen ergeben können, die aus folgenden Achsenpunkten zusammengesetzt werden: Generalisten versus Spezialisten und Partikularisten versus Universalisten. Einerseits kann die Haltung bestehen, dass alle aus dem Team für Spiritual Care verantwortlich sind (ein Generalisten-Ansatz, G) oder nur Spezialisten (S) Spiritual Care anbieten sollten. Andererseits kann vertreten werden, dass die Spiritualität des Caregivers mit einfließen und sich partikulär an gleiche Konfessionen richten (Partikularisten, P) oder unabhängig davon, Menschen aller Konfessionen, angeboten werden sollte (Universalisten, U). Kombinationen daraus können z. B. sein, dass Spiritual Care nur von Seelsorgern und nur Patienten der gleichen spirituellen Orientierung angeboten werden sollte (SP) oder verschiedene Gesundheitsfachberufe bei allen Patienten spirituelle Bedürfnisse abfragen (GU). Vor diesem Hintergrund sind je nach Einrichtung und Setting verschiedene Varianten in unterschiedlicher Gewichtung der professionellen, persönlichen und konfessionellen Rolle von Caregivern denkbar. Damit verbunden ist auch, wie die Gesundheitsberufe für die Spiritual Care-Arbeit ausgebildet werden, welche Kompetenzen im MPT vorliegen müssen und was jeder

Einzelne, sei er Generalist oder Spezialist, benötigt, um gutes Spiritual Care anbieten zu können (Frick 2020a).

Bevor dieses Teilkapitel beendet wird, wird eine bisher wenig beachtete Differenzierung nachgeholt, die die Zusammenarbeit im MPT in Bezug auf Spiritual Care konkretisiert. Diese betrifft die Unterscheidung von Multidisziplinarität, Multiprofessionalität, Interdisziplinarität, Interprofessionalität und Transdisziplinarität sowie deren Ansätze für die Zusammenarbeit bei Spiritual Care (Mitchell 2005; Seaman et al. 2020; Lübbe 2021). Teilweise werden diese Begriffe synonym verwendet (vgl. Seaman 2020: 1157), insbesondere in Bezug auf die Disziplin oder die Profession, mitunter haben sich auch bestimmte Termini, z. B. das multiprofessionelle Team oder die interdisziplinäre Zusammenarbeit, schon im Sprachgebrauch etabliert. *Interdisziplinär* meint eine professionsübergreifende Zusammenarbeit und ist der Überbegriff, unter dem man multi- und interprofessionell zusammenfassen kann. *Multiprofessionell* beschreibt die Addition von Kompetenzen, wobei die Professionen klar voneinander getrennt bleiben, aber Kontakt haben und Informationen untereinander austauschen. In dieser Modalität findet keine gemeinsame Problemlösung statt. *Interprofessionell* geht über multiprofessionell(-disziplinär) hinaus und besteht aus einer engen Kooperation verschiedener Fachdisziplinen und Berufsgruppen auf Augenhöhe (vgl. Schnell & Schulz 2014: 12), dem gemeinsamen Umgang mit einer Situation und einem gemeinsamen Problemlösen. Diese Form wird meist für die Zusammenarbeit bei Spiritual Care präferiert (vgl. Seaman 2020: 1158). Transprofessionell ist wiederum intensiver als interprofessionell und beschreibt die Auflösung der Disziplingrenzen. Dies ist im Gesundheitswesen weniger erwünscht und, wie Nauer festhält, im Bereich von Spiritual Care eher kritisch zu betrachten (vgl. Nauer 2015: 61). Transprofessionell kann Spiritual Care jedoch insofern sein, als auch ehrenamtliche Mitarbeiterinnen und Mitarbeiter einbezogen werden sollten. Gratz und Roser halten fest, dass Spiritual Care am besten auf interprofessionelle Weise gelingt, Transprofessionalität aber auch greifen kann, da der Patient alle Disziplinen gleichermaßen ansprechen kann und alle Professionen in Bezug auf Spiritual Care gleichberechtigt sind. Ihrer Ansicht nach hat Spiritual Care transprofessionellen Charakter im interdisziplinären Versorgungsansatz des Gesundheitswesens (Gratz & Roser 2019: 23). Trotz der professionellen Spezialisierung, die im heutigen Gesundheitswesen sehr weit fortgeschritten ist, haben also alle Mitglieder des Behandlungsteams eine gemeinsame Aufgabe. Sie bringen ihre jeweilige Spezialisierung interdisziplinär in das Team ein und haben gleichzeitig die transdisziplinäre Verantwortung für Spiritual Care, für die das jeweilige Fachgebiet keine Rolle spielt.

3.3 Kritik an einzelnen Aspekten des Spiritual Care-Begriffs

Kritik an Spiritual Care zeigt zum einen, dass das Konzept und seine Implikationen nicht undiskutiert bleiben, zum anderen hilft sie dabei, die mit dem Ansatz verbundenen Stolpersteine zu erkennen und Grenzen sowie mögliche Gefahren einschätzen zu können.

3.3.1 Kritiker des Spiritual Care-Konzepts

Kritische Stimmen zu Spiritual Care kommen hauptsächlich aus theologisch-seelsorglicher Richtung. Eine wichtige Vertreterin einer Spiritual Care-skeptischen Haltung ist die bereits zitierte Theologin Doris Nauer. Sie setzt sich konstruktiv-kritisch mit Spiritual Care auseinander und nimmt eine Verhältnisbestimmung von Spiritual Care und Seelsorge vor. Wenn alle Teammitglieder potenzielle Spiritual Caregiver bzw. Seelsorgende im weiten Sinne sind, dann brauche es keine professionellen kirchlichen Seelsorgerinnen und Seelsorger mehr (vgl. Nauer 2015: 84). Ihrer Ansicht nach stellt sich die Frage, „ob es sich bei Spiritual Care (nur) um ein Produkt des aktuellen Zeitgeistes abendländischer Prägung handelt, das dann wieder vom Markt verschwinden wird, wenn sich entweder der Zeit-Geist ändert oder finanzielle Ressourcenknappheit im Gesundheitssystem eine Fokussierung auf das medizinische ‚Kerngeschäft' einfordert" (ebd. 137). Trotz der vielen neuen Möglichkeiten, die Spiritual Care bietet, komme es zu einer Abwertung kirchlicher Seelsorge, die eine vorschnelle, zu euphorische Rezeption seitens christlicher Seelsorgenden zumindest fraglich erscheinen lässt (vgl. ebd. 169). Nauer fragt provokativ nach dem Beitrag der Seelsorge zu Spiritual Care und sieht erstere mit anderen Anbietern von Spiritual Care in Konkurrenz treten (vgl. ebd. 171). Einerseits möchte sie keine Abwehrreaktion gegen Spiritual Care, andererseits gelte es auch, „das eigene Produkt zu schützen" (ebd.).

Eine kritische Beurteilung des Spiritual Care-Ansatzes nimmt auch die praktische Theologin Isolde Karle vor. In ihrem 2010 erschienenen Beitrag verweist Karle auf die mit Spiritual Care einhergehende Verschleierung des Religionsbegriffs sowie die Unschärfe des Begriffs Spiritualität. Erstens bemängelt sie die Vagheit, mit der im Kontext von Spiritual Care von Spiritualität gesprochen wird. Diese Rede markiere zwar „große Offenheit", aber der Preis, der dafür zu zahlen ist, sei hoch: „Es ist der Preis der Entkonkretisierung und Entsinnlichung der Religion" (Karle 2010: 554). Zweitens richtet sich Karles Kritik gegen die Tendenz, kirchliche Seelsorge an ein therapeutisches Zweckdenken anzugleichen. Unter Berufung auf Roser warnt sie vor der „Verzweckung als Behandlungsmethodik einer Berufsgruppe" (ebd. 546; vgl. Roser 2009a: 592). Als weiteren Kritikpunkt bringt Karle vor, dass Spiritual Care in der von ihr wahrgenommenen Weise zu einseitig auf die Akzeptanz von Krankheit und Tod abzielt. Diese drei Kritikpunkte, eine konzeptuelle Vagheit, die Funktionalisierung von Seelsorge und eine spirituelle Tranquillisierung, wurden von weiteren Autoren aufgegriffen, bekräftigt und ausdifferenziert (Mathwig 2014; Noth 2014). Die Verhältnisbestimmung von Spiritual Care und Seelsorge greift Karle in einem weiteren, 2018 erschienenen Artikel noch einmal auf und beleuchtet die Chancen und Risiken einer Kooperation der beiden Konzepte. Ihrer Ansicht nach trägt Spiritual Care einen gewissen „*antikirchliche*[n] *Affekt*" (Karle 2018: 60, Hervorhebung im Original) in sich und fühlt sich der kirchlichen Seelsorge überlegen, weil Spiritual Care breiter aufgestellt sei und sich mehr am Individuum und dessen Wohlergehen orientiere. Sie plädiert dafür, dass Spiritual Care und Seelsorge nicht verschmelzen oder synonym verwendet werden dürfen, da sie keine austauschbaren Phänomene seien – sonst würde sich Seelsorge selbst säkularisieren oder marginalisieren und ihre theologische und religiöse Signatur verlieren (ebd. 57). Karle betont, dass beide Konzepte ihre je eigenen Systemlogiken haben, die erhalten werden sollten, wobei elementar sei, die „*Differenz der Systemlogiken* anzuerkennen, um beiden Seiten – sowohl den Interessen des Gesundheitswesens als auch des Religionssystems bzw. der Kirchen – gerecht werden zu können" (ebd. 59, Hervorhebung im Original). Man dürfe sich nicht der Hoffnung hingeben, „sich langfristig auf eine allen gemeinsame Perspektive einigen zu können", das sei „weder möglich noch wünschenswert" (ebd. 60). Zwar habe Spiritual Care den Vorteil, dass es für eine Klinik einfacher ist, einen Spiritual Caregiver einzustellen, der für jede Art von spirituellem Bedarf eingesetzt werden kann, als viele verschiedene Seelsorgerinnen und Seelsorger, die religiös und konfessionell differenziert und damit primär für eine bestimmte Zielgruppe zuständig sind (vgl. ebd. 60 f.). Aber auch die „*Konkretion des Religionsbezugs*" ist nach Karle ein großer Gewinn (ebd. 65, Hervorhebung im Original). Anstatt Seelsorge in Spiritual Care aufzulösen oder von Spiritual Care abzugrenzen, sollte Seelsorge Spiritual Care verantwortlich mitgestalten und dabei „für das Potenzial der differierenden Lesarten" sensibilisieren (ebd. 64). In der Praxis könne es dann zu einer flexiblen Kombination aus beiden kommen, die der Logik des Krankenhauses entgegenkommt und vor allem dem Kranken dient (vgl. ebd. 65).

Die dritte, wichtige Spiritual Care-Kritikerin aus der Seelsorge, die Schweizer Theologin Isabelle Noth, geht auf Karles Kritik ein und schließt sich ihr in vielen Punkten an. Noth beschreibt Spiritual Care als ein westlich-säkular und stark medizinisch geprägtes Phänomen und hält fest, dass Seelsorge darüber hinaus noch bedeutend Anderes ist (vgl. Noth 2014: 115). Ihrer Ansicht nach besteht die Gefahr, dass „Seelsorger zu so etwas wie Spiritualitätsbeauftragten degradiert werden und sich damit letztlich selber den Boden entziehen und den Vertrauensvorschuss verlieren" (ebd. 114). Seelsorgerinnen und Seelsorger könnten also im Rahmen von Spiritual Care dazu neigen, ihr komplexes Profil zugunsten des spirituellen Rollenanteils zu reduzieren, wodurch sie dazu beitragen, dass sie langfristig wegrationalisiert werden. Auch kritisiert die Autorin den Leitfaden SPIR, bei dem eine zu große Asymmetrie zwischen dem Arzt und dem Patienten herrsche. Ihrer Ansicht nach kann man nur hoffen, dass sich auch ein Patient traut, eine Auskunft zu einer Frage wie *Würden Sie sich im weitesten Sinne als gläubigen, religiösen oder spirituellen Menschen betrachten?* zu verweigern (vgl. ebd. 113). Vielmehr ist sie der Ansicht, dass solche Dinge nicht abgefragt, sondern nur erfahren werden können und dies nur, wenn man das Vertrauen einer Person gewonnen habe (vgl. ebd. 114).

Kritik von Seiten der Pflege richtet sich vorwiegend gegen die Unschärfe des Spiritualitätsbegriffs (s. Teil II Kapitel 2.4 Spiritualität im Gesundheitswesen; Roser 2007; Roser 2017a). Die britische Pflege- und Gesundheitswissenschaftlerin Janice Clarke nimmt diesen Aspekt als Ausgangspunkt für eine weiterführende Kritik an Spiritual Care. Aufgrund der unklaren und vielfältigen Definitionen zu Spiritualität habe sich Spiritual Care zu weit von Religion und Theologie entfernt und sei damit ununterscheidbar von Psychological Care. Dadurch sei Spiritual Care nicht nur den Patienten schwer zu erklären, sondern auch schwierig in die Praxis umzusetzen (vgl. Clarke 2009: 1666). Gesundheitsfachpersonen müssten bei Spiritual Care mit breiten Kofferwörtern („'portmanteau' terms", ebd. 1667) statt mit einer klaren Definition umgehen und hätten Schwierigkeiten, Spiritual Care zu artikulieren und anzuwenden. Mit ihrem Beitrag deklariert Clarke Spiritual Care als ein amorphes Konzept, das sowohl zu wenig kritisiert als auch zu wenig von psychologischer Fürsorge differenziert werde.

Das in Österreich lehrende Ehepaar und Autorentandem, Birgit und Andreas Heller, hinterfragt Spiritual Care in einem positiven Sinne kritisch und setzt sich tiefgehend mit dem Konzept und seiner Bedeutung auseinander. Auch sie gehen zunächst auf das Verständnis von Spiritualität ein, das äußerst vielfältig sei und „zwischen konfessionellen, transkonfessionellen, religiösen, anthropologischen und existenziell-psychologischen Perspektiven" schwanke (Heller & Heller 2014: 47). Diese Gleichsetzung von Spiritualität und allgemeiner Sinnsuche hänge mit der „Psychologisierung" von Religiosität und Spiritualität zusammen (ebd. 27) und bringe einerseits eine große Offenheit mit sich, andererseits tendiere der Spiritualitätsbegriff dazu, zum Sammelbehälter für eine Fülle disparater Inhalte zu werden. Die große Vielfalt an Spiritualitäten treffe zwar die Realität der Betroffenen, verhindere aber gleichzeitig, Spiritual Care zu einem schlüssigen Konzept zu entwickeln (vgl. ebd. 50). Den Bemühungen um eine Begriffsbestimmung von Spiritual Care stehen die Autoren generell kritisch gegenüber und bezeichnen Spiritual Care als eine „Stopfgans" (ebd. 28), voll mit begrifflichen Unterschieden und unterschiedlichen Wertorientierungen. Ihrer Ansicht nach ist fraglich, was durch Spiritual Care an Neuem für das Gesundheitswesen dazukommt: Das Ethos, einen kranken oder sterbenden Menschen als Menschen wahrzunehmen, als Spiritual

Care zu etikettieren, sei unnötig – dies sei Teil von Humanität; um Spiritual Care von körperbezogener und psychosozialer Begleitung und Sorge abzuheben, müsse Spiritualität mehr sein als ein Platzhalter für Menschlichkeit (vgl. ebd. 27). Zudem weisen Heller und Heller darauf hin, dass mit Spiritual Care Menschen vereinnahmt werden können, die sich selbst nicht als religiös oder spirituell bezeichnen (vgl. ebd. 68). Anhand von Umfragen aus dem Jahr 2008 zeigen sie auf, dass sich etwa ein Viertel aller Europäerinnen und Europäer als weder religiös noch spirituell versteht bzw. sich davon abgrenzt (vgl. ebd. 67 f.). Die Autoren zeigen dabei aber auch, dass viele Menschen, die sich zunächst als nicht spirituell bzw. nicht religiös bezeichnen, trotzdem angeben, an ein Leben nach dem Tod zu glauben oder zu beten, d. h., dass es immer um das individuelle Verständnis der Begrifflichkeiten geht. Vor diesem Hintergrund müsse berücksichtigt werden: Auch wenn jeder Mensch potenziell Zugang zu einer geistigen Dimension hat, habe dies nicht zwangsläufig zur Folge, dass er oder sie Spiritualität entwickelt und als spirituell bezeichnet werden möchte. Wichtig ist den Autoren der Respekt gegenüber dem Selbstverständnis einer Person sowie dessen Anerkennung, auch dann, wenn dieses nicht mit dem eigenen Weltbild übereinstimme (vgl. ebd. 68). Ein weiterer Punkt in ihrer Kritik ist die Diskussion um die Frage nach der Zuständigkeit für Spiritual Care. Ihrer Ansicht nach geht Spiritual Care alle an, jedoch werde immer wieder z. B. auch das Reinigungspersonal in den Einrichtungen (vgl. Gratz 2017: 34) als Gesprächspartner genannt. Daraus werde zum einen geschlossen, dass gerade alltagsnahe, niederschwellige und unmittelbare Kontakte eine existenzielle Kommunikation ermöglichen; zum anderen, dass es vor allem darum gehe, den Raum des Spirituellen frei von Absichten und Erwartungsdruck zu halten, die sich bei einem Termin mit einem ‚Profi'-Seelsorger ergeben könnten (vgl. Heller & Heller 2014: 31 f.). Eine solche Darstellung führe aber dazu, Spiritual Care weniger verständlich und anwendbar zu machen. Mit ihrer kritischen Beleuchtung von Spiritualität und Spiritual Care tragen die beiden Hellers dazu bei, die Begriffe nicht unreflektiert zu verwenden und den Mehrwert für das Gesundheitswesen sowie die Anwendbarkeit auf alle Patientinnen und Patienten immer wieder zu hinterfragen.

Eine weitere Kritik, die sich an Philosophie und Ansatz von Spiritual Care im Rahmen von Palliative Care richtet, liefern die beiden Gesundheitsethiker Fiona Randall und Robin Downie (Randall & Downie 2014). Sie plädieren dafür, dass es in Bezug auf Spiritualität zu einer neuen Wahrnehmung kommen muss, weg von der Betonung von Spiritualität als etwas, das Gesundheitsfachpersonen anwenden, hin zu etwas, das im therapeutischen Prozess verstanden werden muss, und zwar angesichts der Auswirkungen, die Spiritualität auf Erfahrungen oder Entscheidungen von Patienten haben kann. Die Behandlung spiritueller Beschwerden – wie es die WHO vorsieht – fällt ihrer Ansicht nach nicht in den Verantwortungsbereich des Betreuungsteams, das diese Probleme weder behandeln könne noch sie behandeln solle (vgl. ebd. 145). Vielmehr bedeute Spiritual Care, den Patienten in seiner Einzigartigkeit zu begreifen. Dies erfordere eine persönliche Beziehung, d.h. man müsse sich zum einen in die Beziehungsgestaltung des Patienten einmischen und möglicherweise auch kritische – wenngleich konstruktive – Kommentare abgeben, zum anderen persönliche Gefühle von Bindung zulassen, die zwischen der Gesundheitsfachperson und dem Patienten entstehen. All dies impliziere eine enge persönliche Beziehung und nicht die traditionelle, professionelle Arzt-Patient-Beziehung (vgl. ebd. 147). Unklar dabei sei, ob Gesundheitsfachleute überhaupt das Recht haben, einem gegebenenfalls widerstrebenden kranken Menschen eine solch besondere Beziehung aufzudrängen. Wie Randall und Downie zu denken geben: „Einen Patienten oder eine Patientin im Namen des Mitgefühls mit Fragen zu belästigen ist wohl kaum akzeptabel" (ebd. 148). Unter Rückbezug auf Christopher Cherry, einen britischen Moralphilosophen, weisen sie darauf hin, dass die Begriffe Fürsorge (*care*) oder Mitgefühl (*empathy*) ursprünglich für persönliche Beziehungen verwendet wurden und dort eine lange Tradition haben (vgl. Cherry 1997: 310). In den Wortschatz der Gesundheitsversorgung wurden sie hingegen erst in jüngerer Zeit aufgenommen, seien also entliehene Konzepte (vgl. Randall & Downie 2014: 149). Liebevolle Fürsorge oder Mitgefühl ließen sich jedoch nicht einfach auf die Gesundheitsversorgung und die Patient-Fachperson-Rolle übertragen (Cherry 1997). Randall und Downie halten daher fest, dass diese bei der Übernahme in ein kontrolliertes Betreuungssystem einen Bedeutungswandel erfahren haben: „Der asklepianische Gedanke individueller, persönlicher Zuwendung wird heute im Sinne hippokratischer Medizinkonzepte professionalisiert" (Randall & Downie 2014: 150). Vor diesem Hintergrund kritisieren die Autoren die Bestrebungen, Empathie zu messen, Bedürfnisse mithilfe von Skalen zu erfassen und schwer kranke Menschen auf diese Weise „mit Fragebögen und Assessments [zu] traktier[en]" (ebd.). Ihnen zufolge gibt es zu viele Ansätze zu Spiritual Care und damit verbundene Vorschläge, wie man ein gutes Assessment mit einem Patienten führen kann, die auf der Annahme beruhen, dass ein Interventionsprozess gerechtfertigt ist, weil es dem kranken Menschen nützt. Häufig könne der Patient darin gar nicht einwilligen. Während sich in „allen Bereichen der Gesundheitsversorgung [...] die Auffassung durchgesetzt [habe], dass keine Behandlung ohne die informierte Zustimmung der urteils- und kommunikationsfähigen Person durchgeführt [...] werden darf" (ebd. 151), werde dies im Bereich der psychosozial-spirituellen Betreuung selten durchgeführt. Wie die Autoren betonen, zeuge es von mangelndem Respekt, einem kranken Menschen ein Gespräch über persönliche Dinge aufzudrängen, sofern es keinen Hinweis gibt, dass er oder sie ein persönliches Gespräch wünscht oder zumindest eine gewisse Gesprächsbereitschaft erkennen lässt (vgl. ebd. 151).

> Es ist moralisch inakzeptabel anzunehmen, dass kranke Menschen in emotionaler, sozialer und spiritueller Hinsicht betreut werden sollen und dass sie diesbezüglichen Maßnahmen ihre Zustimmung erteilen, und aufgrund dieser Annahme Assessments und Interventionen einzuleiten, die tief in den persönlichen Bereich eindringen (ebd.).

Diese heikle Situation werde dadurch verkompliziert, dass Patienten vom Betreuungsteam abhängig sind. Es bestehe die Gefahr, Patienten zu manipulieren, Dinge zu enthüllen, die sie lieber für sich behalten wollen, und Fragen zu stellen, die indiskret oder intrusiv sind und den Patienten aushorchen oder ermüden können. Daher weisen die Autoren darauf hin, dass „jede wie auch immer geartete Intervention, selbst Interventionen zur Linderung psychosozialen oder spirituellen Leidens, mit der Gefahr einhergeht, eine Leidensquelle zu werden" (ebd. 153). In Weiterführung dessen führen sie mögliche Schäden von Spiritual Care-Interventionen auf, z. B. die Entstehung eines iatrogenen unbefriedigten Bedürfnisses, das durch die Gesundheitsfachperson injiziert wird, weil sie ihre Annahmen auf den Patienten überträgt, das jedoch gar nicht bewusst war, und dann Belastung verursacht oder zu noch schlimmerem Leid führt. Auf der anderen Seite können auch Gesundheitsfachpersonen Schaden nehmen, was sich u. a. in Burnout oder Schuldgefühlen bei nicht gelösten Problemen zeigen kann. Darüber hinaus könne es zur Befriedigung eigener Bedürfnisse am Patienten kommen (vgl. ebd. 156). Als Schlussfolgerung ziehen die Autoren daraus, „dass es beiden Seiten, Kranken und Fachleuten schadet, wenn sie diese enge persönliche Beziehung eingehen", die ihrer Ansicht nach für die Behandlung für Spiritual Care notwendig ist (ebd.). Randall und Downie führen ihre Argumentation aus, indem sie ihre Kritik auf eine grundlegende Ebene bringen und fragen, ob psychische, soziale und spirituelle Probleme überhaupt effektiv behandelt werden können (vgl. ebd. 157). Ursache dafür sei das Fehlen empirischer Belege, auch für die Effektivität der – wie sie es nennen – aufdringlichen Interventionen. Wenn schon spirituelle Assessments, dann wenigstens mit empirischem Beleg ihrer Wirksamkeit, so ihr Punkt. Zum anderen argumentieren sie, dass Spiritual Care allein aufgrund des Zeitaufwands seitens des Fachpersonals unmöglich ist. Wenn Gesundheitsfachpersonen verpflichtet würden, psychosoziale und spirituelle Probleme ihrer Patientinnen und Patienten zu lösen, könnten sie „nur scheitern", sie könnten ihnen unmöglich gerecht werden (ebd.). Ihr drittes und grundsätzliches Argument ist, dass normale menschliche Gefühle und Reaktionen nicht pathologisiert oder zu Symptomen uminterpretiert werden sollten, die einer professionellen Behandlung bedürfen. Ihrer Ansicht nach ist eine persönliche Betreuung mit dem dafür erforderlichen Grad an Intimität in einem staatlichen Gesundheitssystem kein angemessenes Ziel (vgl. ebd. 158).

Zusammenfassend weisen die Autoren darauf hin, dass Spiritual Care potenziell zu Schaden für Kranke und Fachpersonen führen kann und eine adäquate

Durchführung von Spiritual Care unmöglich ist. Gründe dafür seien nicht nur Zeitmangel oder Überforderung, sondern auch die unerwünschte Nähe, die sich weder herstellen noch aufrechterhalten lasse, sowie die fragliche Pathologisierung spiritueller und psychosozialer Befindlichkeiten. Anstatt auf die Vernichtung von Spiritual Care abzuzielen, ist Randall und Downie jedoch daran gelegen, andere Wege zum Ziel zu finden bzw. sich im Klaren zu werden, dass das bisher gesteckte Ziel nicht akzeptabel und deshalb aufzugeben oder zu modifizieren ist (vgl. ebd. 159 f.). Als Ausblick geben sie zu bedenken, dass es mehr um die Wahrnehmung spiritueller Aspekte gehen soll, für die jedoch weder „Überwachung" noch „Einschätzung" noch „Behandlung" erforderlich seien; erforderlich sei vielmehr „der genaue asklepianische Blick der freundlichen Fachpersonen", weshalb Spiritual Care „eine reife, freundliche, fachlich kompetente Persönlichkeit" verlange (ebd. 172). Zudem sollten Angehörige keine spezielle Pflege oder Zuwendung bekommen und Patientinnen und Patienten Priorität haben. Im Sinne der asklepianischen Heilkunst, die stark auf Beobachtung beruht, müsse Palliative Care – und damit auch Spiritual Care – vor allem Aufmerksamkeit beinhalten und einen mitmenschlichen Blick (vgl. ebd. 192 f.). Psychische, soziale und spirituelle Probleme eines kranken Menschen ließen sich dann im Kontext der herkömmlichen Beziehung zwischen Arzt und Patient lindern, und zwar „durch ganz normale Interaktionen, einfühlsame Erklärungen und Ratschläge, die auf Fachwissen und Erfahrung beruhen, sowie durch freundliches professionelles Interesse" (ebd. 172). Die Kombination aus hippokratischer, wissenschaftlicher Haltung und dem asklepianischen Ideal, d. h. die Arzt-Patienten-Beziehung technisch und zugleich menschlich zu gestalten, ist nach Randall und Downie nicht leicht und erfordere „Erfahrung und Reife" (ebd. 195).

3.3.2 Gefahren und Grenzen von Spiritual Care

Viele weitere Autoren, die sich mit Spiritual Care beschäftigen, weisen auf mögliche Gefahren und die Grenzen von Spiritual Care hin. Ihre Ansichten werden im Folgenden referiert und dabei auch mögliche Gegenargumente herausgestellt, anhand derer die Kritik hinterfragt werden kann.

Einer der am häufigsten vorgebrachten Punkte ist die Gefahr der Vereinnahmung, insbesondere in einem Abhängigkeitsverhältnis, wie es durch Leiden und/oder Hilfesuche im Gesundheitswesen entsteht (vgl. Heller & Heller 2014: 68; Noth 2014: 113). Machtausübung gegenüber Patientinnen und Patienten, eine unerwünschte oder gar missionarisch erlebte Auferlegung von Spiritualität sowie das Entstehen einer Zwangssituation, zu spirituellen Themen Stellung nehmen zu müssen, können die Beziehung zu Gesundheitsfachpersonen belasten und Misstrauen auf Patientenseite hervorrufen. Spiritual Care könne zum einen dazu führen, dass Gesundheitsfachpersonen, insbesondere Ärztinnen und Ärzte, ihre weltanschauliche Neutralität aufgeben, wenn sie aufgrund ihres Status als medizinische Experten ihre Patienten in deren Spiritualität beeinflussen (vgl. Merten 2016: 4 f.), zum anderen die Vorgabe von Religiosität und Religion implizieren, was die Separation von Kirche und Staat im Gesundheitswesen unterwandert. Eine oft vorschnell getroffene Gleichsetzung von Spiritual Care mit kirchlichen Institutionen oder religiösen Traditionen kann somit schnell ein Gefühl des Übergriffs oder der Manipulation hervorrufen. Spirituelle Fürsorge könne dann leicht als „subtile Bevormundung" (Frick 2011a: 109) missverstanden werden oder Spiritualität zum „Sinnterrorismus" avancieren (Feinendegen & Schaeffer 2014: 185). Mit dieser Kritik wird die Frage aufgeworfen, welche professionellen Grenzen notwendig und sinnvoll sind, um einerseits die Gesundheit von Patientinnen und Patienten sowie von Behandelnden zu fördern, andererseits aber auch deren Freiheit zu schützen. Eine wichtige Gegenmaßnahme zur Machtregulation ist das Neutralitätsgebot, dem Spiritual Care in Deutschland unterliegt. Kliniken und andere Gesundheitseinrichtungen sind säkulare Einrichtungen, in denen die spirituell-religiöse und weltanschauliche Neutralität einen großen Stellenwert hat und als Errungenschaft eines modernen, an der Patientenautonomie orientierten Gesundheitswesens gilt. Neutralität bezieht sich darauf, dem Patienten nichts zu oktroyieren, ihm nicht die eigenen Überzeugungen oder Werte aufzuzwingen und eigene Interessen nicht an ihm zu befriedigen. Sie sollte sich aber nicht darauf beziehen, bestimmte Themen in der Behandlung auszuklammern. In ähnlicher Weise hat auch Sexualität ihren Raum im neutral-säkularen Gesundheitswesen, ohne dass davon ausgegangen wird, das Gesundheitswesen stülpe Patientinnen oder Patienten eine bestimmte sexuelle Präferenz über.

Der Theologe René Hefti konstatiert, dass das Paradigma der Neutralität von Gesundheitsfachpersonen weder zutreffend noch sinnvoll noch nötig ist (vgl. Hefti 2021: 1). Ihm zufolge geht es vorrangig um eine Transparenz hinsichtlich der spirituellen und religiösen Werte und Einstellungen, um den fachlichen Diskurs im Rahmen von Berufsverbänden und Fachgesellschaften sowie um eine persönliche Reflexion über den Einfluss auf die eigene berufliche Praxis (vgl. ebd. 1 f.). Entsprechend sollten Gesundheitsfachpersonen im Kontakt mit ihren Patienten eine Haltung einnehmen, die deutlich macht: Spiritual Care soll R/S beinhalten, aber nicht bedeuten. Dies erfordert, dass sie sich einer Gefährdung ihrer professionellen Neutralität bewusst sind, ihre Grenzen wahrnehmen können und Patienten nur behutsam und zurückhaltend begleiten. Laut Frick geht es um die „behutsame Abwägung zwischen Autonomie und schwachem Paternalismus" (Frick 2011a: 109). Selbstbestimmung in Bezug auf die spirituelle Orientierung und Betreuung, Sorge um potenzielle Grenzverletzungen und die Achtung der Patientenautonomie seien grundlegende Pfeiler von Spiritual Care (vgl. Bürgi & Frick 2017: 523). Wichtiger als die Frage Ja oder Nein zum Angebot von Spiritual Care ist daher ein sensibler Umgang mit Spiritualität und die Akzeptanz eines Caregivers, wenn der Patient oder die Patientin sich nicht zu diesem Thema äußern möchte oder ein weiteres Gespräch ablehnt. Generell sollte aber gelten: Lieber einmal zu viel als einmal zu wenig nach spirituellen Bedürfnissen gefragt, gemäß dem Prinzip ‚besser mehr als weniger Fürsorge'. In den meisten Fällen sei allein das Signalisieren einer Gesprächsbereitschaft zu diesem Thema für Patienten bedeutsam (vgl. ebd.).

Eine weitere Kritik, die bereits im vorherigen Kapitel angedeutet wurde, bezieht sich auf das Fehlen einer einheitlichen Definition und die terminologische Offenheit des Spiritualitätsbegriffs (vgl. Clarke 2009: 1666). Damit verbunden ist die Gefahr einer fälschlich angenommenen Vergleichbarkeit der Forschung in diesem Bereich und das Ausbleiben der für das Gesundheitssystem wichtigen Evidenzbasierung. Diesbezüglich kann jedoch in Frage gestellt werden, ob die Prinzipien der Evidenz-basierten Medizin auf das Wirken von Spiritualität übertragen und dort eingefordert werden sollten. Des Weiteren ist zu hinterfragen, ob es eine einheitliche Definition von Spiritualität geben muss, oder ob mehrere Definitionen gleichberechtigt existieren dürfen. Mit Stoof und Kollegen kann dafür argumentiert werden, dass eine Definition immer auf den jeweiligen Kontext angepasst sein muss. Eine einzige, wahre Definition – im Sinne eines Objektivismus-Ansatzes – kann es ihrer Ansicht nach nicht geben, sondern es müsse – entsprechend einem konstruktivistischen Ansatz – eine für einen bestimmten Kontext lebensfähige Definition gefunden werden (Stoof et al. 2002). Vor diesem Hintergrund kann Spiritualität in verschiedenen Bereichen des Gesundheitswesens unterschiedlich, d. h. mal breiter und mal enger, definiert werden. Für den einen Patienten kann sie etwas anderes bedeuten als für einen anderen und wieder etwas anderes für einen gesunden Menschen. Bezogen auf die bereits referierte Gefahr der Vereinnahmung wird dabei deutlich, dass der Spiritualitätsbegriff in seiner vermeintlichen terminologischen Unbestimmbarkeit „erhebliches innovatives Potential für das Gesundheitswesen" birgt, weil er gerade dazu dient, die Freiheit des Individuums zu wahren, „und zwar sowohl vor dem Zugriff durch bestimmte Religion und Religionsgemeinschaften als auch vor den objektivierenden und manchmal enthumanisierenden Tendenzen des medizinisch-klinischen Apparats" (Roser 2011a: 53). Dieses Zitat von Roser zeigt, dass es von Vorteil für Spiritual Care sein kann, den Begriff der Spiritualität weit zu fassen bzw. offen zu definieren. Die vorliegende Arbeit plädiert für ein Verständnis von Spiritualität, das die Suche nach Verbundenheit, Sinn und Transzendenz umfasst, d. h. das den Geist sowie den Bezug zu sich selbst und zu höherer Wahrheit anspricht. Spiritual Care, das auf diesem Verständnis aufbaut, läuft zum einen weniger Gefahr, religiöse Vorstellungen zu transportieren, und kann zum anderen Spiritualität bei jedem Menschen annehmen.

Ein daran anschließender Punkt ist die bereits erwähnte Kritik, dass das Spirituelle – gerade wenn Spiritualität so offen definiert wird – im psychologischen, emotionalen oder mentalen Bereich enthalten sei. Spiritualität könne dann nicht als eigene Entität angesehen und spirituelle Fürsorge nicht von psychologischer unterschieden werden (vgl. Clarke 2009: 1666). Als Argument wird angeführt, dass die WHO in ihrer aktuellen Definition von Gesundheit Spiritualität nicht als Bestandteil der Gesundheit aufgenommen hat. Insofern fehle der spirituellen Dimension die Grundlage für die Aufnahme ins Gesundheitswesen. Demgegenüber kann ins Feld geführt werden, dass die spirituelle Dimension in der WHO-Definition von Palliative Care als eigenständiger Bereich gewertet wird und es diverse Stimmen gibt, die sich für eine diesbezügliche Überarbeitung der Definition von Gesundheit aussprechen (z. B. Chirico 2016). Solange dies noch nicht geschehen ist, läuft Spiritual Care jedoch Gefahr, nicht ernst genommen und unter die anderen Dimensionen subsumiert zu werden.

Während Kritiker eher auf die Ununterscheidbarkeit von Spiritual Care und anderen Arten der Fürsorge verweisen, gibt es auch Überlegungen, Spiritual Care in eine andere Form von Care zu überführen und Spiritual Care umzubenennen. In der Literatur wird als mögliche Alternative der Begriff der Existential Care vorgeschlagen (Best et al. 2020: 3). Als Grund führen Best und Kollegen an, dass Spiritual Care und Spiritualität in vielen europäischen Ländern stark mit der religiösen Tradition verknüpft sind und in manchen Sprachen die Übersetzungen des Wortes Spiritualität gleichbedeutend mit denen für Religion sind (vgl. ebd.). Des Weiteren ist in manchen Ländern untersagt, religiöse Sprache am Arbeitsplatz zu verwenden. Diese Vermischung von R/S birgt die Gefahr der Zurückweisung auf Patientenseite und der Verwirrung auf Seiten der Caregiver. Der Alternativbegriff Existential Care könnte eine solche Situation vermeiden. Die Autoren schlagen vor, dass je nach Land und kultureller Prägung entschieden werden sollte, welcher Begriff in der jeweiligen Sprache angemessen ist, um die Akzeptanz von Spiritual Care zu erhöhen. Boothe und Frick halten fest, dass das Wort „existenziell“ dem Wort „spirituell“ oftmals vorgezogen wird, weil es säkularer klinge und weniger stark mit der Suche nach dem Heiligen und nach der Transzendenz verknüpft werde: „‚Existenziell‘ bedeutet, dass es um Leben und Tod, um dieses endliche, zeitliche Leben geht *und* um den Sinnhorizont, vor dem das Leben als Ganzes möglich wird“ (ebd. 151, Hervorhebung im Original). Für die Beibehaltung des Terminus Spiritual Care spricht hingegen, dass sich dieser international etabliert hat und die spirituelle – nicht die existenzielle – Dimension innerhalb der bereits erwähnten WHO-Definition von Palliative Care benannt wird. In der Praxis kann jedoch jedem Caregiver selbst überlassen werden, welche Begriffe er oder sie verwendet, um Spiritual Care erklärbar zu machen.

Eine weitere Gefahr von Spiritual Care, die bereits bei Roser und Karle angeklungen ist, betrifft die Instrumentalisierung von Spiritualität als Behandlungsstrategie (vgl. Roser 2009a: 592; Karle 2010: 546). Unter dieser Perspektive würde Spiritual Care ärztlich verordnet werden, um Wohlbefinden zu steigern oder Stresssituationen bewältigen zu können. Spiritualität wäre dann lediglich ein zusätzlicher Faktor zur Unterstützung der medizinischen Therapie und würde rein funktional zur Optimierung von ‚Well-Being' verstanden werden. Wie das bisher Dargestellte herausstellt, gilt Spiritual Care als Begleitung zur Wiederherstellung von Verbundenheit und hat zum Ziel, Sinnfindung und das Erleben von Ganzheitlichkeit zu ermöglichen. Problematisch ist an diesem Verständnis, dass ein zu positives Bild von Spiritual Care transportiert werden kann, das dazu verleitet, den Einbezug von Spiritualität als Mittel der Wahl anzusehen, um eine positive Krankheitsverarbeitung einzuleiten, Patienten mit sich in Einklang zu bringen oder Sinn für deren Leid herzustellen. Spiritual Care kann dann leicht versagen, wenn kein positives Ende herbeigeführt werden kann. Frick warnt davor, dass Spiritualität psychotherapeutisch als Wellness-Aktivität und theologisch als intellektueller Airbag gegen die Ohnmacht missbraucht werden kann (vgl. Frick 2011a: 106). Im Leben und Sterben, und gerade in Krankheit und Leid gibt es jedoch viel Sinnlosigkeit, sogar Sinnkatastrophen, die nicht aufgelöst oder in Sinn umgedeutet werden können (s. Teil II Kapitel 4.2 Facetten von Kompetenz in Spiritual Care). Spiritual Care ist also mehr als eine Coping-Strategie und sollte nicht auf evidenzbasierte Resultate reduziert werden (vgl. Roser 2007: 245; Nauer 2015: 102 f.; Merten 2016: 5).

Um die Gefahr der Positivierung von Spiritual Care ernst zu nehmen, ist es laut Mathwig wichtig, den Mut zu Sinnlosigkeitstoleranz (Mathwig 2014) zu stärken. Spiritual Caregiver bräuchten „Mut und Kraft, das Sinnlose auch als das Sinnlose aushalten zu können" (ebd. 37). Ebenso haben das Nichtgelungene und Nichtvollkommene ihre Würde (Weiher 2014) und müssen als solche anerkannt werden. Insofern gelte es, die Grausamkeit des Schicksals, das Bestehen von Mehr- oder Uneindeutigkeit sowie die Erfahrung von Ungerechtigkeit, Enttäuschung, Ohnmacht oder tiefer Verzweiflung nicht vorschnell spirituell zu bändigen, sondern ertragen und erdulden zu können (vgl. Nauer 2015: 150; Karle 2018: 64). Statt Spiritualität und damit Spiritual Care einseitig in Sinn und Verbundenheit aufgehen lassen zu wollen, müssen Sinnlosigkeit, Sprachlosigkeit und Unverbundenheit im Begriff von Spiritual Care enthalten sein und mitgedacht werden. Insofern müssen sich Spiritual Caregiver innerlich wachhalten, dass ihre Begleitung auch in Ziellosigkeit führen kann, d. h., dass sie nicht bei jedem Patienten oder jeder Patientin Sinn ‚produzieren' können und Sinnerleben nicht um jeden Preis verfolgt werden darf. Wie Karle festhält, darf es nicht zu einer *„Sinn-Fixierung"* kommen (Karle 2018: 64, Hervorhebung im Original), denn es gehe bei Spiritual Care weniger darum, einen Sinn zu finden, als vielmehr darum, sich zu verorten (vgl. ebd.).

Dem Streben nach Ganzheitlichkeit, das Spiritual Care in positiver Weise charakterisiert, wird von Seiten der Kritiker entgegengehalten, dass Ganzheitlichkeit nicht immer erwünscht ist und Patienten es oftmals wollen, reduziert zu werden. Die Reduktion eines Patienten auf z. B. nur das Körperliche oder auf nur einen Teilaspekt seines Menschseins könne nämlich auch einen Freiheitsgewinn darstellen (vgl. Karle 2018: 62). Karle zufolge hat das,

> was wir im Hinblick auf moderne Individualität so sehr schätzen, [...] im Wesentlichen damit zu tun, dass wir uns nicht ständig als Ganzheiten präsentieren müssen, dass wir nicht über alles Rechenschaft ablegen müssen, dass wir uns in fast jedem Kontext erfolgreich mit den tatsächlichen oder vermeintlichen Pflichten in anderen Kontexten entziehen können und Teilinformationen und Teilidentitäten in der Regel genügen (ebd. 62 f.).

Des Weiteren stellt sie dar, dass Ganzheitlichkeit die Freiheit des Patienten einschränken, mit „*Übergriffigkeiten* einhergehen“ (ebd. 63, Hervorhebung im Original) und als bedrängend erlebt werden kann, wenn das Spirituelle im Sinne der Ganzheitlichkeit mitgescreent und möglicherweise mitbehandelt wird. Nach Karle ist zu beachten, dass Ganzheitlichkeit „totale, repressive Züge“ annehmen kann (ebd. 63). Spiritual Care solle daher zurückstehen und Ganzheitlichkeit bewusst ausblenden können, damit auch mal nur ein Teilbereich behandelt werden oder ein Patient ausschließlich von z. B. einer guten körperlichen Pflege profitieren kann (vgl. ebd.).

Weitere Grenzen der Durchführbarkeit von Spiritual Care werden darin gesehen, dass Spiritual Care die fachspezifische Kompetenz übersteigen, wenn nicht sogar sprengen kann. Gesundheitsfachpersonen könnten zwar erlernen, eine spirituelle Anamnese zu erheben, der klinische Alltag lasse jedoch selten zu, dass den aufgedeckten Bedürfnissen weiter nachgekommen werden kann. Es stellt sich also die grundsätzliche Frage, ob spirituelle Bedürfnisse überhaupt Raum im Klinikkontext bekommen können, oder es bei der bloßen Erhebung von Bedürfnissen, gegebenenfalls auch bei deren Quantifizierung, bleibt. Eine damit verbundene Gefahr ist, dass durch das Erfragen möglicher Bedürfnisse erst eine Bedürftigkeit geweckt, ein (bisher unbekannter) Mangel aufgezeigt, und damit letztendlich Unzufriedenheit beim Patienten ausgelöst wird. In diesem Fall würde das Bewusstmachen von Spiritualität bzw. das Aufdecken diesbezüglicher Wünsche zusätzliches Leid hervorrufen (vgl. Randall & Downie 2014: 156). Dieser Kritik ist entgegenzuhalten, dass die Erkundung von Spiritualität eine lindernde bzw. positive Wirkung haben kann und das Aussprechen eines Bedürfnisses bereits eine Form der Befriedigung darstellt, unabhängig davon, ob eine Intervention zu dessen Befriedigung erfolgt oder nicht. So ist es möglich, dass infolge einer durchgeführten Anamnese die Befriedigung spiritueller Bedürfnisse vom Patienten eigenständig weiterverfolgt wird, z. B. mithilfe der Angehörigen, oder indem Vorhaben für die Zeit nach der Klinik gefasst werden. Darüber hinaus drücken Patienten durch das

Äußern spiritueller Bedürfnisse mögliche Ressourcen aus, was wiederum als positiver Effekt gewertet werden kann (Frick et al. 2021b). Wie Swinton und Pattison festhalten, geht es beim Antworten auf spirituelle Bedürfnisse vor allem darum, zu erkennen, was Patientinnen und Patienten im Kontext des Gesundheitswesens fehlt und ihnen bei der Suche danach zu helfen (vgl. Swinton & Pattison 2010: 233). Dabei geht es nicht darum, Gesundheitsfachpersonen zu Wunscherfüllern zu machen oder jedes Bedürfnis eines Patienten zu stillen.

Zuletzt sei auf mögliche negative Auswirkungen von Spiritual Care hingewiesen, die sowohl die Caregiver als auch die Carereceiver wie auch das Gesundheitssystem als Ganzes betreffen können. Neben hohen Kosten, Widerständen im Team oder auf Patientenseite kann die Beschäftigung mit spirituellen Themen nachteilige Effekte auf die Gesundheit haben. In der Literatur wird betont, dass R/S sowohl Ressource als auch Belastungsfaktor sein kann (vgl. Pargament 2011: 275; Utsch et al. 2017: 142). Bei der Beschäftigung mit Spiritual Care läuft man jedoch Gefahr, den Aspekt der Belastung zu ignorieren, Spiritualität rein positiv zu konnotieren und einseitig gut als Ressource, als „Hoffnungswort" oder als „Potential" darzustellen (Kohli Reichenbach 2014: 21). Dementsprechend haben wissenschaftliche Studien ein stärkeres Bias in Richtung der gezeigten positiven Einflüsse von Spiritualität auf Gesundheit und Wohlbefinden, als dass sie negative Auswirkungen berichten. Wenige Autoren weisen auf die Tatsache hin, dass religiöses Coping negative Formen annehmen, R/S bestimmte psychische Erkrankungen bedingen oder ungünstig beeinflussen kann – beispielsweise Zwangserkrankungen oder Psychosen – oder als fälschliche Alternative zu ‚normaler' medizinischer Versorgung angewendet wird (vgl. De Rezende-Pinto et al. 2019: 81; Saad et al. 2019: 94). Generell liegt aber große Evidenz zu den positiven Assoziationen von R/S vor und es kann davon ausgegangen werden – so auch die Autoren, die diese möglichen Konsequenzen aufzeigen –, dass der Einsatz von Spiritual Care stärker protektiv als schädlich ist (De Rezende-Pinto et al. 2019; Kao et al. 2020).

3.4 Zusammenfassendes Verständnis von Spiritual Care

Spiritual Care ist die Sorge für die spirituelle Gesundheit, unter Berücksichtigung spiritueller, existenzieller und religiöser Bedürfnisse und mit Blick auf spirituelle Unterstützungsangebote und förderliche Ressourcen. Das Konzept steht auf den drei charakteristischen Säulen Ganzheitlichkeit, Interdisziplinarität und Wertepluralismus. Ganzheitlichkeit zeigt sich in der Hinzunahme und Integration der spirituellen Dimension in den Behandlungsprozess. Im Sinne von *total care* werden bei Spiritual Care alle Aspekte des Menschseins berücksichtigt, die spirituelle Dimension wird also nicht isoliert betrachtet, sondern es werden alle mit ihr interagierenden Dimensionen erfasst. Theoretisches Fundament ist das biopsychosozial-spirituelle Modell (Sulmasy 2002), das dem Spirituellen – neben der physischen, psychischen und sozialen Dimension – einen eigenen Platz bei der Bestimmung von Gesundheit einräumt. Um Ganzheitlichkeit zu ermöglichen, bedarf es der Kooperation des gesamten multiprofessionellen Teams. Interdisziplinarität drückt aus, dass alle betroffenen Fachdisziplinen in die Spiritual Care-Arbeit involviert sind und an der Einbeziehung des Spirituellen mitarbeiten. Dazu gehören u. a. die Pflege, Medizin, Soziale Arbeit, Seelsorge, Psychologie/Psychotherapie und weitere Therapiebereiche. Spiritual Care wird transprofessionell ausgeübt, d. h. ist eine professionsübergreifende Aufgabe (Frick 2014a). Dabei geht es nicht um eine Vermischung der Berufsbilder und ihrer Zuständigkeitsbereiche, sondern um die gemeinsame Verantwortung für Spiritual Care, in die auch Ehrenamtliche einbezogen sind. Die dritte wichtige Bedeutungsdimension von Spiritual Care ist der Wertepluralismus. Dieser meint die Achtung der kulturell und religiös vielfältigen Weltanschauungen und Wertorientierungen (Gratz & Roser 2016). Die unterschiedlichen Lebenseinstellungen und spirituell-religiösen Hintergründe aller Beteiligten werden respektiert und fruchtbar gemacht. Spiritual Care versteht Spiritualität als den übergeordneten Begriff, der Religion und Religiosität umfassen kann, aber nicht muss. Damit verbunden ist ein individuumszentrierter Ansatz, d. h. der behutsame, am Patienten und dessen Autonomie orientierte Einbezug von Spiritualität. Spiritual Care ist nicht nur am Lebensende, sondern in unterschiedlichen Schwellen- und Grenzsituationen des Lebens von Bedeutung und bezieht sich auch auf die Person des Caregivers und dessen Selbstfürsorge. Es ist anzuerkennen, dass Spiritual Care nicht einseitig in Sinnfindung oder im Herstellen von Verbundenheit aufgeht. Auch Sinnlosigkeit, Sprachlosigkeit und Unverbundenheit sind in Spiritual Care enthalten und müssen bei der Verwendung des Begriffs mitgedacht werden. Darüber hinaus sind folgende Aspekte für das Verständnis von Spiritual Care und seine Anwendung in der klinischen Praxis von Bedeutung: die Gefahr der Instrumentalisierung von Spiritualität für eine bessere oder schnellere Gesundwerdung, der mögliche Verlust professioneller Neutralität sowie ein Gefühl von Übergriffigkeit, das bei der Thematisierung von Spiritualität auf Patientenseite entstehen kann. Für Caregiver bedeutet Spiritual Self-Care in Beziehung zu den eigenen Kraftquellen zu bleiben. Für den Umgang mit Patienten ist das Ziel die Beibehaltung sowie (Wieder-)Befähigung zu freier Spiritualität, wobei das subjektive Spiritualitätsverständnis des Patienten oder der Patientin ausschlaggebend ist.

4 Kompetenz (in Spiritual Care)

In diesem Kapitel wird zum einen der Kompetenzbegriff als solcher betrachtet, zum anderen wird Kompetenz in Bezug auf das hier relevante Objekt analysiert, d. h. in Bezug auf Spiritual Care. Dadurch ergibt sich der Teilbegriff *Kompetenz (in Spiritual Care)*, welcher sich zum Gesamtkonstrukt *Spiritual Care-Kompetenz* zusammensetzen lässt – mit Betonung bzw. Fokus auf den Wortstamm *-Kompetenz*. Insofern erfordert die Untersuchung des letzten Teilbegriffs sogleich die Bündelung aller Teilbegriffe zum Kompositum *Spiritual Care-Kompetenz*.

4.1 Kompetenz

Der Kompetenzbegriff umfasst in seiner Bedeutung Eigenschaften wie aktiv, handelnd sowie fachlich und persönlich befähigt sein. Im Duden wird er relativ schlicht mit den Worten Sachverstand und Fähigkeiten beschrieben (Dudenredaktion o. J.). Mit Beginn des 21. Jahrhunderts hat der Terminus einen enormen Aufschwung erlebt, sowohl im Alltag als auch in der wissenschaftlichen Fachsprache. Er ist in der Personalentwicklung in Organisationen sowie in Bildungsdiskursen ein Schlüsselbegriff (Stoof et al. 2002). In diesen Bereichen dominiert die Rede von Kompetenzerwerb, die den ursprünglichen Bildungsbegriff fast vollständig ersetzt hat.

Der auf den Gelehrten Wilhelm von Humboldt zurückgehende Begriff der Bildung beschreibt ein umfassendes Ziel, nämlich dem Begriff der Menschheit in der individuellen Person Inhalt zu verleihen (vgl. von Humboldt 1980: 235). Nach von Humboldt strebt der Mensch nach einer Erweiterung seiner Erkenntnis und Wirksamkeit, mit dem (unbewussten) Ziel der inneren Veredlung (vgl. ebd.). Während der Kompetenzbegriff eher auf konkrete und genau definierte Lernziele fokussiert, geht es bei von Humboldt darum, die „ganze Bildung [zu] vollenden" (ebd. 239).

Im heutigen Bildungswesen bestimmt der besser zu operationalisierende Kompetenzbegriff die Didaktik und es wird eine Kompetenzorientierung des Schulsystems erwartet (Klett 2022). Kompetenzen gehen über reines Wissen hinaus und haben stets konkrete Anwendungssituationen im Blick. Mit Hilfe von Kompetenzen werden Werkzeuge geschaffen, die zur Lösung lebensweltlicher Problemstellungen, zur aktiven Teilhabe an gesellschaftlichen Prozessen und an kulturellen Angeboten sowie nicht zuletzt zum Lernen befähigen (s. die Kompetenzerläuterung des Staatsinstituts für Schulqualität und Bildungsforschung, zit. n. Klett 2022). Kompetenzen werden in Diskursen auf europäischer Ebene (Bologna-Prozess), Bundes- oder Länderebene unterschiedlich aufgeschlüsselt. Nach dem DQR, dem Deutschen Qualifikationsrahmen für lebenslanges Lernen, werden sie als umfassende Handlungskompetenz definiert, die sich im Sinne eines Vier-Säulen-Modells in die Dimensionen Fachkompetenz (Wissen und Fertigkeiten) und personale Kompetenz (Sozialkompetenz und Selbständigkeit) entfalten. Methodenkompetenz wird als Querschnittskompetenz verstanden und findet deshalb nicht eigens Erwähnung (vgl. BMBF & KMK 2011: 4f.). Der DQR bietet einen Orientierungsrahmen innerhalb des deutschen Bildungssystems und wurde vom Bundesministerium für Bildung und Forschung (BMBF) und der Kultusministerkonferenz (KMK) entwickelt. Er dient zur Bewertung der Qualifikationen in Allgemeinbildung, beruflicher Bildung, Hochschulbildung und Weiterbildungen. Im EQR bzw. EQF (Europäischer Qualifikationsrahmen bzw. European Qualification Framework) wird Kompetenz hingegen im Sinne der Übernahme von Verantwortung und Selbständigkeit beschrieben (European Commission 2022).

Im wissenschaftlichen Bereich gibt es umfangreiche Publikationen zum Thema Kompetenz und ihrer Vermittlung sowie viele Ausarbeitungen von Kompetenzmodellen. Ein Überblick über die verschiedenen Ansätze ist aufgrund der Vielfalt schwer zu erstellen. Dennoch soll – ohne Anspruch auf Vollständigkeit – ein Versuch unternommen werden, wegweisende Arbeiten vorzustellen und zu skizzieren, wie diese den Kompetenzbegriff zu fassen versuchen.

Grundlegend ist die weit verbreitete Definition des Psychologen Franz Weinert, der Kompetenz versteht als

> die bei Individuen verfügbaren oder durch sie erlernbaren kognitiven Fähigkeiten und Fertigkeiten, um bestimmte Probleme zu lösen, sowie die damit verbundenen motivationalen, volitionalen und sozialen Bereitschaften und Fähigkeiten, um die Problemlösungen in variablen Situationen erfolgreich und verantwortungsvoll nutzen zu können (Weinert 2014: 27f.).

Andere Autoren, die sich mit einer Beschreibung von Kompetenz beschäftigen, sehen sie z.B. als „eine spezifische Weise des Etwas-Könnens. Kompetent ist jemand, der auf der Grundlage von Wissen, Erfahrung, Übung und Reflexion etwas Bestimmtes kann“ (Steinforth 2013: 9). Mal wird sie als etwas beschrieben, das jemand zu gegebener Zeit weiß und tun kann, bezogen auf Kenntnisse, Fähigkeiten und Haltungen, wobei Fähigkeit das Maß beschreibt, inwieweit eine Person neue, aus Erfahrung gewonnene Kenntnisse anwenden, anpassen und verbinden kann und ihr Handeln weiter verbessert (vgl. Hall et al. 2016: 25); mal wird Kompetenz als Meta-Fähigkeit bezeichnet, die sich in der Bewältigung von Handlungssituationen äußert (Kotrubczik 2008). Zippert ist der Ansicht, dass Kompetenzen (im Plural, im Sinne von Fertigkeiten) erworben, geübt, durchdacht oder vertieft werden müssen, sodass man kompetent (im Sinne von professionell und gekonnt) etwas ausüben kann (vgl. Zippert 2014: 115). Häufig wird Kompetenz als eine Kombination aus den folgenden drei Bestandteilen definiert: Wissen, Fähigkeiten/Fertigkeiten und Haltung/Einstellung (*knowledge, skills, attitudes*), oder auch durch an diese drei Bereiche angelehnte Bestandteile beschrieben. Eine viel zitierte Definition, die diese Einteilung begründet, stammt von Parry aus dem Jahr 1996:

> Eine Kompetenz ist ein Cluster von zueinander in Beziehung stehendem Wissen, Fertigkeiten und Haltungen, die einen überwiegenden Teil des Berufs einer Person beeinflussen (eine Rolle oder Verantwortlichkeit), das mit Leistungserfüllung im Beruf korreliert, das messbar ist auf der Grundlage allgemein anerkannter Standards und das anhand von Training und Entwicklung verbessert werden kann (Parry 1996 – Übersetzung von Krumm et al. 2015: 157).

Entsprechend diesem Verständnis wird Kompetenz in verschiedene Dimensionen unterteilt, in Fachkompetenz (Wissen), Methodenkompetenz (Fähigkeiten) und personale Kompetenz (Haltung), die als voneinander abhängig verstanden werden. Knoll versteht „Kompetenz als Befähigung zu einem Handeln [...], das komplexes Wissen, Fertigkeiten, Fähigkeiten, motivationale Orientierungen und (Wert-) Haltungen bündelt" (Knoll 2016: 201). Für ihn ist also auch der von Weinert eingeführte Aspekt der Motivation bedeutsam. Eine weitere Differenzierung findet durch die dreigliedrige Einteilung bei Körner statt, nach der Kompetenz die Gebiete Wissen – bestehend aus deskriptivem Wissen, Erklärungs-, Veränderungs- und Konzeptwissen –, Handlungskompetenz – der Gebrauch von Konzept- und Veränderungswissen –, und Haltung umfasst (vgl. Körner 2015: 25–28). Im Gegensatz zu Fertigkeiten, mit denen standardisierte Handlungsroutinen ausgeführt werden, bezeichnet Handlungskompetenz für ihn die Fähigkeit, Wissen situativ einzusetzen (vgl. ebd. 26). Haltung hingegen gründe wesentlich in impliziten Theorien und insbesondere im Menschenbild einer Person (vgl. ebd. 27). Dabei macht er darauf aufmerksam, dass die letzten beiden Kompetenzgebiete, Handlungskompetenz (situative Fähigkeiten) und Haltung, in der Praxis zwar nicht unabhängig voneinander untersucht werden können, es aber dennoch sinnvoll und wichtig ist, eine begriffliche Trennung vorzunehmen (vgl. ebd. 28). Der Psychologe Florian Weck weist auf eine weitere definitorische Unterscheidung hin, die die Geltungsebene von Kompetenzen, insbesondere im klinischen Kontext, betrifft. Er sieht einen wesentlichen Unterschied zwischen globalen und bereichsspezifischen Kompetenzen: Während erstere für jegliches klinisches Handeln relevant sind, seien bereichsspezifische Kompetenzen ein Teilbereich davon und bezögen sich auf spezifische Techniken oder Interventionen. Letztere haben seiner Ansicht nach den Vorteil, dass sie leichter zu operationalisieren sind (Weck 2013: 12 f.). Krumm und Kollegen halten fest, dass Kompetenz ein komplex zu definierender Begriff ist, der konzeptuell mithilfe zweier Ansätze beschrieben werden könne. Der erste Ansatz definiert Kompetenz als die Befähigung, eine Aufgabe zu erfüllen. Der zweite Ansatz beschreibt Kompetenz im Rahmen eines weiter gefassten Konzepts, das verschiedene Dimensionen berücksichtigt, die benötigt werden, um einerseits eine Leistung zu erbringen, andererseits diese Leistung auch zu beschreiben. Nach diesem Ansatz kann ein reproduzierbares und messbares Set von Eigenschaften (Wissen, Fertigkeiten und Verhalten) in angemessener Weise erwartet werden, wenn jemand sich mit entsprechenden theoretischen und klinischen Bildungsinhalten auseinandergesetzt hat (vgl. Krumm et al. 2015: 156). Mit Blick auf den Kompetenzbegriff im Gesundheitssystem und unter Rückgriff auf die Care-Ethik versteht der Medizinethiker Giovanni Maio Kompetenz als die Fähigkeit, mit Ambiguität, d.h. mit Komplexität und Unsicherheit, umzugehen (vgl. Maio 2018: 59). Im Umfeld von Gesundheit und Krankheit gehe es vornehmlich darum, eine Situation richtig wahrzunehmen und einzuschätzen und dann eine kreative Lösung zu finden. Dafür seien verschiedene Formen von Wissen – Erfahrungs-, Beziehungs- und Situationswissen – nötig, die jenseits von formal-logischem Wissen liegen. Diese Art von Wissen und Kompetenz müssen immer wieder praktiziert und können nicht auswendig gelernt werden (vgl. ebd.).

Stoof und Kollegen liefern keine Definition zu Kompetenz, sondern sind der Ansicht: „The one and only true competence definition does not exist, nor will ever be found“ (Stoof et al. 2002: 347). Sie weisen darauf hin, dass es bei einer Bestimmung des Kompetenzbegriffs darum geht, inwiefern er sich in einem bestimmten Kontext bewährt. Gemäß ihrem Lebensfähigkeit-Ansatz (*viability*, vgl. ebd. 347) sollte eine Definition von Kompetenz sowohl der Situation als auch des Kontexts angemessen sein, in denen sie verwendet wird. Wenn neben dem Kontext auch das Ziel, für das die Definition konstruiert wird, und die Zielgruppe, d. h. die Menschen, für die sie gelten soll – z. B. Individuen oder ein Team –, analysiert und berücksichtigt werden, steige die Lebensfähigkeit einer Definition an. Daher gebe es viele verschiedene (gute) Definitionen von Kompetenz und es müsse jeweils die lebensfähigste unter ihnen für einen bestimmten Kontext identifiziert werden (vgl. ebd. 351 f.).

Im Kontext des Gesundheitswesens, genauer in der Aus- und Weiterbildung von Gesundheitsberufen, wird mehr und mehr eine Kompetenzorientierung angestrebt und diese in entsprechenden Leitlinien festgehalten. Beispielsweise schreibt die Fachbereichsleitung Psychotherapie des Instituts für medizinische und pharmazeutische Prüfungsfragen (IMPP), dass die nationale und internationale Entwicklung zu einer Ausrichtung auf Lern- und Prüfziele in einer Reihe verschiedener Kompetenzbereiche führt und es daher parallel zu den Entwicklungen in Medizin, Zahnmedizin, Pharmazie und anderen Berufen im Gesundheitswesen erforderlich sei, auch für die Psychotherapie eine grundlegende Überarbeitung der Gegenstandskataloge im Hinblick auf die Kompetenzorientierung vorzunehmen (IMPP 2022). Innerhalb der Fachdisziplin der Sozialen Arbeit werden die Dimensionen Wissen und Können als wichtige, zu vermittelnde Fach- und Methodenkompetenzen beschrieben, die Dimension der Haltung wird den personalen Kompetenzen zugeordnet, zu denen Sozial- und Selbstkompetenzen gezählt werden; als Selbstkompetenzen werden neben dem Erwerb professionsspezifischen Wissens ethische Reflexionsfähigkeit und Reflexionsbereitschaft wichtige Kompetenzen genannt (vgl. Sonnenberg 2019: 132). Trotz der wachsenden Tendenz zur Orientierung an mess- und überprüfbaren Standards wird in Sozial-, Gesundheits- und Pastoralberufen daran festgehalten, dass es unverfügbare und deshalb auch nicht messbare Momente von (Persönlichkeits-)Bildung und Kompetenzerwerb gibt, z. B. die Entwicklung von Haltung, (Glaubens-)Einstellungen oder berufsethischen Prägungen, die ebenso grundlegend für die berufliche Kompetenz wie beispielsweise Fach- und Methodenkompetenz sind (vgl. Zippert 2014: 115). In der Palliativversorgung wird der personalen Kompetenz, und damit dem Aspekt der Haltung, besonders großer Wert beigemessen (vgl. Gratz & Roser 2019: 30).

Eine Kompetenzorientierung in Hinblick auf Spiritual Care ist in den Lernzielen von Gesundheitsberufen noch wenig anzutreffen. Die Wiener Theologin Sabine Hermisson widmet ihre Arbeit von 2016 der spirituellen Kompetenz in der Seelsorge, insbesondere in der Ausbildung zum Pfarrberuf, und untersucht daraufhin die Ausbildungsstandards der deutschsprachigen evangelischen Kirchen. Ihre Analyse zeigt, dass spirituelle Kompetenz vielfach genannt und gefordert wird, ihre Förderung sowie Spiritualität selbst jedoch ein Ausbildungsdesiderat darstellen (Hermisson 2016). In den weniger mit Spiritualität assoziierten Berufen ist dies umso mehr der Fall. Bevor jedoch die Aus- und Weiterbildung zur Kompetenzförderung in Spiritual Care weiter beleuchtet wird, werden zunächst die charakteristischen Dimensionen und Inhalte dieser spezifischen Kompetenz untersucht.

4.2 Charakteristische Dimensionen von Kompetenz in Spiritual Care

Über die konkreten Inhalte von Kompetenz in Spiritual Care, was diese Kompetenz ausmacht und wer über diese Kompetenz verfügen soll, wird heftig diskutiert. Eckhard Frick plädiert dafür, dass alle Gesundheitsberufe eine gewisse Basis an allgemeiner Kompetenz in Spiritual Care besitzen sollen, die durch die spezifischen Kompetenzen jeder Disziplin ergänzt werden: Es brauche ein Miteinander von Spiritual Care-Grundkompetenz aller Teammitglieder und von berufs- oder auch persönlichkeitsspezifischen Spezialkompetenzen der verschiedenen Professionen (vgl. Frick 2014a: 60). Nur in einem solchen Netzwerk von Kompetenzen könne Spiritual Care geleistet werden. Die Spiritual Care-Basiskompetenz, die jede Gesundheitsfachperson – im Sinne von *primary care* (allgemeines Priestertum) – hat, stelle die Grundlage für die professionellen Spezialkompetenzen dar, insbesondere die der Seelsorge, die *secondary care* (im Sinne eines speziellen Priestertums) betreibt (vgl. Frick 2014a: 58 f.). Diese Grundkompetenz können die Gesundheitsberufe nicht an die Seelsorge delegieren, mit anderen Worten: „Alle sind in einem allgemeinen Sinn Seelsorgende“ (Frick 2014b: 18).

Inhaltlich besteht die allgemeine Kompetenz laut Frick z. B. im Screening und Aufnehmen der spirituellen Anamnese, ergänzt um spezielle Fachkompetenzen, z. B. psychotherapeutische Interventionen, nonverbale Anwesenheit von Musiktherapeuten, Kontakt der Pflegenden mit dem fragilen Körper oder theologisches und rituelles Wissen der Seelsorgenden (vgl. Frick 2017b: 223). In den Kompetenzbereich der Seelsorge fallen zudem die geistliche Kompetenz (vgl. Merten 2016: 7), die spirituelle Selbst-Sorge-Kompetenz, die interkulturell-religiöse Kompetenz und die Kenntnis institutionell normierter oder speziell theologischer Rituale (vgl. Nauer 2015: 78).

Vor dem Hintergrund dieser Ausführungen ergibt sich: Wenngleich alle Professionen eine spirituelle Wahrnehmung bzw. Sensibilität für Spiritualität haben sollen, haben nicht alle die Aufgabe einer seelsorglichen Begleitung und Vertiefung; wenn ein Patient oder eine Patientin einen jedoch dazu erwählt oder ein Angehöriger des Teams spirituelle Bedürfnisse erkennt, sollte die Basiskompetenz in Spiritual Care helfen, eigene Selbstsorge und Reflexion zu betreiben, d. h. sich der Position und damit verbundenen Kompetenz bewusst zu werden, und den Patienten oder die Patientin eventuell weiterzuvermitteln. Laut Peng-Keller kann die Seelsorge dann dabei unterstützen, die interprofessionelle Verständigung und Zusammenarbeit im Betreuungsteam zu moderieren und die diesbezüglichen Angebote innerhalb und außerhalb der Institution zu vernetzen (vgl. Peng-Keller et al. 2018: 14). Forschung zeigt zudem, dass Patienten häufig kein in die Tiefe gehendes, spezialisiertes Spiritual Care erwarten, sondern viel eher das Bedürfnis nach basalem Spiritual Care äußern, das keiner Spezialkompetenzen bedarf. Beispielsweise zeigen Selman und Kollegen in einem internationalen Sample, dass Patienten sowohl Spezialisten als auch nicht spezialisierte Spiritual Caregiver schätzen und wählen. Sie kommen daher zu dem Schluss, dass „all staff should be comfortable with, and competent to provide, a basic level of spiritual care, with more advanced psycho-spiritual and religious support provided by specialists“ (Selman et al. 2018: 226). Vor diesem Hintergrund hat sich die Einteilung etabliert, einerseits von Spiritual Care-Generalisten zu sprechen, die eine spirituelle Basiskompetenz besitzen, andererseits von Spiritual Care-Spezialisten, an die im Bedarf überwiesen werden kann (Fitchett et al. 2019). Insofern können Ärztinnen und Ärzte, Pflegende oder Sozialarbeitende zu Generalisten in Spiritual Care ausgebildet werden, Spezialisten können – neben den von einer Kirche oder Religionsgemeinschaft entsendeten Seelsorgerinnen und Seelsorgern – auch ehrenamtliche oder beruflich ausgebildete Spiritual Care-Beauftragte, Existenzphilosophen oder humanistische Berater sein (s. Teil II Kapitel 3.2.6 Das multiprofessionelle Team).

Die Einteilung in Generalisten und Spezialisten sowie in Basis- und Spezialkompetenzen in Spiritual Care (vgl. Hagen & Raischl 2011: 291) prägt die Debatte um die charakteristischen Dimensionen von Kompetenz in Spiritual Care. Der Blick in die Forschungsliteratur zeigt, dass die Spiritual Care-Basiskompetenz ein Ensemble von Kompetenzen beinhaltet, die teilweise in weitere Kompetenzdimensionen, teilweise in weitere Kompetenzbereiche und -facetten eingeteilt werden (vgl. Cooper et al. 2010; Holloway et al. 2011: 30; Roser 2011a; Nauer 2015: 77; Van Leeuwen et al. 2021). Im Folgenden werden verschiedene Dimensionen und Facetten beleuchtet, die mit kompetentem Spiritual Care in Verbindung gebracht werden. Dabei wird sowohl eine deskriptive als auch eine normative Perspektive eingenommen und untersucht, was Gesundheitsfachpersonen – jenseits ihrer fachlichen Kompetenz – erwerben sollten, um Spiritual Care kompetent auszuüben.

Einer der am häufigsten genannten Aspekte, die Kompetenz in Spiritual Care ausmachen, ist eine entsprechende Wahrnehmung. Wahrnehmungskompetenz beinhaltet das sensible Wahrnehmen bzw. Erkennen-Können der spirituellen Dimension und gilt als eine grundlegende Voraussetzung für jede Form von Spiritual Care: Alle Team-Mitglieder sollen in der Lage sein, spirituelle Themen bei erkrankten Menschen sowie ihren An- und Zugehörigen wahrzunehmen (Labitzke & Kuhn-Flammensfeld 2017). Sie sollen „eine spirituelle Basiskompetenz im Sinne einer spirituellen Wahrnehmungskompetenz“ (Nauer 2015: 77) haben. Auch wenn Patienten ihre Wünsche selbst nicht immer als spirituell bezeichnen, sollen Behandelnde diese als solche erkennen und fähig sein, Spiritual Care anzubieten (Puchalski et al. 2009). Nach dem Modell der vier Care-Phasen beginnt Care-Kompetenz bereits damit, ein Bedürfnis wahrnehmen zu können. Diese Wahrnehmung ist die Voraussetzung dafür, dass sich ein Caregiver verantwortlich für das Bedürfnis fühlt, erst daraufhin kommt eine Reaktion und damit die eigentliche Care-Intervention zustande (vgl. Tronto 1993: 105–108; Teil II Kapitel 1.1.1 Care-Ethik). Übertragen auf Spiritual Care gilt, dass

> [s]pirituelles Leid bzw. spiritueller Schmerz […] überhaupt wahrgenommen, […] in seiner Bedeutung für das Gesamtgeschehen von Krankheit und/oder Sterben richtig eingeschätzt und ihm […] schließlich im Sinn einer Reaktion richtig begegnet werden [muss] (Schaupp 2017: 291).

In diesem Sinne bedeutet Kompetenz in Spiritual Care, die spirituelle Dimension auch in ‚normalen' Äußerungen wahrzunehmen bzw. als solche zu erkennen und darauf zu reagieren. Eine Reaktion kann je nach Berufsgruppe und Versorgungskontext z. B. in Form von Präsenz, Nachfragen, Verständnis, einem Gesprächsangebot oder einer Weitervermittlung an die Seelsorge erfolgen. Nach Gratz und Roser bedarf es für Spiritual Care einer Wahrnehmungskompetenz, um spirituelle Aspekte genau dann zu erkennen, wenn sie geäußert werden, und zusätzlich einer

Gestaltungskompetenz, um eine angemessene Reaktion folgen zu lassen (vgl. Gratz & Roser 2016: 110). Auch sie vertreten den Ansatz einer Grundkompetenz aller Berufe im Gesundheitswesen, die darin besteht, „spirituelle Äußerungen zu erkennen, zu beurteilen und darauf einzugehen" (Gratz & Roser 2019: 15). Wahrnehmung beziehe sich dabei nicht nur auf die spirituelle Dimension beim Anderen, sondern auch auf die eigene Person und zeige sich in dem Gespür für (verschiedene) spirituelle Grundhaltungen, die jemand in der Arbeit mit Patienten einnehmen kann (vgl. ebd.).

Neben der Wahrnehmungskompetenz sprechen sich viele Autoren dafür aus, dass die Basis von Kompetenz in Spiritual Care eine entsprechende Spiritual Care-Grundhaltung ist: „Das Zentrale dabei [bei Spiritual Care; Anmerkung der Verfasserin] ist die Haltung, aus der heraus der Mitarbeiter dem Menschen begegnet" (Hagen & Raischl 2011: 292). Der Begriff der Haltung meint allgemein eine gleichbleibende Art sich zu verhalten und bezeichnet eine innere Verfassung, eine Struktur aus relativ kohärent zusammenhängenden Einstellungen, die nach außen im Handeln sichtbar werden. Haltung muss entwickelt, geübt und reflektiert werden und kann sich durch äußere Einflüsse – z. B. durch eine Trainingsintervention – verändern (Kränzle & Weihrauch 2018: 12). Laut Frick setzt Spiritual Care „eine Art professionsübergreifende Grundhaltung voraus, die alles umfasst, was „die therapeutische Beziehung und die therapeutische Haltung der Helfenden spirituell macht" (Frick 2012: 72). Diese Grundhaltung beinhalte den intensiven Versuch herauszufinden, was die Patienten wünschen und brauchen, sowie danach zu handeln (vgl. Klingl & Frick 2011: 161). In den Worten Nauers ist Spiritual Care „etwas, was die Grundhaltung aller Professionen so verändert, dass sich das gesamte Gesundheitswesen trotz aller unumgänglich notwendigen High-Tech-Maßnahmen ver-menschlicht [sic]" (Nauer 2015: 207). Etwas konkreter kann die Spiritual Care-Haltung als eine Haltung der Präsenz und der Vermittlung von Dasein beschrieben werden. Spiritual Care ist nach diesem Verständnis eine heilende Präsenz, die beinhaltet, dass Caregiver Interesse an der Person des Patienten zeigen und ihm Raum geben bzw. einen Raum gestalten, in dem er sich in seinem Leid oder seinen Bedürfnissen zeigen kann. Bei dieser Art der Präsenz steht weniger das Tun als vielmehr das Sein im Vordergrund, das „'being' as opposed to 'doing'" (Baldacchino 2006: 887). Wie es die Pflegewissenschaftlerin Donia Baldacchino mit ihrem Buchtitel von 2010 ausdrückt, ist Spiritual Care ein „Being in Doing" (Baldacchino 2010). Insofern geht es bei Spiritual Care um das achtsame Sein beim bzw. im Tun sowie darum, dem Patienten sowohl physisch als auch psychisch die volle Aufmerksamkeit zu widmen (vgl. Holloway et al. 2011: 37).

Achtsam und präsent zu sein impliziert als weitere Aspekte einer Spiritual Care-Grundhaltung offen und annehmend zu sein. Eine offene und annehmende Haltung zeigt sich in der Offenheit für die spirituelle Dimension sowie in der Bereitschaft, sich auf eine Gesprächssituation einzulassen, bei der Inhalt oder Form nicht immer festgelegt sind. Sie zeigt sich auch darin, nicht die eigenen Ansichten durchsetzen oder bestimmte spirituelle Ideen an den Patienten herantragen zu wollen, sondern offen für das zu sein, was vom Patienten kommt, ihm Wege zu ermöglichen oder Medien bereitzustellen, die es erlauben, mit seiner eigenen Spiritualität in Beziehung zu kommen, und ihn in dieser Dimension zu unterstützen (vgl. Weiher 2014: 411). Voraussetzung dafür sei, dem spirituellen Erfahrungshorizont des Betroffenen den Vorrang zu geben und damit in Resonanz zu gehen (vgl. ebd. 412). Nach Rehn ist die Voraussetzung für Spiritual Care ein bewusstes Sich-Leer-Machen und Sich-Unwissend-Machen, um eine möglichst weite Begegnungs- und Aktionsfläche zu ermöglichen, auf welcher der Patient seine Anliegen ausbreiten kann (vgl. Rehn 2019: 169 f.). „Diese Offenheit ermöglicht die Transzendenz der Beteiligten in einem gemeinsamen Geist, einer gemeinsamen Idee oder Ausrichtung“ (ebd. 170). Bohlen vertritt die These, dass Spiritual Care keine Methode ist, um ein Sinnerleben zu bewirken, sondern eine Ermutigung, die Sinnfrage zu stellen und offen zu halten (vgl. Bohlen 2019: 267). Offenheit ist nach diesem Verständnis die Bereitschaft, Offenes – im Sinne von Neuem, Unsicherem, auch schwierigen Fragen oder existenziellem Suchen – zuzulassen und möglicherweise offen bzw. unbeantwortet zu lassen. Spiritual Care könne insofern als die Bereitschaft verstanden werden, sich einzulassen und dorthin zu gehen, wo der Patient einen hinführt („a willingness to go there“, Minton et al. 2018: 176).

Das Prinzip der Offenheit – ebenso wie das der Wahrnehmung – bezieht sich nicht nur auf die Person des Anderen und dessen offenes Suchen nach Sinn, sondern auch auf das eigene spirituelle Suchen und Fragen. Nötig ist daher ein Zugang zur eigenen Spiritualität und die Offenheit, diese in die Arbeit einzubeziehen. Feinendegen und Schaeffer sprechen in diesem Zusammenhang vom Spiritual Care-Begleiter als einem spirituellen Akteur: Dieser sei eine spirituell kompetente Person, die offen ist für Leid, Ohnmacht und Abhängigkeit, und die „Offenheit anstelle von Macht“ mitbringt (Feinendegen & Schaeffer 2014: 183). Dies bedeute, bereit zu sein, Fragen nach Sinn, Wert und Ziel des eigenen Lebens zu stellen, und vor diesem Hintergrund fähig zu sein, mit den Fragen anderer mitgehen zu können (vgl. ebd.).

Eine weitere Facette, die eng mit Offenheit und Achtsamkeit verbunden ist, ist die Sensibilität. Sensibilität im Allgemeinen und eine Sensibilität für das Spirituelle im Speziellen tragen wesentlich zu Kompetenz in Spiritual Care bei. Letztere wird sogar als Synonym für spirituelle Kompetenz verstanden: „[S]piritual sensitivity [is] a concept that seems closely related to, if not the same as spiritual competence“ (Callahan 2015: 46). Das Konzept der spirituellen Sensibilität beinhaltet zum einen, sich darum zu bemühen, spirituelle Themen, Nöte und Ressourcen wahrzunehmen, und zum anderen, für Anliegen, Fragen oder Gesprächsbedarf offen zu sein (vgl. ebd.). Es kann zudem davon ausgegangen werden, dass Menschen, die spirituell sensibilisiert sind, andere und sich selbst ganzheitlich wahrnehmen und daher auf einen wertschätzenden Umgang miteinander achten, sei es im Team oder auch mit ihren Patienten und deren Angehörigen (Wasner et al. 2005).

Eine Spiritual Care-Haltung bedarf nicht nur der spirituellen Sensibilität eines Caregivers, sondern auch eines sensiblen Umgangs mit Grenzen, der sowohl die körperlichen als auch die persönlichen Intimitätsgrenzen betrifft. Vor diesem Hintergrund gewinnt die Haltung der Authentizität und des Respekts an Bedeutung. Wer den Raum für das Spirituelle öffnet, von dem wird erwartet, sich darin authentisch zu zeigen und Respekt für diese Dimension zu vermitteln, sei es vor dem Spirituell-Religiösen als großem Ganzen, oder vor der individuellen, spirituellen Suche und den persönlichen (Entscheidungs-)Wegen des Menschen, mit dem der Caregiver in Kontakt tritt. Bei der Erhebung einer spirituellen Anamnese zeigt sich Respekt beispielsweise darin, Erklärungen zum Vorgehen zu geben, transparent in der Dokumentation zu sein, und Interesse an der eventuellen Andersheit oder Vielfalt spirituell-religiöser Erfahrung zu gewinnen (vgl. Koenig 2012: 58 und 86).

Als einen weiteren Aspekt von Kompetenz in Spiritual Care nennen einige Autoren die Haltung des (Hin-)Hörens, die verdeutlicht, dass es wichtig ist, dem Gegenüber aktiv zuzuhören und eine zugewandte Körperhaltung einzunehmen. Dies bedeute nicht zwangsläufig, sich viel Zeit nehmen zu müssen, im Sinne von Länge (Quantität), sondern betreffe im Wesentlichen die Art und Weise (Qualität), in der jemand zuhört (Puchalski 2014). In ihrem Sammelband *A time for listening and caring* hält Puchalski fest: Beim Zuhören „we need to put aside all the distracting thoughts and expectations of outcomes from our minds. In essence, we become receptacles into which the patient pours out, heart and soul, all of his or her fears…" (Puchalski 2006c: 232). Zuhören beinhaltet ihrer Ansicht nach auch, für sich selbst hellhörig zu sein, sowohl für den eigenen Körper als auch für den Geist (vgl. Puchalski 2006d: 81). Bolle hält fest, dass es bei Spiritual Care wichtig ist, zu hören, worum es Menschen ‚eigentlich' geht und darauf zu achten, was einem anderen Menschen heilig ist: „Aufgabe spiritueller Begleitung ist es in erster Linie, auf das Gestimmt-Sein des Gegenübers zu lauschen, sich einzustimmen, mitzuschwingen" (Bolle 2015: 111). Pargament beschreibt in einem von Frick und Roser geführten Interview, dass er im Gespräch mit einem Patienten mit seinem dritten Ohr zuhört, um auch auf die tiefere, spirituelle Dimension achten zu können: „I try to listen with the 'third ear', listening for that deeper dimension" (Frick & Roser 2018: 216). Kompetenz in Spiritual Care besteht Pargament zufolge darin, ein solches drittes Ohr auszubilden und im Kontakt mit Patientinnen und Patienten für das Spirituelle zu nutzen. Bohlen macht sich dafür stark, die Medizin wieder mehr zu einer hörenden denn zu einer sprechenden bzw. handelnden Profession zu machen. Ihrer Ansicht nach sollen Caregiver hörfähig sein, ihre Patienten offen und hörend begleiten und dabei auch willens sein, ihre Souveränität im Tun zeitweise aufzugeben (vgl. Bohlen 2019: 271). Die Grundhaltung des wirklichen Hörens, so Bohlen weiter, konkretisiere sich im Schweigen (vgl. ebd. 272). Auch Minton und Kollegen beschreiben kompetentes Spiritual Care unter Berücksichtigung des offenen Zuhörens:

> Spiritual care done well includes asking meaningful questions, being willing to listen and open to hearing, and entering into sacred spaces with patients and families at pivotal moments (Minton et al. 2018: 176).

Diesen Aspekt zusammengefasst: „Die Kunst, unvoreingenommen zuzuhören und aufmerksam zu verweilen, gehört deshalb zu den bedeutsamsten ‚Kompetenzen' für Spiritual Care" (Peng-Keller et al. 2018: 14).

Kompetenz in Spiritual Care besteht neben den entsprechenden Haltungen auch in bestimmten Fähigkeiten eines Caregivers. Eine grundlegende Fähigkeit, die sich auch in einer entsprechenden Haltung niederschlägt, ist die vielfach mit Spiritual Care (oder auch mit Care im Allgemeinen) in Verbindung gebrachte Empathie. Empathie wird verstanden als die Fähigkeit und/oder Verhaltenstendenz, den emotionalen Zustand eines anderen im Kontext zwischenmenschlicher Begegnung und Beziehung zu verstehen und zu teilen. Sie spielt eine zentrale Rolle in Care-Settings und ist – zusammen mit den damit verbundenen Emotionen (Bourgault & Pulcini 2018) – eine wichtige Motivation für Fürsorge-Handlungen (s. Teil II Kapitel 1.1.1 Care-Ethik; Noddings 2010: 28). Im Sinne von relationalem Care ist Empathie ein Phänomen, das Personen miteinander verbindet. Nach Carl Rogers, dem Begründer der Gesprächspsychotherapie, ist Empathie eine der drei Hauptkomponenten personenzentrierter Haltung und wird definiert als „präzises einfühlendes Verstehen" (Rogers 1977: 184). Das Vermögen, sich einzufühlen, mitzufühlen oder auch Mitgefühl zu zeigen, hängt wesentlich davon ab, genau hinzuhören, für die Perspektive des Anderen offen zu sein und ihn verstehen zu wollen. Bei Spiritual Care gehe es um eine empathische Präsenz, um die Vermittlung eines Gefühls der Würde und darum, zuzuhören (vgl. Schaupp 2017: 291). Gerade weil Spiritual Care so intim ist – das, wofür ein Individuum leidet, sein persönliches Sinnerleben oder Spiritualitätsbewusstsein gehört zum intimsten Teil des Lebens –, ist ein empathisches Einfühlen und die damit verbundene Achtung der Perspektive des Anderen unverzichtbar. Gleichzeitig wird bei Empathie immer darauf hingewiesen, wie wichtig es ist, bei sich zu bleiben, sich abzugrenzen und sich nach einem Gespräch wieder loslösen zu können, um langfristig empathisch bleiben zu können (s. die Debatte zur emotionalen Distanz (*detached concern*), z.B. Halpern 2014). Auch werden mögliche negative Folgen von Empathie bei Gesundheits- und Sozialberufen diskutiert (Moudatsou et al. 2020). Eine empathische Haltung im Rahmen von Spiritual Care-Kompetenz heißt daher nicht, mit dem Anderen mitzuleiden oder sich im Sinne einer Verschmelzung eins zu fühlen, sondern ist eine Form von Nähe und Anerkennung. Frick und Bausewein nennen diese professionelle Empathie das aktive Bemühen um Mitfühlen (im Gegensatz zu Mitleiden) und die Wahrung der Differenz zwischen den Personen (vgl. Frick & Bausewein 2014: 431). Insofern ist bei Spiritual Care das Ziel, professionelle Nähe und professionelle Distanz herzustellen: einerseits schnell und zuverlässig Nähe herstellen können, sich öffnen und womöglich auch eigene spirituelle Erfahrungen zu offenbaren: andererseits Distanz zu wahren und sich zu lösen, wenn die spirituell-empathische Zuwendung an ihre Grenzen kommt. Distanzierung wird u. a. dadurch ermöglicht, dass sich ein Caregiver nicht als das einzig wichtige Gegenüber versteht, sondern sich ins Team eingebunden sieht und auch die Nahestehenden in Spiritual Care einbeziehen kann. Die Spannung zwischen Nähe und Distanz aufrechtzuerhalten und abzuwägen, wann der eine oder der andere Pol einzunehmen ist, bleibt eine Herausforderung für die Praxis und muss von Caregivern immer wieder neu reflektiert werden. Des Weiteren sollte der Druck reduziert werden, dass Caregiver jederzeit verständnisvoll und empathisch sein müssen. Huppertz stellt dazu dar, dass die weniger komplexe Grundlage von Empathie das Miteinander ist, das sich auch dann einstellt bzw. zum Ziel genommen werden kann, wenn Empathie nicht glückt: dass fremde Menschen sich wirklich verstehen, oder dass man selbst wirklich verstanden wird, sei selten (vgl. Huppertz 2019: 229). Wichtiger ist nach Ansicht des Autors das Miteinander, das bleibe und standhalte. Huppertz macht sich dafür stark, dass – auch wenn Empathie scheitert und weil Empathie auch irrtumsanfällig ist – das bewusste Miteinander als „eine andere Form von Intersubjektivität" (ebd. 215) bleiben kann, weil sie sowohl eine Einstellung als auch eine Praxis ist, die mit den Bemühungen um Empathie einhergeht (vgl. ebd.).

Empathie ist die Grundlage für eine weitere Fähigkeit, die für kompetentes Spiritual Care relevant ist, nämlich eine empathische, auf das Gegenüber eingehende, Kommunikation. Diese umfasst sowohl die verbale Kommunikation, d. h. die Sprach- und Ausdrucksfähigkeit eines Spiritual Caregivers, als auch seine nonverbale Kommunikation, z. B. Gestik, Mimik oder Körpersprache. Erstere besteht hauptsächlich in der Gesprächsführungskompetenz. Darunter fallen die Fähigkeiten, existenzielle und spirituelle Themen aufzugreifen und anzusprechen, Überzeugungen oder Einstellungen zu versprachlichen und Interventionsmöglichkeiten einfühlsam zu kommunizieren. Spiritual Care soll in sensibler und sprachlich angemessener Form angeboten werden, ohne, dass etwas oktroyiert wird. In Bezug auf die eigenen kulturellen Werte, Glaubensauffassungen, Annahmen und Vorurteile sollen Spiritual Caregiver auskunftsfähig sein bzw. diese selbstkritisch beiseitelassen können. Nicht nur gegenüber Patientinnen und Patienten, sondern auch gegenüber den anderen Gesundheitsfachpersonen ist es wichtig, allgemein verständliche Begrifflichkeiten zu verwenden, um effektiv mit anderen Teammitgliedern zu kommunizieren. Dies impliziert die Sensibilität für die Zugangswege und Perspektiven anderer Berufe und Personen, mit denen gemeinsam an Spiritual Care gearbeitet wird.

In Verbindung zur Kommunikation mit anderen Teammitgliedern steht auch die Fähigkeit zur Teamarbeit, d. h. die generelle Bereitschaft zur Arbeit im Team. Die interdisziplinäre bzw. transprofessionelle Kooperation bei Spiritual Care erfordert, Abläufe gemeinsam abzustimmen, sie entsprechend der Team-Kapazitäten zu korrigieren und den Care-Prozess kooperativ durchzuführen (vgl. Zippert 2014: 118). Spiritual Care-Kompetenz im Team bezieht sich darauf, sich gegenseitig Beistand zu leisten und die Bedürfnisse der anderen Mitglieder zu berücksichtigen. In diesem Zusammenhang steht auch die Fähigkeit, auf die eigenen Bedürfnisse zu achten und diese – wenn nötig – im Team zu kommunizieren. Der Stellenwert sowie die Möglichkeiten von Selbstfürsorge und der damit verbundenen Selbstorganisation (vgl. ebd. 117 f.) können gerade für Menschen in helfenden Berufen kaum überschätzt werden. Self-Care beinhaltet, eine Praxis zu etablieren, mit der eigene Ressourcen aktiviert werden können und ein gesunder Altruismus entwickelt werden kann. Spiritual Care benötigt einerseits Tiefe und Nähe in der Begleitung, andererseits die Fähigkeit, wieder Abstand zu gewinnen und eigene Interessen zu verfolgen. Um dieses Pendeln zwischen Nähe und Distanz immer wieder bewerkstelligen zu können, ist die Hilfe des Teams oder einer Supervision unabdingbar.

Eng verknüpft mit der Selbstsorge ist die Fähigkeit zur (Selbst-)Reflexion, sowohl der eigenen Spiritualität als auch der eigenen sowie der professionsspezifischen Grenzen. Letztere umfasst die Reflexion der beruflichen Belastungen sowie der persönlichen Resilienz. Erstere macht deutlich: Wer Spiritual Care anwendet, befindet sich in der Spannung einerseits Experte zu sein, andererseits auch spirituelles Subjekt und Akteur zu sein, der sich in einer spezifischen spirituellen Heimat (wieder-)erkennt oder sich vielleicht auch in einer Suchbewegung zwischen verschiedenen Heimaten befindet. Sich dieser Spannung bewusst zu werden, die eigene spirituelle Haltung zu reflektieren und immer wieder neu nutzbar zu machen, ist Aufgabe eines jeden Caregivers (vgl. Frick 2020a).

Im Bereich der Fähigkeiten sei zuletzt auf einen Aspekt verwiesen, der die anstrengenden und herausfordernden Seiten von Spiritual Care betrifft. Da Spiritual Care nicht nur Entlastung, positive Sinngebung oder Sinnfindung beinhaltet, sondern auch zielloses Suchen, Klagen, Anklagen und Kämpfen, bedarf es eines kompetenten Umgangs mit Frustration und Unsicherheit, das Zulassen von Verzweiflung, Widersprüchen, Nicht-Wissen oder Unlösbarem sowie das Aushalten und Balancieren von Sinnlosigkeit, Finalität und Ungerechtigkeit im Leben. Maidl stellt vor diesem Hintergrund dar, dass Spiritualität die „Anwältin der offenen Dynamik" ist (Maidl 2019: 63), die sicherstelle, dass es nicht zum Schönreden oder gar einer Instrumentalisierung von Spiritual Care im Gesundheitswesen kommt. Nach

Ansicht Maidls setzt sich Spiritualität – im metaphorischen Bild der Autorin gesprochen – vor Gericht dafür ein, dass der spirituell-fürsorgliche Prozess auch offenbleiben, vielleicht sogar frustran sein oder ins Leere führen kann. Kompetenz bedeute in dieser Hinsicht, sich in den Dienst der Spiritualität zu stellen und sich in Ambiguitäts- sowie Frustrationstoleranz zu üben (vgl. ebd.). Auf der anderen Seite sind Caregiver auch gefragt, größtmögliche Sicherheit im Umgang mit Unsicherheiten bei Patienten, Angehörigen und im Behandlungsteam zu entwickeln, z. B. hinsichtlich Diagnose, einer unklaren Prognose oder der Sinndeutung, die sich im Rahmen von Spiritual Care zeigt oder verbirgt. Wie Peng-Keller und Kollegen festhalten, gehört zu professionellem Spiritual Care die Einsicht um die Grenze von lösungs- und kompetenzorientierten Handlungsmodellen (vgl. Peng-Keller et al. 2018: 14). Mit anderen Worten gehe es bei Kompetenz in Spiritual Care darum, die eigene Inkompetenz auszuhalten (vgl. Steinforth 2013: 10 f.) und eine Haltung der Demut zu etablieren, im Hinblick auf die Grenzen menschlicher Erkenntnis- und Einflussmöglichkeiten (vgl. Bozzaro & Frede 2018: 267).

In Bezug auf das Wissen, das eine Gesundheitsfachperson für die kompetente Ausübung von Spiritual Care benötigt, ist zunächst ein Grundlagenwissen und das damit verbundene Bewusstsein über die Bedeutung von Spiritualität im Gesundheitswesen erforderlich. Des Weiteren bedarf es der Vermittlung von Fachwissen, z. B. im Bereich R/S und deren verschiedenen Ausprägungen, zur Erhebung und Dokumentation einer spirituellen Anamnese, zu Richtlinien im Umgang mit Grenz- oder Notfallsituationen oder zu Spiritual Care-Begrifflichkeiten und deren Verwendung in der Praxis. Peng-Keller und Kollegen führen die kognitiven Kompetenzen (das Wissen bezüglich R/S) neben den kommunikativen Kompetenzen sowie der Selbstreflexion und -wahrnehmung als erste der drei Grundkompetenzen für Spiritual Care auf (vgl. Peng-Keller et al. 2018: 14).

Basierend auf einer umfassenden Literaturrecherche, der Mitarbeit in Arbeitsgruppen und einer Reihe von Umfragen bei Experten und Klinikern, identifizierten und überprüften Vieten und Kollegen 16 grundlegende spirituelle Kompetenzen in den drei Bereichen Einstellungen, Wissen und Fähigkeiten (Vieten et al. 2013; Vieten et al. 2016). Darunter fallen z. B. das Wissen um die diversen Formen von Spiritualität und/oder Religion, die Fähigkeit, spirituelle oder religiöse Probleme zu identifizieren und den Patienten – wenn nötig – weiter zu verweisen, oder eine von Empathie, Respekt und Wertschätzung geprägte Haltung gegenüber Patienten mit unterschiedlichen spirituellen, religiösen oder säkularen Hintergründen. Die einstellungs- bzw. haltungsbezogenen Kompetenzen betrachten die Autoren als wichtigste Dimensionen spiritueller Kompetenz (Vieten et al. 2016).

Der Überblick über die verschiedenen inhaltlichen Bereiche und Facetten von Kompetenz in Spiritual Care legt nahe, Überschneidungen und Abgrenzungen zu anderen, ähnlichen Konzepten oder Kompetenzarten zu untersuchen. Wie einige

Autoren feststellen, hat Kompetenz in Spiritual Care bzw. Spiritual Care-Kompetenz Ähnlichkeiten zu z. B. sozialer und (inter-)kultureller Kompetenz. Prenner weist darauf hin, dass Spiritual Care-Kompetenz und soziale Kompetenz kaum getrennt werden können, Spiritual Care-Kompetenz jedoch insofern abzugrenzen ist, als diese mit einer Beschäftigung und Reflexion über Spiritualität beim Individuum beginne. Diese persönliche Wahrnehmung einer eigenen spirituellen Dimension bilde die Ausgangsbasis dafür, diese auch bei anderen wahrnehmen zu können (vgl. Prenner 2016: 4). Kompetenz in Spiritual Care beginnt also beim Individuum selbst, das sich seine eigene spirituelle Basis schafft, um sich anschließend dem anderen zuwenden zu können. Soziale Kompetenz hingegen brauche immer ein Gegenüber, um sichtbar zu werden (vgl. ebd. 17 f.).

Nach dem US-amerikanischen Religionswissenschaftler David Hodge kann Kompetenz in Spiritual Care als eine spezifische Form kultureller Kompetenz verstanden werden, bestehend aus den drei folgenden Komponenten: Kenntnis der eigenen spirituellen Weltanschauung und der damit verbundenen Vorurteile, empathisches Verständnis für die spirituelle Weltanschauung des Patienten, und die Fähigkeit, Interventionsstrategien zu entwickeln, die angemessen, relevant und sensibel für diese sind (vgl. Hodge 2004: 39). Auch Wasner beschreibt Spiritual Care als kultursensible Begleitung und postuliert drei Säulen, aus denen die dafür notwendige transkulturelle Kompetenz besteht: erstens Hintergrundwissen und Erfahrungen, u. a. zu Kultur, Religion, Ethnien und deren Zusammenhang zu Gesundheit, zweitens Selbstreflexivität – Begegnung mit dem Fremden sei immer auch Begegnung mit dem Eigenen – und zuletzt eine narrative Empathie (vgl. Wasner 2019: 177 f.). Transkulturelle Kompetenz ist nach Ansicht der Autorin eine Form der Sozialkompetenz (vgl. ebd. 176) und diese wiederum Teil von Spiritual Care-Kompetenz. Nach diesem Verständnis kann auch das von Kumbruck und Derboven entwickelte Prozessmodell für interkulturelle Handlungskompetenz auf die Spiritual Care-Kompetenz und spirituell-religiöse Begegnungen übertragen werden (Kumbruck & Derboven 2016a). Nach diesem Modell ist interkulturelle Kompetenz, und analog dazu Spiritual Care-Kompetenz, ein Zusammenspiel der fünf Teilkompetenzen Emotionsregulation, Empathie, Ambiguitätstoleranz, kritisches Selbstreflexionsvermögen und Selbstwirksamkeit (Kumbruck & Derboven 2016b). Diese Komponenten, ebenso wie die, die Wasner und Hodge beschreiben, wurden oben bereits als Facetten von Kompetenz in Spiritual Care beschrieben und machen deutlich, dass beide Kompetenzen durchaus ineinander überführt bzw. je nach Kontext spezifiziert werden können. Eine Arbeit von Campinha-Bacote beschreibt ein weiteres Modell zur Entwicklung kultureller Kompetenz, das als Blaupause zur Entwicklung von Kompetenz in Spiritual Care dienen kann. Sie beschreibt kulturelle Kompetenz als einen Prozess aus folgenden fünf Elementen: kulturelles Bewusstsein, kulturelles Wissen, kulturelle Fähigkeiten, kulturelle Begegnungen und kulturelles Verlangen (*cultural desire*), welches die prinzipielle Offenheit und Flexibilität wiedergibt, sich auf andere einzulassen, Unterschiede zu akzeptieren und von anderen zu lernen (vgl. Campinha-Bacote 2002: 182 f.). Auch bei diesen Aspekten könnte jeweils das Adjektiv ‚kulturell' durch ‚spirituell' ersetzt werden. Das Modell hebt zudem hervor, dass der Erwerb der kulturellen – und analog der spirituellen – Kompetenz ein lebenslanger Lernprozess ist, der erfordert, sich immer wieder zu öffnen, und der auch eine Haltung von Demut benötigt (*cultural spiritual humility*, vgl. ebd. 183). Vor diesem Hintergrund wird deutlich, dass Kompetenz in Spiritual Care kein Endpunkt ist, sondern ein Prozess, bei dem mehrere Komponenten zusammenspielen, und der immer wieder neu verlangt, sich zu öffnen, einzulassen und demütig zu werden.

Auf eine andere Ebene gebracht können die hier aufgeführten Dimensionen von Kompetenz in Spiritual Care unter dem Oberbegriff der Grenzkompetenz gefasst werden, der verschiedene (Unter-)Facetten und Bereiche umfasst. Kompetenz in Spiritual Care – und Spiritual Care-Kompetenz als das Kompositum – soll damit der Name für eine grundlegende Kompetenz sein, professionell mit Grenzsituationen umzugehen, welche spirituelle Fragen bzw. Sinnfragen aufwerfen. Eine solche spiritualitätsbezogene Grenzkompetenz, bei der es darum geht, Grenzen zu erkennen, zu verstehen und begleiten zu können, brauchen Gesundheitsfachpersonen nicht nur bei der Begleitung von Patienten am Ende des Lebens, sondern in vielen Situationen des Lebenszyklus, die dem Menschen Grenzen setzen (s. Teil II Kapitel 2.1 Anthropologie zu Spiritualität; Jaspers 1932: 203; Boothe & Frick 2017: 152 f.). Insofern wird der Begriff der Spiritual Care-Kompetenz zusammenfassend als umfassende Grenzkompetenz definiert, der verschiedene Facetten und Bereiche als Subdimensionen beinhaltet. Er soll darüber hinaus als ein Prozessbegriff verstanden werden, d. h. Spiritual Care-Kompetenz als dynamisches Konstrukt beschreiben, das nur in einer Momentaufnahme erfasst und gemessen werden kann.

4.3 Messung von Kompetenz in Spiritual Care

Um Kompetenz in Spiritual Care zu erheben und in eine mess- und damit vergleichbare Form zu bringen, ist es nötig, das Konzept zu operationalisieren. Der Begriff der Operationalisierung beschreibt die Überführung von theoretischen Begriffen in messbare Merkmale, d. h. in Objekte mit Eigenschaften (vgl. Raithel 2008: 36). In der Forschungsliteratur gibt es diverse Ansätze zur Operationalisierung von Spiritual Care und der dazugehörenden Kompetenz sowie von Spiritual Care-Kompetenz als Ganze. Entsprechend dazu gibt es eine Vielzahl an postulierten Dimensionen des Konstrukts und diverse Skalen bzw. Messinstrumente rund um Spiritual Care und Spiritual Care-Kompetenz.

Eine Forschergruppe um den niederländischen Pflege- und Spiritual Care-Forscher René van Leeuwen entwickelte im Jahr 2004 ein Spiritual Care-Kompetenzen-Profil für Pflegende, das aus den drei Hauptdimensionen Bewusstsein und Gebrauch des Selbst, spirituelle Dimensionen des Pflegeprozesses sowie Sicherheit und Qualitätsexpertise besteht und sechs Hauptkompetenzen umfasst (Van Leeuwen & Cusveller 2004; Van Leeuwen 2019). Baldacchino überprüfte dieses Profil in einer Studie zur spirituellen Kompetenz bei Pflegenden in Malta und konnte die ersten beiden Dimensionen bestätigen, nicht jedoch den dritten Bereich. Sie schlägt stattdessen zwei alternative Bereiche vor – Kompetenz der Pflegenden in der Kommunikation mit Patienten, dem interdisziplinären Team und den Ausbildern sowie die Wahrung ethischer Fragen – und identifizierte vier Hauptkompetenzen (vgl. Baldacchino 2006: 889). Darauf aufbauend entwickelten van Leeuwen und Kollegen eine Skala zur Erfassung der Spiritual Care-Kompetenz, die in der internationalen Forschung weit verbreitet ist, die *Spiritual Care Competence Scale* (SCCS, Van Leeuwen et al. 2009). Diese Skala enthält die folgenden sechs Kompetenzbereiche: Implementierung von Spiritual Care, Professionalisierung und Verbesserung der Qualität von Spiritual Care, personale Unterstützung und Patientenberatung, Zuweisung zu professionellen Unterstützern, Haltung gegenüber der Spiritualität des Patienten sowie als letzte Dimension Kommunikation. Beispiele für Items, die die Spiritual Care-Kompetenz erfassen, sind „I am open to a patient's spiritual/religious beliefs, even if they differ from my own" oder „I can tend to a patient's spirituality during daily care (e. g. physical care)" (Van Leeuwen 2019: 112–115). In Anlehnung an diese Skala, aber mit Fokus auf den europäischen Kulturraum sowie an alle Gesundheitsprofessionen gerichtet, entwickelten Frick und Büssing eine Skala zur Messung der spirituellen Kompetenz im Gesundheitswesen, die erstmals in Deutschland validiert und in viele andere Sprachen übersetzt wurde. Anhand des *Spiritual Care Competence Questionnaire* (SCCQ, Frick et al. 2019) postulieren sie sieben Facetten der Spiritual Care-Kompetenz, nämlich Wahrnehmungs-Kompetenz, Team-Spirit, Dokumentations-Kompetenz, Selbsterfahrung und proaktive Öffnung, Wissen über andere Religionen, Gesprächsführungs-Kompetenz sowie proaktive Empowerment-Kompetenz. Diese Facetten werden mit Items gemessen, wie „Ich traue mir zu, spirituelle Bedürfnisse von Patienten wahrzunehmen" oder „Ich unterstütze meine Patienten dabei, ihre spirituellen Überzeugungen und Haltungen zu reflektieren". Weitere, in der Forschungsliteratur weniger verbreitete Skalen zur Erfassung von Spiritual Care-Kompetenz, sind z. B. die *Spiritual Competence Scale* (SCS, Hodge 2005), die *Spiritual Competency Scale* (SCS bzw. in der revidierten Form SCS-R-II, Robertson 2010), das *Spiritual and Religious Competency Assessment* (SARCA, Fluellen 2007) oder der *Student Survey of Spiritual Care* (SSSC, Meyer 2003). Diese wurden an US-amerikanischen Studierenden der Sozialen Arbeit, der Psychologie oder der Pflege validiert.

Des Weiteren liegen verschiedene Instrumente im Bereich Spiritual Care vor, die nicht direkt auf die Kompetenz der Befragten abzielen, sondern entweder die Erfassung der Wahrnehmung von Spiritualität zum Ziel haben (*Spirituality and Spiritual Care Rating Scale*, SSCRS, McSherry et al. 2002, validiert an Pflegenden in Großbritannien), oder Spiritual Care-Interventionen messen (*Spiritual Care Inventory*, SCI, Burkhart et al. 2011, validiert an Pflegenden und Pflegestudierenden in den USA) oder Auffassungen zu Spiritualität bzw. Spiritual Care differenzieren (*Spiritual Care Giving Scale*, SCGS, Tiew & Creedy 2012, validiert an Pflegestudierenden des asiatischen Kulturraums). Wie bei der Darstellung deutlich wird, richten sich diese Skalen vorwiegend an Pflegende und wurden im studentischen Setting validiert. Alle genannten Messinstrumente beruhen auf der Selbsteinschätzung der befragten Person, wobei der Fokus auf unterschiedliche Dimensionen von Spiritual Care oder Spiritual Care-Kompetenz gerichtet ist. Mal steht die Einstellung oder Haltung im Vordergrund, mal das Wissen, das die Person besitzt, und mal die wahrgenommenen Hürden bei der Ausübung von Spiritual Care. Die Reliabilitäten schwanken je nach (Unter-)Skala erheblich. Sie alle können jedoch dazu dienen, Caregiver für das Thema zu sensibilisieren und ihren momentanen Status in Bezug auf Spiritual Care und die dazugehörende Kompetenz zu ermitteln, um auf dieser Basis eine Intervention oder angepasste Aus- oder Weiterbildung zu empfehlen.

4.4 Lehre von Kompetenz in Spiritual Care

Wenn Behandlungsteams über eine Basiskompetenz in Spiritual Care verfügen sollen, benötigen alle im Gesundheitswesen tätigen Professionen eine Grundqualifizierung für Spiritual Care. Diese soll diejenigen Fähigkeiten, Wissensbestände und Einstellungen vermitteln, die für die Berücksichtigung der spirituellen Dimension im Gesundheitswesen notwendig sind.

4.4.1 Lehrbarkeit von Spiritualität, Spiritual Care und Kompetenz in Spiritual Care

Zu Beginn einer Darstellung zur Lehre von Kompetenz in Spiritual Care steht die prinzipielle Frage ihrer Lehr- und Erlernbarkeit. Diese wird erörtert, indem die Möglichkeiten und Grenzen einer Spiritual Care-Kompetenzdidaktik auf mehreren Ebenen diskutiert werden: Zunächst wird geklärt, ob Spiritualität gelernt werden kann, sodann wird Spiritual Care diesbezüglich untersucht und schließlich wird eruiert, inwiefern Kompetenz in Spiritual Care erlernbar ist.

Die Ansichten zur Lehrbarkeit von Spiritualität gehen weit auseinander. Auf der einen Seite wird vertreten, dass Spiritualität etwas ist, das nicht in einem formalen didaktischen Sinn gelehrt werden kann, sondern sich durch Erfahrung und das Erleben verschiedener Situationen über das Leben entwickelt („it is not taught so much as caught", Bradshaw 1997). Auf der anderen Seite wird davon ausgegangen, dass Spiritualität in einem beziehungsorientierten Ansatz und vorwiegend in Form von Einladungen vermittelt werden kann (Boschki & Woppowa 2006). Spirituelles Lernen bzw. spirituelle Bildung geschieht nach Ansicht von Boschki und Woppowa als eine Sensibilisierung in den folgenden fünf Aspekten: eine Sensibilisierung für die Beziehung zu sich selbst, zu anderen, zur Welt, zur Zeit und zu Gott (ebd. 80 f.). Die Autoren kommen zu dem Schluss:

> Spiritualität lässt sich zwar nicht einfach didaktisieren. Es können aber zumindest Lernchancen zur Verfügung gestellt werden, die Menschen dazu anregen, die Spiritualität der Anderen zu entdecken und zu befragen und ihre eigene Spiritualität zu finden. Spirituelles Leben ist dann zu Bildung schlechthin geworden, zur Selbstbildung in Beziehung (ebd. 82).

In der Weiterentwicklung dieses Ansatzes zeigen Altmeyer und Woppowa mithilfe eines Lernzirkels, wie Spiritualität gelernt und gelehrt werden kann. Sie entwickeln eine bildungstheoretisch begründete Spiritualitätsdidaktik, die spirituelles Lernen als Bildungsprozess versteht. Für die konkrete Umsetzung zeigen sie eine Wegskizze spirituellen Lernens auf (vgl. Altmeyer & Woppowa 2006: 445 f.).

In Bezug auf Spiritual Care ist Christina Puchalski der klaren Ansicht: Ja, die Prinzipien von Spiritual Care sind lehr- und lernbar (vgl. Puchalski 2006a: 54). Gratz und Roser konkretisieren, dass das Lernen von Spiritual Care in einem Spannungsfeld geschieht, in das mehrere Komponenten hineinspielen. Einerseits sei Spiritualität nicht exakt mit einem Satz allgemeingültig beschreibbar und entziehe sich einer Begleitung nach prüfbaren Vorgaben. Andererseits sei Schulung nötig, um einen sachgemäßen und mitmenschlichen Umgang mit spirituellen Themen zu erlernen. Des Weiteren umfasse dieses Lernen den Blick auf die spirituelle Dimension des Betroffenen sowie die spirituelle Ausrichtung desjenigen, der in die Begegnung hineingetragen wird. Ebenso gelte es, den spirituellen Hintergrund der Einrichtung mitzubedenken, in der Spiritual Care stattfindet. Spiritualität sei daher „im Dreieck von Begleitetem, Begleiter und Träger der Begleitung zu thematisieren" (vgl. Gratz & Roser 2016: 11). Ein von Gratz evaluiertes Schulungskonzept zeigt, dass Spiritual Care lehr- und beschreibbar ist (Gratz 2017). Auch Johnston Taylor ist der Ansicht: „Spiritual care is not just ‘caught'", wobei sie spezifiziert: „[S]piritual care, in some ways and to some degree, can be taught" (Johnston Taylor et al. 2008: 1137, Hervorhebung im Original). Spiritual Care werde also nicht nur aufgeschnappt bzw. zufällig aufgenommen (*caught*), sondern könne zu einem gewissen Grad erlernt und entwickelt werden (*taught*). Bei bestimmten Aspekten, z. B. dem Zugang zum dahinterliegenden Geheimnis oder der heilenden Kraft von Spiritualität, kann hingegen gefragt werden, ob diese selbst erlebt werden müssen, einem vielleicht sogar nur geschenkt werden können. Das eigene Erleben von Spiritualität ermöglicht, ein tieferes, spirituelles Verständnis zu bekommen und einen Resonanzraum zu öffnen. Wenn ein solches Erleben fehlt, bleibt das Resultat möglicherweise aus. Insofern kann zum einen gefragt werden, ob jemand ein Spiritual Caregiver werden kann, ohne Spiritualität selbst erfahren zu haben, und zum anderen, ob Personen ohne eigene spirituelle Praxis Spiritual Care-Kompetenz erlernen und Spiritualität bei anderen wahrnehmen und begleiten können. Ein Vergleich zur Ausbildung in Psychotherapie kann hierzu mögliche Antworten geben. Um gute Psychotherapie anzubieten, ist es nicht erforderlich, z. B. selbst eine Depression zu haben oder psychisches Leid erfahren zu haben. Vielmehr erfordert die Ausbildungsverordnung eine Reflexion der eigenen Biographie und die Teilnahme an Selbsterfahrung. In ähnlicher Weise ist die Reflexion der eigenen spirituellen Biographie, die Selbsterfahrung zum Thema Spiritualität oder Nicht-Spiritualität bzw. zum Nicht-Vorhandensein spiritueller Erfahrungen vorteilhaft, um Spiritual Care-Kompetenz zu erwerben. Eine solche Reflexion kann angeleitet oder – im Rahmen einer Lehreinheit – angeregt werden, z. B. in Form von Reflexionsfragen oder einer Schreibaufgabe zu diesem Thema. Darüber hinaus kann eine Mentoren- oder Supervisorenbeziehung zu einer Person der Seelsorge oder einem erfahrenen Spiritual Care-Praktiker sinnvoll sein, die die Verfestigung des Gelernten unterstützt und die Umsetzung in die klinische Praxis über einen längeren Zeitraum begleitet. Solche Personen aus der Praxis können auch das Lernen am Modell sowie das Nachahmen von Vorbildern erleichtern. Mit Stoof und Kollegen kann dafür argumentiert werden, dass die Lehr- und Erlernbarkeit von Spiritual Care-Kompetenz von der Art ihrer Definition abhängt, im Sinne von: „Can competence be taught? The answer […] lies in the way competence is defined“ (Stoof et al. 2002: 356). Anhand der Vielzahl an Spiritual Care-Kompetenzskalen (s. Teil II Kapitel 4.3 Messung von Kompetenz in Spiritual Care) wird deutlich, dass Kompetenz in Spiritual Care unterschiedlich definiert und operationalisiert wird und entsprechend auch der Lernerfolg in verschiedenen Facetten gemessen werden kann. Beispielsweise definiert der *Spiritual Care Competence Questionnaire*, der in der empirisch-anwendungsbezogenen Untersuchung dieser Arbeit verwendet wird, Spiritual Care-Kompetenz anhand von sieben Dimensionen und legt damit fest, in welchen Bereichen Lernerfolg – in Form von Kompetenzzuwächsen – gemessen werden kann. Andere Instrumente bilden andere und teilweise mehr oder weniger Dimensionen ab. Die Einschätzung, ob und wenn ja, welche Inhalte bzw. Facetten von Spiritual Care-Kompetenz gelernt werden können, hängt also maßgeblich von der Art der Skala ab, die bei der Lernerfolgsmessung zugrunde gelegt wird. Auf der anderen Seite belegen Forschungen, die nicht auf quantitativen Messungen, sondern auf qualitativen Daten beruhen, dass auch ohne die einschränkende Vorgabe eines

Messinstruments positive Zuwächse in verschiedenen Kompetenzbereichen verzeichnet werden können (Kuven & Giske 2019; Van der Vis-Sietsma et al. 2019). Insofern kommen die meisten Studien zur Lehre von Spiritual Care-Kompetenz darin überein, dass diese durch spezifische Trainingsmaßnahmen gezielt gefördert werden kann (Paal et al. 2015; Jones et al. 2021). Entsprechend dem Paradigma des lebenslangen Lernens wird dabei immer wieder hervorgehoben, dass Spiritual Care-Kompetenz frühzeitig – schon im Studium oder in der Ausbildung zur Gesundheitsfachperson – erlernt und im Laufe der Berufstätigkeit mithilfe von Fort- und Weiterbildungen gefestigt werden sollte.

Vor diesem Hintergrund möchte diese Arbeit dafür argumentieren, dass Spiritual Care-Kompetenz auch Personen gelehrt werden kann, die nicht religiös sind und/oder keine oder nur wenig spirituelle Vorerfahrung haben. Dies bedeutet, dass Spiritual Caregiver auch werden kann, wer keine eigene spirituelle Praxis hat oder z. B. Atheist ist. Insofern ist die Ausübung von sowie die Kompetenzaneignung in Spiritual Care nicht auf eine spezielle Personengruppe beschränkt. „Für alle beteiligten Professionen gilt: sie müssen ‚den Glauben – oder Unglauben – ihrer Patienten nicht […] teilen, um für deren spirituelle Sensibilität offen zu sein'" (Bigorio 2008: 2, zit. n. Peng-Keller 2019b: 38). Ein Bezug zum Thema Spiritualität, ein Interesse oder eine gewisse Vulnerabilität bzw. Sensibilität für spirituelle Erfahrungen sind jedoch von Vorteil und erleichtern das Lernen. Prenner nennt dies die spirituelle Basis, die beim Individuum ansetzt und zu Beginn von Spiritual Care steht, bevor der Bogen zum Gegenüber geschlagen werden kann (vgl. Prenner 2016: 4).

4.4.2 Modelle zur Vermittlung von Kompetenz in Spiritual Care

In der Literatur existieren verschiedene Spiritual Care-Modelle, die als Grundlage für die Vermittlung von Kompetenz in Spiritual Care dienen. Sie beschreiben, welche Prozesse für die Implementierung von Spiritual Care nötig sind, und haben das Ziel, das Bewusstsein, die Entwicklung und Integration von Spiritual Care in der Praxis zu fördern (z. B. Gordon & Mitchell 2004; McSherry 2006; Puchalski et al. 2009; Rumbold 2012). Holloway und Kollegen klassifizieren diese Modelle in folgende Kategorien: konzeptionell, kompetenzbasiert, ganzheitlich (*whole person-synergy*), interdisziplinär und organisatorisch (vgl. Holloway et al. 2011: 31). Häufig werden darin verschiedene Kompetenzstufen postuliert, die die einzelne Berufsgruppen, das multiprofessionelle Team oder eine Organisation erreichen können. Dabei gilt: Je höher das Kompetenzniveau, desto tiefgehender die spirituelle Begleitung und die Expertise, die eine Gesundheitsfachperson dafür benötigt.

Viele Kompetenzmodelle, Ansätze zu deren Überführung in Schulungskonzepte sowie die meisten Studien zu Trainings oder Curricula, die auf diesen Modellen basieren, sind im Kontext von Palliative Care entstanden (Gijsberts et al. 2019; Peng-

Keller 2019b). Auf diese beruft sich auch die Forschung zur Lehre von Kompetenz in Spiritual Care. Erste, grundlegende Kompetenzstandards für die palliative Arbeit wurden von der britischen Organisation Marie Curie Cancer Care entwickelt (Marie Curie Cancer Care 2003). Nach diesem Ansatz gibt es vier Stufen von Spiritual and Religious Competencies for Specialist Palliative Care, auf denen Kompetenz in Spiritual Care vermittelt werden kann. Diese Stufen reichen von einer Basiskompetenz für Generalisten bis hin zu Spezialkompetenzen für Experten. Die erste Stufe betrifft alle Gesundheitsfachpersonen und Ehrenamtlichen, die mit Patienten und deren Familien zu tun haben, und hat die Vermittlung von basalen Kompetenzen zum Ziel, wie die Stärkung von Wahrnehmung, Beziehungsaufnahme und Kommunikation sowie die Stärkung der Fähigkeit, an andere Mitglieder des multiprofessionellen Teams weiterzuvermitteln. Die oberste Stufe spricht ausgewähltes Personal mit spezieller Spiritual Care-Verantwortung an, das u. a. die auf den vorherigen Stufen vermittelten Kompetenzen vertiefen, die eigene Spiritualität reflektieren und befähigt werden soll, Patienten als Ressource in der spirituellen Begleitung zu dienen. Auf jeder der vier Stufen werden bestimmte Kompetenzinhalte zu den Bereichen Wissen, Fähigkeiten und Verhalten als Ziele definiert.

Die EAPC (European Association for Palliative Care) postuliert einen ähnlichen Ansatz mit verschiedenen Kompetenzebenen und definiert darin Kernkompetenzen in Palliative Care. In ihrem 2013 veröffentlichten Konsensus-Dokument waren die Mitglieder der EAPC der Frage nachgegangen, welche Kompetenzen für alle Fachkräfte in der klinischen Palliativversorgung wichtig sind – unabhängig von ihrer spezifischen Berufsgruppenzugehörigkeit – und wie diese gelehrt werden können (Gamondi et al. 2013a; Gamondi et al. 2013b, im Deutschen Krumm et al. 2015). Ihr Ziel ist, eine Basis-Terminologie zu bieten, mit der europaweit Standards entwickelt werden können und in einer gemeinsamen Sprache über die Praktiken sowie die Aus- und Weiterbildung in Palliative Care gesprochen werden kann. Zum einen betonen sie den „Wert des gemeinsamen interdisziplinären Lernens" von allen Palliative Care-Fachkräften (Krumm et al. 2015: 153), zum anderen stellen sie zehn globale Kompetenzen vor, die für alle relevant sind, die im Palliativbereich arbeiten, unabhängig von der jeweiligen Profession. Die fünfte der zehn Kernkompetenzen zielt auf Spiritual Care ab und benennt als Aufgabe „Meet patients' spiritual needs" (Gamondi et al. 2013a: 90; Gamondi et al. 2013b: 141), im Deutschen: „Den spirituellen und existenziellen Bedürfnissen des Patienten gerecht werden" (Krumm et al. 2015: 160). Weitere Kompetenzen sind z. B. den psychischen und körperlichen Bedürfnissen gerecht werden, Selbstwahrnehmung praktizieren und die interpersonelle Fähigkeit sowie die Kommunikationsfähigkeit. Unter der Kernkompetenz zu Spiritual Care führen die Autoren weiter aus, dass Gesundheitsfachpersonen in der Lage sein sollen, spirituelle Fragen mit Patienten und Familien in einer unterstützenden und fürsorglichen Umgebung anzusprechen, wofür u. a. folgende Unterkompetenzen zu erwerben sind: die Fähigkeit zur Reflexion der Bedeutung der spirituellen und existenziellen Dimensionen im eigenen Leben, die Fähigkeit zur Integration spiritueller, existenzieller und religiöser Bedürfnisse von Patienten und Familien in den Behandlungsplan sowie Respekt gegenüber der Entscheidung, falls dies nicht erwünscht ist, und ein Bewusstsein für die Grenzen, die es in Bezug auf kulturelle Tabus, Werte und Entscheidungen zu respektieren gilt (vgl. Gamondi et al. 2013b: 141). Die Autoren halten dazu fest, dass die aufgeführten Kompetenzen niemals als Instrument zur Beurteilung einer Gesundheitsfachperson angesehen werden sollten, sondern als Benchmark dienen, die alle im Laufe der Zeit erreichen sollten (vgl. ebd. 144). Zur Vermittlung der von ihnen postulierten Kernkompetenzen schlagen Gamondi und Kollegen eine Aus- und Weiterbildung auf drei Ebenen vor. Auf einer ersten Ebene erhalten alle im Gesundheitswesen Tätigen eine Grundausbildung in Bezug auf die Prinzipien und Methoden der Palliative Care (Basis für alle). Diejenigen, die häufig ins Palliativsetting involviert sind, bekommen hierdurch ein generalisiertes Palliative Care-Kompetenztraining (Palliative Care-Generalisten) und diejenigen, deren Arbeit hauptsächlich auf die palliative Patientenbetreuung ausgerichtet ist, können eine spezialisierte Ausbildung absolvieren (Palliative Care-Spezialisten) (vgl. Gamondi et al. 2013a: 87). Gratz und Roser halten fest, dass mithilfe dieses Ansatzes Spiritual Care als fester Bestandteil der Grundversorgung von Palliative Care gesehen wird und nicht nur als Bonusangebot oder Zusatz einzelner Mitarbeiterinnen oder Mitarbeiter (vgl. Gratz & Roser 2019: 25). Diesem Modell der drei Bildungsebenen entsprechend könnte auch Spiritual Care als eigenständiges Konzept gelehrt und im Gesundheitswesen etabliert werden. Alle in klinischen oder sozialen Einrichtungen Tätigen wären dann über das generelle Prinzip zu informieren, alle Berufsgruppen eines stationären oder ambulanten Care-Teams – insbesondere Teams in der Psychosomatischen Grundversorgung, Geburtshilfe, Inneren oder Notfallmedizin – in Basis-Spiritual Care-Kompetenz weiterzubilden und einzelne Spezialisten innerhalb dieser Teams mit Spezialkompetenz in Spiritual Care auszurüsten.

Auf der Grundlage des Ansatzes von Gamondi und Kollegen geben Best und Kollegen eine Aktualisierung von Seiten der EAPC heraus und entwickeln überarbeitete Empfehlungen, anhand derer sie die Palliative Care-Kernkompetenzen spezifizieren und ausdifferenzieren. Im Sinne eines multidisziplinären Modells von Spiritual Care in Palliative Care stellen sie eine gemeinsame Vision von spiritueller Versorgung in der Palliativversorgung vor (vgl. Best et al. 2020: 2). Dieses von ihnen angestrebte Spiritual Care-Modell arbeitet multidisziplinär, innerhalb des holistischen oder biopsychosozial-spirituellen Modells, und erkennt an, dass alle Mitglieder eines klinischen Teams für die spirituelle Betreuung verantwortlich sind, sie jedoch über unterschiedliche Fachkenntnisse verfügen können. Während alle Teammitglieder mindestens Generalisten in Spiritual Care sein sollten, ist ein

Seelsorger oder Spiritual Care-Experte Spezialist in Spiritual Care (vgl. ebd.). Zudem geht dieses Modell davon aus, dass das Angebot von Spiritual Care keine einmalige Maßnahme ist, sondern kontinuierlich durchgeführt wird. Bezüglich der Aus- und Weiterbildung halten sie fest, dass die EAPC dazu ermutigt und erleichtern will, dass qualitativ hochwertige, multidisziplinäre, wissenschaftlich fundierte und finanziell zugängliche Spiritual Care-Ausbildung allen Palliative Caregivern zur Verfügung gestellt wird (vgl. ebd. 8). Um diesem Ziel näher zu kommen, hat sich eine eigene Arbeitsgruppe innerhalb der EAPC gebildet, die EAPC Reference Group on Spiritual Care (EAPC 2022), die sich mit Fragen rund um Schulungen von Mitarbeiterinnen und Mitarbeitern in der Palliativversorgung sowie mit Inhalten und Materialien von Lehrangeboten befasst (Nolan et al. 2011).

Zur Überführung dieser Kompetenzen in die Aus- und Weiterbildung entwickelte die DGP auf Grundlage der EAPC-Leitlinien und in Anlehnung an den DQR eine *Kompetenzbasierte berufsgruppenunabhängige Matrix zur Erstellung von Curricula für die Weiterbildung curricularer Bildungsinhalte in Palliative Care/Palliativmedizin* (KoMPaC). Damit verfolgen die Autoren das Ziel, nationale Qualitätsmerkmale festzulegen, gemeinsame Kompetenzen der unterschiedlichen Professionen abzubilden und unterschiedliche Kompetenzniveaus zu beschreiben (vgl. DGP 2017: 1f.). Die aufgestellte Matrix soll als Grundlage dienen, um kompetenzbasierte, berufsgruppenspezifische und interprofessionelle Curricula zu entwickeln.

Beispiele für kompetenzbasierte Spiritual Care-Curricula, die entweder eine bestimmte Berufsgruppe oder mehrere Professionen adressieren, wurden z. B. für Seelsorgende, Ehrenamtliche oder auch für alle nicht-seelsorglichen Berufe konzipiert; sie sind im Palliative Care-Kontext angesiedelt, beziehen aber die spirituelle Begleitung bzw. Spiritual Care ein (Hagen et al. 2011; Gratz & Roser 2016; Behrendt-Höhne et al. 2017; Gratz 2017; Bayer et al. 2018; Gratz & Roser 2019). Einen praxisorientierten Leitfaden zu Spiritualität in den Gesundheitsberufen und ein daraus entwickeltes Modellcurriculum für Medizinerinnen und Mediziner wurde vom US-amerikanischen Spiritual Care Forscher Harold Koenig herausgegeben. Sein Werk wurde für den deutschen Sprachraum übersetzt und ist auch auf andere Gesundheitsberufe als die Medizin übertragbar (Koenig 2012). Dieses Modellcurriculum diente als Grundlage für die Etablierung eines Wahlpraktikums für Medizin und Spiritualität an der Universität Bern (FISG 2022). Ein weiteres Lehrangebot, das Kompetenz in Spiritual Care vermittelt, wird an der Universität in Zürich angeboten. Es ist ein interdisziplinäres und praxisnahes Spiritual Care-Modul, das sich gezielt an Studierende der Theologie oder Medizin richtet, und Präsenzunterricht sowie Supervision in der Gruppe mit E-Learning-Modulen kombiniert (Peng-Keller & Argiro 2017; Hasenfratz et al. 2021; Universität Zürich 2020).

Im Jahr 2016 kam es zu einem Zusammenschluss von Spiritual Care-Forschern aus verschiedenen europäischen Ländern, die das sogenannte EPICC-Projekt (Enhancing Nurses' and Midwives' Competence in Providing Spiritual Care through Innovative Education and Compassionate Care) starteten. Im Rahmen dieses Forschungsprojekts wurden mehrere Studien zur Kompetenzvermittlung bei Pflegenden und Hebammen durchgeführt, mit dem Ziel, evidenzbasiertes Wissen und Praktiken in der Vermittlung von Spiritual Care auszutauschen. Mittlerweile ist das Projekt beendet und daraus ein Netzwerk entstanden, das Lehrende in der Pflege- und Hebammenausbildung aus Europa und der ganzen Welt zusammenbringt. Wichtige Mitglieder sind u.a. die bereits zitierten Forscher Winfried McSherry, Linda Ross, René van Leeuwen oder Donia Baldacchino (EPICC 2022). Die Auswertung der von ihnen durchgeführten Studien (Attard et al. 2019; McSherry et al. 2020) führte zur Entwicklung eines Modells zur Spiritual Care-Kompetenzlehre, dem Spiritual Care Education Standard. Dieser Standard stützt sich auf folgende vier Schlüsselkompetenzen: intrapersonelle Spiritualität (das Bewusstsein für die Bedeutung von Spiritualität für Gesundheit und Wohlbefinden), interpersonelle Spiritualität (die Auseinandersetzung mit der Spiritualität anderer Personen und die Anerkennung ihrer einzigartigen spirituellen und kulturellen Weltanschauungen, Überzeugungen und Praktiken), Spiritual Care: Assessment und Planung (die Bewertung spiritueller Bedürfnisse und Ressourcen unter Verwendung geeigneter formeller oder informeller Ansätze sowie Planung von Spiritual Care unter Wahrung der Vertraulichkeit und des informierten Einverständnisses) und Spiritual Care: Intervention und Evaluation (die Reaktion auf spirituelle Bedürfnisse und Ressourcen innerhalb einer fürsorglichen, mitfühlenden Beziehung) (McSherry et al. 2021). Dieser Kompetenzrahmen soll die Grundlage für die Ausbildung von Pflegenden und Hebammen bilden und dadurch sowohl die Lehre in Spiritual Care standardisieren als auch die Vergleichbarkeit von Forschung zu diesem Thema vereinfachen. Zudem ist er Ausgangspunkt für die Aus- und Weiterbildung in Spiritual Care in anderen Gesundheitsberufen. Beispielsweise sind in den Niederlanden auf dieser Basis universitäre E-Learning-Programme für graduierte Pflegende und Spiritual Care-Praktiker entstanden (Van Leeuwen et al. 2021).

4.4.3 Mögliche Lehrformate für Kompetenz in Spiritual Care und deren Effektivität

Die dargestellten Spiritual Care-Kompetenzmodellen können in unterschiedliche Lehrformate überführt werden. Die klassische Vermittlung von Kompetenz in Spiritual Care geschieht in Trainings, Seminaren, Schulungen oder Fortbildungen. Diese können Teil der (Pflege-)Ausbildung sein, im (Medizin-)Studium, in der Weiterbildung zum Psychotherapeuten oder im Vikariat stattfinden. Ebenso können sie sich an bereits tätige Gesundheitsfachpersonen richten und beispielsweise als Wochenendkurs, Intensiv-Lehrgang oder in Form einer Zusatzqualifizierung durchgeführt werden. Die Anbieter können Weiterbildungseinrichtungen, Universitäten, Hochschulen, Vereine, Institute des Gesundheitswesens oder die Klinken selbst sein. Mögliche Lehrformen, die sich für die Lehre von Spiritual Care-Kompetenz bewährt haben, sind z. B. die Lektüre von Fachartikeln, Vorlesungen mit und ohne Diskussion, die Besprechung von Fallbeispielen, Fallbesprechungen mit der Präsentation von Patienten im Unterrichtsraum, Lernen am Vorbild (z. B. durch Lehrvisiten und Praktika) sowie Rollenspiele (Koenig 2012: 167 f.). Ein Beispiel für das Selbststudium in Spiritual Care ist ein von Johnston Taylor herausgegebenes, praxisnahes Arbeitsbuch, in dem sich Gesundheitsfachpersonen mithilfe von Übungen und Selbstreflexion mit Spiritual Care und besonders mit der Frage, wie man mit Patienten über Spiritualität reden kann, auseinandersetzen können (*What do I say?*, Johnston Taylor 2007). Darin werden verschiedene Micro- und Macro-Skills vorgestellt, die für das Arbeiten mit Spiritual Care eingeübt werden können, z. B. Beziehungsaufbau, Gefühle spiegeln, Paraphrasieren oder offene Fragen stellen (vgl. ebd. 52–100). Des Weiteren berichten Studien von einem wirksamen Einsatz einer schriftlichen Reflexionsaufgabe (Van der Vis-Sietsma et al. 2019), einer 25-minütigen Folienpräsentation zum Thema (Vargas-Escobar & Guarnizo-Tole 2020) und einer Simulationsaufgabe zu einer Spiritual Care-Situation (Huehn et al. 2019) auf die Entwicklung von Spiritual Care-Kompetenz. Das gemeinsame, interdisziplinäre Lernen im multidisziplinären Team kann dabei von Vorteil sein (Van de Geer et al. 2018).

Neben Trainings in Präsenz finden neuere Formate, insbesondere Online-Trainings, immer mehr Anklang. Bereits im Jahr 2012 setzten sich amerikanische Forscher mit dieser Art der Kompetenzvermittlung auseinander und evaluierten ein interprofessionelles Blended Learning-Format zu den spirituellen Aspekten von Palliative Care (Ellman et al. 2012). Mittlerweile werden diverse Ansätze in diese Richtung weiterverfolgt. So wurde in den USA ein komplettes Online-Training zu Spiritual Care entwickelt, das Fachkräfte im psychischen Gesundheitssektor adressiert (Pearce et al. 2019; Pearce et al. 2020). Zudem kann ein interprofessionelles Online-Curriculum über ein amerikanisches Institut für Spiritualität und Gesundheit belegt werden (Puchalski et al. 2020; Gwish 2022). Online-Spiritual Care-Lehre kann die Lehre mit herkömmlichen Medien einleiten, erweitern und zum Teil ersetzen. Besonders reizvoll ist die Verbindung von Präsenz- und Online-Lehre, z. B. in Form von Blended Learning oder Hybridunterricht, die in Zukunft voraussichtlich eine noch größere Rolle spielen wird.

Der Nachweis der Wirksamkeit verschiedener Spiritual Care-Lehrformate ist wichtige Voraussetzung für deren Einsatz und wird in zahlreichen Studien untersucht (Paal et al. 2015; Jones et al. 2021). Im deutschsprachigen Raum sind Effektivitätsstudien zu Spiritual Care-Angeboten noch rar. Eine der ersten Arbeiten in diesem Bereich liefern Wasner und Kollegen, die die Effekte eines universitären Lehrangebots zum Thema Palliativmedizin bei Medizinstudierenden untersuchten. Sie fanden heraus, dass das untersuchte Seminar auch drei Semester nach Durchführung eine signifikante Verbesserung im Bereich der Haltung bewirkt, und dies insbesondere in den drei nichtmedizinischen Themenfeldern psychosoziale Aspekte, Spiritualität und Trauer (Wasner et al. 2008). Zudem konnten sie in einer weiteren Studie mit Gesundheitsfachpersonen im Bereich Palliative Care zeigen, dass spezielles Training in Spiritual Care eine Verringerung von arbeitsbezogenem Stress bewirkt und zu einer Steigerung der Arbeitsatmosphäre sowie des spirituellen Wohlbefindens beiträgt (Wasner et al. 2005). Paal und Kollegen untersuchten die Aus- und Fortbildungssituation in den deutschsprachigen Ländern und identifizierten 58 Spiritual Care-Trainings für verschiedene Gesundheitsprofessionen und Studierende (Paal et al. 2014). Dabei zeigte sich, dass die größten Anbieter (36 Prozent) Krankenhäuser waren, Universitäten deckten ein Fünftel ab, wobei die Zielgruppe Theologie-, Psychologie- und Medizinstudierende waren. Insgesamt fanden mehr als die Hälfte der Trainings im Rahmen von Palliative Care statt. Vor diesem Hintergrund konstatieren die Autoren einen dringenden Bedarf an kompetenzbasierter Spiritual Care-Ausbildung. Auch auf die Notwendigkeit, die Entwicklung von Spiritual Care-Curricula im akademischen und klinischen Setting voranzutreiben, weisen Paal und Kollegen in einer weiteren Studie hin (Paal et al. 2015). Eine grundlegende Studie zu Entwicklung, Aufbau und Wirksamkeit von Spiritual Care-Lehre führte die österreichische Pflegeabsolventin Hemma Prenner durch. Sie entwickelte für Lehrende in der Pflegeausbildung einen Workshop zur Sensibilisierung für die spirituelle Dimension, der nach Durchführung durch die Teilnehmenden evaluiert wurde (Prenner 2016). Als Ergebnis zeigte sich, dass 76 Prozent der Teilnehmenden angaben, dass es ihnen nach dem Workshop „leichter fällt die spirituelle Dimension im Unterricht anzusprechen und diese miteinzubeziehen“ (ebd. 49). Zudem konnte bei den Lehrenden ein Kompetenzgewinn hergestellt werden, um die Integration des Themas in den Unterricht mit mehr Sicherheit anzugehen. Prenner kommt zu dem Schluss: Für die Beschäftigung mit Spiritual Care „können Trainingsprogramme zur spirituellen Dimension Denkanstöße geben und so, wie von Teilnehmenden erwähnt, als interessante Anfangsbasis zu Grundsatzdiskussionen beitragen“ (ebd. 59). Auch Gratz und Kollegen entwickelten und evaluierten ein Schulungskonzept in Spiritual Care, mit ehrenamtlichen Hospizhelfern als Zielgruppe (Gratz et al. 2015; Gratz 2017). Eine wegweisende Studie zur Evaluation von universitärer Spiritual Care-Lehre führten Hasenfratz und Kollegen im Jahr 2021 durch (Hasenfratz et al. 2021). Im Rahmen des Spiritual Care-Moduls an der Universität Zürich untersuchten sie die Einstellungen der teilnehmenden Studierenden zu Spiritualität und Religiosität, die Hinderungsgründe für

Gespräche über spirituelle Aspekte sowie die Veränderungen dieser Einschätzungen während des Moduls. Anhand einer Prä-Post-Fragebogenerhebung konnten sie aufzeigen, dass sich die Studierenden am Ende des Moduls kompetenter darin einschätzten, spirituelle Themen in Gesprächen mit Patientinnen und Patienten anzusprechen, als zu Beginn des Moduls. Zudem befürchteten die Studierenden weniger, sich in solchen Gesprächen emotional zu überfordern oder die Balance zwischen professioneller Distanz und zwischenmenschlicher Nähe nicht halten zu können. Diese Ergebnisse liefern wichtige Erkenntnisse auf dem Weg zum weiteren Ausbau von Spiritual Care-Lehre im deutschsprachigen Raum. Sie können durch die beiden Studien, die von der Verfasserin dieser Arbeit veröffentlicht wurden und im weiteren Verlauf dieser Arbeit besprochen werden, ergänzt und vertieft werden.

4.4.4 Lehre von Kompetenz in Spiritual Care im englischsprachigen Raum

Ein kurzer Blick auf die Aus-, Fort- und Weiterbildungssituation außerhalb des deutschsprachigen Raums, besonders auf den weniger säkularen englischsprachigen Raum, soll zeigen, wie Spiritual Care in anderen Ländern gelehrt wird.

Im internationalen Vergleich der Spiritual Care-Lehre können die USA als Vorreiter gelten. Dort wurde schon früh damit begonnen, professionsspezifische Curricula für Spiritual Care zu entwickeln, und das Thema Spiritualität ist im medizinischen Curriculum vieler Ausbildungsstätten verankert (Barnett & Fortin 2006; Mitchell et al. 2016). Die Basis dafür liefern amerikanische Akkreditierungsorganisationen, die Empfehlungen zum Umgang mit und zum Einbezug von Spiritualität im Gesundheitswesen geben. So steht in den Leitlinien der Joint Commission (TJC: The Joint Commission, ehemals JCAHO: Joint Commission on Accreditation of Healthcare Organizations), der größten und einflussreichsten US-amerikanischen Organisation zur Akkreditierung von Gesundheitseinrichtungen, dass für jeden Patienten, der in ein Akutkrankenhaus oder ein Pflegeheim eintritt oder von einer klinik-externen Pflegeorganisation betreut wird, standardmäßig eine spirituelle Anamnese erhoben und in der Krankengeschichte dokumentiert werden soll (JCAHO, zit. n. Koenig 2012: 12; vgl. Hodge 2006). In ihrem Handbuch für Krankenhäuser wird festgehalten, dass Spiritualität, Religion, Glauben und kulturelle Diversität zu achten, zu schützen und zu fördern sind (Ehman 2018). Auf ihrer Website werden Vorschläge dargelegt, wie eine spirituelle Anamnese aussehen bzw. welche Fragen gestellt werden können (TJC 2016). Des Weiteren unterstreicht die American Association of Medical Colleges (AAMC) die Notwendigkeit, Medizinstudierende so auszubilden,

> dass sie das Bewusstsein für Spiritualität sowie Glaubenshaltungen und -praktiken unter verschiedensten klinischen Umständen in die Patientenbetreuung einbeziehen. Sie sollen auch erkennen, dass ihre eigene Spiritualität sowie Glaubenshaltungen und -praktiken die Art be-

einflussen können, wie sie mit Patienten umgehen und Betreuungsleistungen wahrnehmen (AAMC-Bericht 1999: 25, zit. n. Koenig 2012: 12).

Neben der TJC und der AAMC beginnen verschiedene andere, nationale und internationale Organisationen, z. B. die APA (American Psychiatric Association), das American College of Physicians, der Council of Nurses oder die National Association of Social Workers, damit, Spiritual Care in die klinische Ausbildung aufzunehmen (Gordon et al. 2018; Koenig 2019). Richtungsweisend sind auch die vom American College of Critical Care Medicine vorgeschlagenen Empfehlungen in Bezug auf die religiöse und spirituelle Unterstützung in der Intensivmedizin. Diese vor einigen Jahren herausgegebenen Empfehlungen für Holistic Intensive Care sehen folgende vier Eckpunkte vor: eine Erfassung von spirituellen Patientenbedürfnissen und ihre Berücksichtigung im Behandlungsplan, ein entsprechendes Training für Ärzte und Pflegende, eine Einbeziehung der Perspektive von Sozialarbeitern und Seelsorgenden sowie einen respektvollen Umgang mit dem Wunsch eines Patienten zu beten (vgl. Gordon et al. 2018: 77). Auch die Ausbildung in Spiritual Care-Kompetenz nimmt in den USA stetig zu (Cadge et al. 2020).

Ähnlich wie in den USA gibt der General Medical Council (GMC) in Großbritannien in einem Leitfaden für Good Medical Practice vor, dass spirituelle Faktoren bei der Anamnese eines Patienten berücksichtigt werden müssen (GMC 2013). In Australien wurden im Jahr 2002 vier eigene ICD-10-Codes für Interventionen im Bereich R/S eingeführt (Carey & Cohen 2015), und auch in Kanada ist das Thema auf nationaler Ebene verankert (Cooper et al. 2010; CASC/ACSS 2022).

Auch wenn diese Vorgehensweisen nicht auf den deutschen Kulturraum sowie auf die Ausbildungssituation in Deutschland übertragbar sind, können sie als Beispiel dienen, wie das Thema Spiritualität im Gesundheitswesen verankert werden kann.

4.5 Kritik an einzelnen Aspekten des Kompetenzbegriffs in Bezug auf Spiritual Care

In Bezug auf die Kompetenz in Spiritual Care setzen Kritiken an verschiedenen Stellen an: Eine Diskussion, die zum einen die Lehrbarkeit von Kompetenz in Spiritual Care, zum anderen den Kompetenzbegriff in Frage stellt, entwickelte sich zwischen den beiden Spiritual Care-Forschern Frick und Swinton. In seinem 2017 veröffentlichten Artikel zu *Spiritual Care – How does it work?* hält Frick fest: „This core competency in Spiritual Care […] is the sensitivity for the 'dimension of *mystery*' within the daily routine in a clinic, medical ward, etc. that lies beyond medical *mastery*" (Frick 2017b: 223, Hervorhebung im Original). Weiter bezeichnet er diese Dimension des Geheimnisses als eine Befreiung von der Erwartung der Allmacht sowie von der Pflicht, alles erklären, manipulieren oder kontrollieren zu können (vgl. ebd.). Swinton antwortet darauf und äußert in Bezug auf Spiritual Care-Kompetenz: „The problem with competencies however, is that you don't have to *feel* anything about something in order to be competent to address it" (Swinton 2017: 227, Hervorhebung im Original). Seiner Ansicht nach kann man sehr kompetent in einer Sache sein, die richtigen Techniken und Verfahren kennen, aber das Geheimnis nicht verstehen. Diese Dimension des Unsagbaren könne nicht wie eine Kompetenz gelehrt werden, so Swinton. Das Problem sei, „competencies can be *learned* without people being *formed*" (ebd., Hervorhebung im Original). Daher schlägt er vor, statt „the language of competency, we might be better to use the language of *formation*" (ebd., Hervorhebung im Original), also besser von Formung (Werden), anstatt von Kompetenzen (Lernen) zu sprechen. Nach Swinton geht es bei Spiritual Care darum, „to *become* spiritual carers rather than people who simply engage in the competencies of spiritual care. We need to be people who are formed in and by the spiritual" (ebd., Hervorhebung im Original). Gesundheitsfachpersonen müssen demnach keine Kompetenz erwerben, sondern von Spiritual Care geformt werden (*spiritual care formation*). Vor diesem Hintergrund plädiert er dafür, die Aus- und Weiterbildungsstrategien zu überdenken: Wichtiger als Kompetenz in Spiritual Care zu lernen, sei die Sensibilisierung für das Spirituelle, für die es in erster Linie das Mentoring anderer Spiritual Caregiver bedarf (vgl. ebd.). Damit baut Swinton auch auf seinen 2010 mit Pattison veröffentlichten Beitrag auf, in dem die beiden festhalten, dass es bei Spiritual Care weniger darum geht, eine Fähigkeit oder Kompetenz zu vermitteln, als vielmehr die Wichtigkeit von Spiritualität im Gesundheitskontext zu verdeutlichen und die Gesundheitsfachpersonen zu befähigen, spirituelle Themen oder Bedürfnisse zu erkennen (vgl. Swinton & Pattison 2010: 235). In ähnlicher Weise versteht der Theologe Franziskus Knoll die Vermittlung von Spiritual Care-Kompetenz als eine Form der Qualifizierung von Gesundheitsfachpersonen, die drei Phasen von Formation umfasst: Bei der „Information" gehe es um die Aneignung von Wissen, bei der „Formation" um die individuelle Auseinandersetzung mit dem Thema Spiritualität sowie mit spirituellen Begleitungsoptionen und bei der „Transformation" um die Einübung einer Integration von Spiritual Care in die eigene Care-Praxis und in die Einrichtung (Knoll 2016: 201). Swinton und Knoll machen deutlich, dass mit dem Begriff der Spiritual Care-Kompetenz die Gefahr bestehen kann, Spiritual Care als einen Lernprozess zu sehen, in dem Techniken und Methoden trainiert, und dann in kompetenter Weise reproduziert werden. Spiritual Care ist jedoch nicht auf Techniken und Methoden beschränkt, sondern beinhaltet den Einbezug der Person selbst, im Sinne von personaler Kompetenz, Haltung und (Persönlichkeits-)Formung.

Mit dem Kompetenz- bzw. Inkompetenz-Begriff setzt sich auch der Schweizer Ethiker und Theologe Frank Mathwig auseinander. Er weist auf einige Baustellen in der Spiritualitätsdiskussion und ihrer Adaption im Gesundheitswesen hin (vgl. Mathwig 2014: 40) und betitelt Spiritual Care als medizinische „Inkompetenzkompensationskompetenz" (ebd. 27). Diesen Begriff führt er wie folgt aus: Da Spiritual Care-Handlungen oder -Vollzüge ein „Mahnmal der Langsamkeit und des Nicht-Tuns" sind (ebd.), würden diese je nach Standpunkt als irritierend oder auch als wohltuend erlebt. Insofern sei das Thema Spiritualität in medizinischen Kontexten zunächst eine Defizitwahrnehmung, verbunden mit der Forderung nach einer entsprechenden Korrektur, welche in Form einer Kompetenzerweiterung erwartet wird. Gefragt sei „eine Kompetenz, die die bestehenden Inkompetenzen kompensiert", so der Autor (ebd. 28). Diese so bezeichnete Inkompetenzkompensationskompetenz setze zum einen voraus, dass eine Inkompetenz wahrgenommen wird, die den Anlass für entsprechende Kompensationsbemühungen bildet, zum anderen eine Kompetenznostalgie, die an ehemalige Fähigkeiten erinnert, mit denen die aktuell diagnostizierte Inkompetenz kompensiert werden soll (vgl. Marquard 1981: 30, zit. n. Mathwig 2014: 28). Dieses Begriffsverständnis überträgt Mathwig auf die moderne Medizin und hält fest, dass diese ihre Inkompetenz angesichts der Konfrontation mit Sterben und Tod entdeckt, gegen die noch keine medizinische Therapie ankommt. Gleichzeitig erinnere sie sich nostalgisch an eine Vergangenheit, in der Medizin eine andere Praxis war als die heutige, wissenschaftlich-technologische Ausrichtung. Damals übernahm die Medizin auch eine seelsorgerische Aufgabe (vgl. ebd.), die der modernen Medizin fehle. Des Weiteren kritisiert Mathwig, dass Spiritualität im Medizinsystem „als eine – von spezifischen inhaltlichen und institutionellen Verortungen freie – Fachkompetenz" etabliert wurde (ebd. 28), mit der seiner Ansicht nach eine „entkoffeinierte[] Sorge" (ebd. 32) einhergeht. Mit der Aussage, Spiritual Care sei entkoffeiniert, kritisiert der Autor die Dekontextualisierung und Enträumlichung von Spiritual Care, wenn Spiritual Care zu „individualistisch zugespitzt[]" wird und der Kontext Seelsorge sowie der Raum und Ort in der Theologie fehlt (vgl. ebd. 32). Spiritual Care werde somit aus der Theologie entkontextualisiert und funktional als quasimedizinische Kompetenz kontextualisiert, was eine „konzeptionelle Ortlosigkeit des Individuums" (ebd.) zur Folge habe. Statt das Koffein zu entnehmen, um Spiritual Care von Seelsorge oder anderen negativen Eigenschaften zu entgiften, solle sich die Medizin ihrer ursprünglichen Kompetenz wieder bewusst werden und sollten Leiblichkeit, Sinn und ein Sich-Sorgen zurückkehren. Mathwig plädiert daher dafür, Spiritual Care als besondere Form der Aufmerksamkeit zu verstehen, die weniger in spiritueller Selbsterfahrung denn in einer Haltung der Selbstvergessenheit besteht, die vom Gedanken der Seelsorge getragen ist (vgl. ebd. 40 f.).

In einer Kritik des Theologen Martin Merkens wird der Kompetenzbegriff in seiner Verbindung zu Spiritual Care bezüglich seiner Erfass- und Beschreibbarkeit in Frage gestellt. Als Alternative schlägt der Autor vor, den Kompetenzbegriff zu relativieren und durch eine Verbindung mit dem Charismenbegriff zu weiten. Dies ermögliche, „der ‚Unverfügbarkeit' der Qualität von Seelsorge und Spiritual Care besser gerecht werden zu können" (Merkens 2020: 2). Laut Merkens spricht zum einen dafür, dass der Charismabegriff den relationalen Charakter von Spiritual Care-Kompetenz verdeutlicht, zum anderen, dass durch die Verwendung des Begriffs des Charismas eine besondere Atmosphäre entsteht, durch die sich die Wirkung von Kompetenzen verändert oder diese sogar erst möglich wird (vgl. ebd. 3). Eine solche besondere, vertrauensvolle Atmosphäre sei besonders relevant, wenn es um spirituelle oder religiöse Bedürfnisse oder Erfahrungen gehe (vgl. ebd.). Um diesen Bedeutungsraum zu öffnen und die Wichtigkeit des Zusammenspiels von Kompetenz und Charisma bei Spiritual Care hervorzuheben, schlägt Merkens eine Verknüpfung der beiden Begriffe vor und spricht von „Charismen-Kompetenzen" (ebd.) oder auch von „Kompetenz-Charismen" (ebd. 8). Entsprechend dieser Charismenorientierung wäre nach Ansicht Merkens' zu überlegen, ob bei Caregivern neben den Kompetenzaspekten die Charismenaspekte gestärkt werden sollten, und dadurch das Sprechen über Erfahrungen möglich wird, bei denen die geistlich-spirituelle Dimension spürbar oder die Situation transparent für Transzendenz wird (vgl. ebd. 9).

Vor diesem Hintergrund wird deutlich, dass Spiritual Care-(In-)Kompetenz Begrifflichkeiten sind, die anhaltendes Diskussionspotenzial in sich tragen, weil der Kompetenzbegriff auf die Spiritualität übertragen wird und diese damit vorschnell auf eine messbare und evidenzbasierte Größe reduziert werden kann. Die Operationalisierbarkeit des Kompetenzbegriffs kann jedoch auch als eine Stärke angesehen werden, welche die Vereinbarkeit von Spiritualität und Wissenschaftlichkeit, die Professionalisierung – d. h. Spiritual Care-Kompetenz als Fachterminus für die Kompetenz der Gesundheitsprofessionen – sowie die Anschlussfähigkeit des Konzepts ermöglicht (vgl. Hermisson 2016: 229 – 231).

4.6 Zusammenfassendes Verständnis von Kompetenz in Spiritual Care

Kompetenz in Spiritual Care ist eine für alle Gesundheitsfachpersonen wichtige Grundkompetenz, bestehend aus Wissen, Fähigkeiten/Fertigkeiten und Einstellung/Haltung im Umgang mit Grenzsituationen. In diesen drei charakteristischen Bereichen können verschiedene Facetten identifiziert werden, die die Spiritual Care-Kompetenz als Ganze ausmachen, darunter z. B. Offenheit und Präsenz, Wahrnehmungs- und Kommunikationsfähigkeit oder das Wissen über Spiritualität und (andere) Religion(en). Kompetenz in Spiritual Care ist Grenzkompetenz, da sie in verschiedenen Situationen relevant ist, in denen ein Mensch an die Grenzen seiner Existenz kommt, Grenzfragen stellt oder nach Transzendenz sucht. In der klinischen Praxis zeigt sich kompetentes Spiritual Care in der Sensibilität, spirituelle Themen und Bedürfnisse zu erkennen und anzusprechen, sowie in der Bereitschaft, Patientinnen und Patienten in dazugehörigen Belangen zu begleiten. Dafür ist der Bezug zu bzw. die Auseinandersetzung mit der eigenen Spiritualität von Bedeutung. Gesundheitsfachpersonen können in unterschiedlichen Graden in Spiritual Care-Kompetenz involviert sein. Ein Generalist verfügt über eine gewisse Basiskompetenz und kennt z. B. spirituelle Assessments, um sich einem Patienten mit solchen Themen zu nähern. Ein Spezialist verfügt über spezifische Aus- und Weiterbildung und kann Patientinnen und Patienten tiefgehend begleiten, z. B. indem an ihn oder sie weitervermittelt wird. Die Aneignung von Kompetenz in Spiritual Care ist ein Prozess, der im Sinne einer Persönlichkeitsformation verstanden werden kann. Auch wenn eine Messung der Spiritual Care-Kompetenz zu einem bestimmten Zeitpunkt möglich ist, geht es immer darum, sich in der Ausübung von Spiritual Care weiterzuentwickeln und offen für die Dynamik der spirituellen Dimension – im Eigenen sowie im Anderen – zu bleiben.

5 Zwischenfazit zur analytisch-konzeptionellen Untersuchung

Ausgangspunkt für die philosophisch geprägte, analytisch-konzeptionelle Untersuchung war: Bevor Gesundheitsfachpersonen Spiritual Care kompetent anbieten können, brauchen sie ein gemeinsames Verständnis des Konzepts und seiner Bestandteile. Daher wurden die Teilbegriffe von Spiritual Care-Kompetenz beleuchtet, indem ihre Bedeutung im Allgemeinen sowie für das Gesundheitswesen im Speziellen, ihre charakteristischen Dimensionen und die Schwierigkeiten bei ihrer Verwendung aufgezeigt wurden.

Die Grundlage von Spiritual Care ist die Sorgegeber-Sorgeempfänger-Struktur des Care-Begriffs. Wie das erste Kapitel dieser Untersuchung zeigt, ist Care in der *Conditio humana* verankert und beschreibt sowohl eine Fähigkeit des Menschen als auch seine Bedürftigkeit. Jeder Mensch ist sorgend auf sich und seine Mitwelt bezogen und zugleich auf die Fürsorge anderer angewiesen. Wichtige Bedeutungsdimensionen, die in den bestehenden Care-Diskursen immer wieder durchscheinen, sind die drei Dimensionen Relationalität, Reziprozität und Responsivität. Mit ihnen wird verdeutlicht, dass Care ein Beziehungsgeschehen ist (zu sich selbst und zum Anderen), das auf Wechselseitigkeit beruht und das die Antwortbereitschaft des Caregivers sowie die Rückmeldung des Carereceivers benötigt.

Auf diese Basis baut das Verständnis von Spiritualität auf, die als das Suchen nach Sinn und Transzendenz gefasst wird, angetrieben durch ein inhärentes Streben nach Verbundenheit mit sich, anderen und etwas Größerem außerhalb des eigenen Selbst. Spiritualität ist in ihrem Kern Bezogenheit. Sie ist – ebenso wie Care – ein relationales Geschehen und Care bietet den Rahmen für das Ausbilden von Spiritualität. Wie im zweiten Kapitel gezeigt wurde, ist Spiritualität ein Merkmal menschlicher Existenz. Jeder Mensch ist ein spirituelles Wesen, wobei die spirituelle Dimension implizit oder explizit wirken kann. Bei gesundheitsbezogener Spiritualität kann es nicht darum gehen, eine abschließende Definition zu finden – dies ist zum Scheitern verurteilt. Sie erschließt sich vielmehr in einer konkreten Begegnung, in dem jeweils spezifischen Kontext und gemeinsam mit einer bestimmten Person. Dabei ist sie zum einen als Ressource, zum anderen als Behandlungsansatz, sowie sowohl für die Sorgeempfangenden als auch für die Sorgegebenden relevant.

In der Verbindung dieser beiden Elemente ist Spiritual Care die Sorge um den hilfsbedürftigen Menschen unter Einbezug der spirituellen und religiösen Bezüge. Da die spirituelle Dimension explizit einbezogen und ihr ein eigenständiger Platz neben der physischen, psychischen und sozialen Dimension eingeräumt wird, verfolgt Spiritual Care einen ganzheitlichen Behandlungsansatz. In der Praxis zeigt sich dies durch eine interdisziplinäre Zusammenarbeit unter ganzheitlicher Perspektive. Eine weitere Bedeutungsdimension von Spiritual Care ist der Wertepluralismus, der ausgedrückt, dass Spiritual Care kultur- und religionsunabhängig ist und nicht an bestimmte Vorstellungen von Wert und Sinn oder Leben und Tod gebunden ist. Spiritual Care geschieht nicht als etwas, das zusätzlich anzuwenden ist, sondern in der Art und Weise, wie kommuniziert oder wie mit Fragen jenseits des Erfassbaren umgegangen wird. Es zeigt sich in den Kraftquellen, derer man sich bewusst werden kann, sowie im Wahrnehmen der menschlichen Suche nach Sinn und Zugehörigkeit.

In Zusammenführung mit dem Begriff der Kompetenz ist Spiritual Care-Kompetenz eine Grundhaltung, die durch Sensibilisierung auf das Spirituelle etabliert und praktiziert werden kann, und die in der praktischen Anwendung die eigene Selbstsorge sowie das Caregiving für andere umfasst. Das letzte Kapitel der analytisch-konzeptionellen Untersuchung zeigt, dass Kompetenz in Spiritual Care die Trias Wissen, Fähigkeiten und Haltung umfasst, die ermöglicht, Menschen in Grenzsituationen zu begleiten. Ziel ist, den Anderen zu befähigen, sich selbst wieder als kompetent in Bezug auf die eigene Lebensgestaltung erfahren zu können oder auch, das Fragmentarische aushalten und bestenfalls integrieren zu können. Ein Gesprächsangebot, Präsenz oder andere praktische Interventionen ermöglichen dem Sorgeempfangenden, die Beziehungen zu sich selbst, seinen Mitmenschen, der Welt und dem Transzendenten wieder selbstbestimmt leben und gestalten zu können. Durch die Vermittlung von Spiritual Care-Kompetenz in den Gesundheits- und Sozialberufen soll ein selbstbewusster Umgang mit dem Thema Spiritualität ermöglicht, die Bereitstellung von Spiritual Care gefördert sowie der interprofessionelle Austausch verbessert werden.

Die Untersuchung der in Spiritual Care-Kompetenz enthaltenen Begriffe zeigt, dass Care, Spiritualität und Kompetenz in einer gewissen Spannung zueinander stehen, aufeinander verweisen und sich gegenseitig korrigieren. Care beinhaltet die unbedingte Hingabe dem Anderen gegenüber, gleichzeitig birgt es die Gefahr, in ein Ungleichgewicht abzurutschen, in dem Macht oder ungesunder Altruismus die Oberhand gewinnen. Spiritualität fungiert als Regulativ, indem sie das gemeinsame Suchen betont, und zwar nach dem, was Menschen verbindet und Halt gibt. Dabei steht sie wiederum in der Gefahr, zu vage und offen zu bleiben und keine konkrete Anwendung in der klinischen Praxis zu erfahren. Kompetenz umfasst schließlich die unterschiedlichen Facetten und Bereiche, die die Umsetzung von spiritueller Fürsorge praxisnah beschreiben. Problematisch ist der Kompetenzbegriff aber insofern, als er implizit transportiert, dass Spiritualität nur erlernt und als Methode angewendet werden muss. Daraus ergibt sich, dass Spiritual Care-Kompetenz mit einer gewissen kritischen Grundhaltung zu verwenden ist, um die Spannungen, die der zusammengesetzte Begriff als Ganzes beinhaltet, die aber auch seine Teilbegriffe in sich tragen, bewusst zu halten.

III Empirisch-anwendungsbezogene Untersuchung

Dieser Teil der Arbeit dient der Anreicherung der philosophisch-konzeptionellen Begriffsarbeit, indem er die wahrgenommene Spiritual Care-Kompetenz in einem praxisnahen Kontext untersucht. Die Untersuchung besteht aus zwei empirischen Teilstudien, in denen Studierende aus Fächern des Gesundheits- und Sozialwesens zu dem Einfluss eines Online-Spiritual Care-Seminars auf ihre Spiritual Care-Kompetenz befragt wurden. Die Studien wurden vorab in Form von Fachartikeln veröffentlicht, sodass detaillierte Angaben zur Methodik, den Ergebnissen oder der Auswertung in den Originalarbeiten nachgelesen werden können (Magin et al. 2021a; Magin et al. 2022). Insofern wird in dieser Untersuchung vielfach auf bereits veröffentlichte Ergebnisse zurückgegriffen. Darüber hinaus werden im Rahmen eines Exkurses weitere Daten aus den beiden durchgeführten Erhebungen betrachtet, welche noch nicht in die Veröffentlichungen einbezogen wurden. Dies dient dazu, die Einzelergebnisse beider Teilstudien auf einer höheren Ebene zusammenzuführen und in integrierter Form auszuwerten.

1 SEPCare – ein Online-Spiritual Care-Seminar für Studierende in Gesundheits- und Sozialberufen

Die beiden empirischen Teilstudien verliefen parallel zum interdisziplinären Online-Seminar SEPCare, ein Akronym für Spiritual Care – Emergency Care – Palliative Care. Dieses virtuelle Spiritual Care-Seminar ist für Studierende im Bereich Gesundheitswissenschaften konzipiert, insbesondere für Studierende der Medizin, Pflegewissenschaft und Sozialen Arbeit. Es wird seit dem Wintersemester 2018/19 im Rahmen der virtuellen Hochschule Bayern (vhb) angeboten und über die Online-Lernplattform Moodle vermittelt. Ziel des SEPCare-Seminars ist es, das Spiritual Care-Konzept in der Ausbildung von angehenden Care-Professionen, d. h. bereits in deren Studium, zu verankern und ihre Kompetenzen mithilfe geeigneter Lehrangebote zu stärken. Des Weiteren soll dadurch das interdisziplinäre Lernen (Hertweck et al. 2012) gefördert und die Studierenden auf verschiedene Perspektiven bei der Teamarbeit vorbereitet werden. Hochuli Freund und Hug schlagen vor, Wahlangebote für Studierenden zu etablieren, die einerseits Kompetenzen vermitteln, andererseits auch Erfahrung ermöglichen (vgl. Hochuli Freund & Hug 2017: 63 f.). An diesen Überlegungen orientiert sich die Didaktik von SEPCare. Inhalte wurden so ausgewählt, dass die Studierenden Zugriff auf umfassende Seminarinformationen haben. Ein Austausch der Teilnehmenden untereinander wird über ein Diskussi-

https://doi.org/10.1515/9783111384115-005

onsforum ermöglicht und Selbstreflexion angeregt. Zudem werden die Inhalte methodenplural vermittelt, z. B. über Textausschnitte, Videos, Flussdiagramme oder Tonspuren. Eine Übersicht über Aufbau, Struktur und Module des Seminars liefern Maidl und Kollegen (Maidl et al. 2019).

SEPCare will folgende Kompetenzen vermitteln: Fach-, Methoden- und personale Kompetenzen in Bezug auf spirituelle Fürsorge im Gesundheitswesen. Grundanliegen des Seminars ist es, für die spirituelle Dimension zu sensibilisieren und zu einem kompetenten Umgang mit ihr zu befähigen. Dabei folgt das Vorgehen im Seminar einem Dreischritt: erstens das Wahrnehmen dessen, was da ist – häufig in der Form von Videos, die Fallbeispiele zeigen –, zweitens die Reflexion der Praxissituation – häufig als Interviews oder Teachings – und drittens das Empowerment, d. h. die Professionalisierung durch vertiefende Materialien zu Spiritual Care. Im Zentrum des Seminars stehen entsprechend den einzelnen Modulen unterschiedliche Lernräume, die dafür sensibilisieren, die spirituelle Dimension wahrzunehmen und im Handeln zu berücksichtigen. Indem Bewusstheit für die eigene Spiritualität geweckt wird, soll es den Seminarteilnehmenden erleichtert werden, auf spirituell-religiöse Prägungen oder Bedürfnisse von potenziellen Kooperationspartnern in verschiedenen Versorgungsbereichen des Gesundheitswesens zu achten.

Für die didaktische Umsetzung wurde das Online-Format gewählt, da hierdurch mobiles, individualisiertes und virtuelles Lernen möglich ist, ein breites sowie interdisziplinäres Publikum (aus verschiedenen Fächern in ganz Bayern) angesprochen wird und vielseitige mediale Ressourcen genutzt werden können, die einerseits sonst nicht verfügbar wären, und die andererseits eine gewisse Praxisnähe herstellen, z. B. durch Aufnahmen von klinischen Fallbesprechungen oder realen Teamsitzungen. Der zu Seminarbeginn vorgeschlagene Seminarplan kann flexibel und selbstbestimmt umgesetzt werden und jede und jeder Studierende im eigenen Tempo lernen.

Online-Lehre ermöglicht prinzipiell eine freie Gestaltung und Einteilung von Zeit und Ort und entspricht dem digitalen Zeitgeist der heutigen Gesellschaft. Auch wenn Studien zeigen, dass Online-Lehre mindestens genauso gut wie klassische Lehre ist, wenn nicht sogar effektiver als diese ist (George et al. 2014; Mazanec et al. 2019), ist einschränkend zu berücksichtigen, dass die Vermittlung von Spiritual Care-Inhalten noch wenig im Online-Setting untersucht worden ist und Online-Lehre auch Nachteile mit sich bringen kann. Zu diesen gehören u. a. eine geringere Kontrollierbarkeit und Unterstützungsmöglichkeit der Studierenden bei der Bearbeitung, die nötige Selbstregulierungsfähigkeit der Studierenden (Prokrastination, Ablenkbarkeit oder die Gefahr von Isolation vor dem Endgerät) sowie die Herausforderungen neuer Technologie (z. B. der Umgang mit virtuellen Räumen oder die Barrierefreiheit bzw. der Zugang zu Internet und Endgeräten) (Rasheed et al. 2020).

Vor dem Hintergrund der aktuellen, gesellschaftspolitischen Situation (COVID-19-Pandemie) und der damit einhergehenden Reduktion von Präsenzlehre konnten sich Online-Formate bereits als Mittel der Wahl bewähren.

Eine Begutachtung des Seminars hinsichtlich des Inhalts, der Didaktik und der technischen Umsetzung erfolgte durch verschiedene unabhängige Experten. Zudem wurde und wird am Ende eines jeden Semesters eine Evaluation durch die Teilnehmenden durchgeführt. Ein erstes Resümee zur Nutzung des Seminars ziehen Magin und Kollegen nach Ablauf des ersten Semesters (Magin et al. 2020).

2 Ziel und Fragestellung der beiden empirischen Teilstudien

Das Ziel der beiden Teilstudien war, die wahrgenommene Spiritual Care-Kompetenz von Gesundheitsfachpersonen in Ausbildung als veränderbares Konstrukt zu untersuchen und dabei herauszuarbeiten, welche Effekte ein Online-Spiritual Care-Seminar auf die wahrgenommene Spiritual Care-Kompetenz hat. Die Forschungsfragen lassen sich wie folgt unterteilen:

(1) Kann die wahrgenommene Spiritual Care-Kompetenz bei Studierenden in Gesundheits- und Sozialberufen durch die Teilnahme an einem Online-Spiritual Care-Seminar positiv verändert werden?

(1a) Welche Veränderungen nehmen Studierende, die an einem Online-Spiritual Care-Seminar teilgenommen haben, in Bezug auf ihre Spiritual Care-Kompetenz wahr? Welche Aspekte von Spiritual Care-Kompetenz haben sich aus Sicht der Teilnehmenden im Laufe des Seminars verändert? Welche Aspekte werden als positiv verändert, welche als unverändert wahrgenommen?

(1b) Welche Zuwächse nehmen Studierende, die an einem Online-Spiritual Care-Seminar teilgenommen haben, in Bezug auf ihre Spiritual Care-Kompetenz wahr, im Vergleich zu vor Seminarteilnahme und im Vergleich zu Studierenden, die nicht am Seminar teilgenommen haben? Welche Facetten und Bereiche von Spiritual Care-Kompetenz haben sich aus Sicht der Teilnehmenden im Laufe des Seminars verändert? In welchen Facetten und Bereichen zeigen sich positive, in welchen keine Effekte?

(2) Inwiefern helfen die geäußerten Themen der Studierenden, die an einem Online-Spiritual Care-Seminar teilgenommen haben, dabei, die Zuwächse in Bezug auf ihre Spiritual Care-Kompetenz weiter aufzuklären? Inwiefern lassen die Äußerungen über Aspekte, die als positiv verändert oder unverändert wahrgenommen werden, Rückschlüsse auf das Zustandekommen der gemessenen Effekte zu? Welche Zusammenhänge zwischen den verschiedenen wahrgenommenen Veränderungen in Bezug auf die Spiritual Care-Kompetenz werden deutlich?

Für Fragestellung 1a wird auf die Ergebnisse aus Teilstudie 1 zurückgegriffen, für 1b wird Teilstudie 2 ausgewertet. Fragestellung 2 ist Inhalt eines Exkurses dieser Arbeit, der die Ergebnisse aus den Teilstudien 1 und 2 zusammenführt.

3 Vorgehen in den beiden empirischen Teilstudien

Um die wahrgenommenen Veränderungen der Studierenden in Bezug auf ihre Spiritual Care-Kompetenz einzuholen (1a), wurden in Teilstudie 1 leitfadengestützte Einzelinterviews nach Seminarteilnahme durchgeführt. Um die wahrgenommenen Zuwächse in Bezug auf die Spiritual Care-Kompetenz zu quantifizieren (1b), wurden in Teilstudie 2 Selbsteinschätzungen in Items zur Spiritual Care-Kompetenz erhoben, und zwar in einem Zwei-Gruppen-Prä-Post-Design, d.h. vor und nach Seminarteilnahme sowie bei den Seminarteilnehmenden selbst und bei einer Vergleichsgruppe.

Probandinnen und Probanden der beiden Studien waren bayerische Studierende aus verschiedenen Gesundheits- und Sozialberufen, die über die virtuelle Hochschule Bayern (vhb) am SEPCare-Seminar teilnahmen. Sie kamen von unterschiedlichen bayerischen Hochschulen, insbesondere von den Partnerhochschulen des SEPCare-Projekts, der Technischen Hochschule Deggendorf, der Hochschule für Philosophie München, der Technischen Universität München sowie der Katholischen Stiftungshochschule München. Sie studierten verschiedene für das Gesundheitswesen relevante Fächer, z.B. Pflege/Pflegewissenschaft, Medizin, Soziale Arbeit, Religionspädagogik/Theologie, Philosophie/Medizinethik oder Psychologie. In Teilstudie 2 nahm eine weitere Gruppe an Studierenden der Sozialen Arbeit von der Katholischen Stiftungshochschule München teil. Sie bildeten eine Vergleichsgruppe, die nicht am Seminar teilnahm, und deren Fragebogendaten als Vergleichswerte einbezogen wurde. Die Daten für Teilstudie 1 wurden im Zeitraum von Anfang Februar 2019 bis Ende Februar 2020 erhoben, für Teilstudie 2 von April 2019 bis Februar 2021. Die Rekrutierung erfolgte im Rahmen des SEPCare-Seminars: Die Teilnehmenden wurden zu Beginn des Seminars zur Studienteilnahme eingeladen und konnten über einen Link an einer Online-Befragung teilnehmen oder aber direkt mit dem Seminar beginnen. Am Ende des Seminars wurde erneut auf die Studie bzw. die Post-Erhebung hingewiesen. Im Rahmen dieser Erhebung wurde auch zu vertiefenden Interviews eingeladen. Als Anreiz bzw. Dank für die Studienteilnahme bekamen die Teilnehmenden einen Online-Wertgutschein bzw. die Möglichkeit, an einer Verlosung eines Wertgutscheins teilzunehmen.

Das Studienprotokoll zu beiden empirischen Teilstudien wurde bei der Ethikkommission der Hochschule für Philosophie München zur Durchführung genehmigt. Die Teilnehmenden wurden jeweils vor Beginn einer Studie durch eine informierte schriftliche Einwilligung (*informed consent*) über Ziel und Art der jeweiligen Erhebung aufgeklärt und nahmen freiwillig teil. Sie hatten die Möglichkeit, die jeweilige Studie zu jeder Zeit, ohne Angabe von Gründen und ohne Konsequenz für ihre Seminar- oder Studienleistung zu verlassen. Alle im Rahmen der beiden Studien erhobenen Daten wurden vertraulich verwendet und verarbeitet.

4 Teilstudie 1: Wahrgenommene Veränderungen in der Spiritual Care-Kompetenz nach einem Online-Spiritual Care-Seminar bei Studierenden in Gesundheits- und Sozialberufen

Teilstudie 1 untersuchte bei Studierenden in Gesundheits- und Sozialberufen, die am SEPCare-Seminar teilgenommen haben, die wahrgenommenen Veränderungen in Bezug auf ihre Spiritual Care-Kompetenz. Die Stichprobe bestand aus $N = 12$ Studierenden, von denen jeweils drei Medizin, Soziale Arbeit und Pflege studierten und drei aus anderen für das Gesundheitswesen relevanten Studienfächern kamen (aus Psychologie, Theologie und Philosophie/Medizinethik).

Es wurden leitfadengestützte Einzelinterviews am Telefon oder per Skype geführt. Der verwendete Interviewleitfaden umfasste folgende fünf Leitfragen, die durch konkrete Nachfragen ergänzt wurden: (1) Bedeutung von Spiritual Care, (2) Blick zurück zum Anfang des Seminars und Vergleich zu heute: wahrgenommene Veränderungen, (3) Blick in den Alltag: derzeitige Umsetzung von Spiritual Care, (4) Blick in die Berufspraxis: Anwendung von Spiritual Care in der Zukunft und (5) Abschluss und Reflexion (s. Anhang A1[1]). Die Interviews wurden von der Verfasserin der Arbeit geführt und transkribiert und mithilfe der inhaltlich strukturierenden qualitativen Inhaltsanalyse nach Mayring ausgewertet (Mayring 2015). Die Auswertung wurde im Peer-Verfahren diskutiert und in mehreren Durchläufen überarbeitet. Am Ende dieses Prozesses brachte das Interviewmaterial sieben Kategorien hervor, von denen sechs als verschiedene Arten von Veränderung interpretiert werden können, die durch das Online-Spiritual Care-Seminar ausgelöst wurden.

Die von den Studierenden wahrgenommenen Veränderungen in der Spiritual Care-Kompetenz umfassen folgende Themenkomplexe: (1) *Öffnung:* Vom Engen zur Weitung, (2) *Präzisierung:* Von Abstraktem zu Konkretem, (3) *Fokussierung:* Von Indifferentem zur Bewusstheit, (4) *Ausweitung:* Vom Exemplarischen zur Gesamt-

1 Das Zusatzmaterial kann unter https://www.degruyter.com/document/isbn/9783111384115/html. eingesehen werden.

heit, (5) *Professionalisierung:* Von Privatem zu Beruflichem, (6) *Persönlichkeitsentwicklung:* Vom Zaghaften zur Kompetenz. Des Weiteren zeigte sich eine Kategorie, in der Aussagen zu *Fortbestand:* Unverändertes und Leerstellen des Seminars zusammengefasst wurden.

Zur Verdeutlichung dieser Ergebnisse seien beispielhafte Veränderungen aus den genannten Kategorien herausgegriffen: *Öffnung* umfasst Äußerungen, die u. a. eine größere Offenheit für das Thema Spiritualität oder ein breiteres Begriffsverständnis von Spiritual Care beschreiben. Mit *Präzisierung* werden Äußerungen zusammengefasst, in denen z. B. eine Präzisierung des Spiritual Care-Konzepts und seiner Anwendungsmöglichkeiten in den je unterschiedlichen Kontexten der Studierenden beschrieben wird. Die Kategorie *Fokussierung* beinhaltet Aussagen, die wiedergeben, dass ein Ausrichten der Aufmerksamkeit auf das Spirituelle sowie auf sich selbst stattgefunden hat. Veränderungsprozesse, die unter *Ausweitung* zusammengefasst werden, beziehen sich z. B. darauf, dass die Studierenden einzelne Bausteine des SEPCare-Seminars und damit des Spiritual Care-Konzepts in ihrer Ganzheit wahrnehmen und verschiedene Aspekte rund um Spiritual Care integrieren konnten. Dass die Studierenden die Relevanz von Spiritualität im Gesundheitswesen erkannt haben und sich das Thema auch im professionellen Kontext erschließen konnten, fällt beispielsweise unter die Kategorie *Professionalisierung*. Bei *Persönlichkeitsentwicklung* beschreiben die Interviewten u. a. einen Zuwachs an Zutrauen in die eigene Person bezüglich des Themas Spiritual Care und eine höhere Selbstwirksamkeitserwartung in Bezug auf das professionelle Handeln. Neben diesen Aspekten, die sich aus Sicht der Teilnehmenden im Laufe des Seminars verändert haben, werden Aspekte, die als unverändert wahrgenommen wurden, unter der zusätzlichen Kategorie *Fortbestand* subsumiert. Darunter fällt z. B., dass die Studierenden keine Veränderung in Bezug auf den Zugang zur eigenen Spiritualität wahrgenommen haben oder, dass die praktische Umsetzung des Gelernten noch aussteht.

Die gewonnenen Ergebnisse weisen darauf hin, dass die wahrgenommene Spiritual Care-Kompetenz bei Studierenden in Gesundheits- und Sozialberufen durch die Teilnahme an einem Online-Spiritual Care-Seminar verändert werden kann. Sie lassen darauf schließen, dass ein freiwilliges Online-Lehrangebot, wie das hier untersuchte SEPCare-Seminar, einen positiven Effekt auf die wahrgenommene Spiritual Care-Kompetenz hat und einen Veränderungsprozess bei den Studierenden auslösen kann, der dazu beiträgt, dass sich die Studierenden weiter mit dem Thema Spiritual Care beschäftigen, z. B. durch weitere Seminare zu diesem Themenfeld oder Praktika in diesem Bereich (Magin et al. 2021a; Magin et al. 2021b).

5 Teilstudie 2: Wirksamkeit eines Online-Spiritual Care-Seminars auf die wahrgenommene Spiritual Care-Kompetenz bei Studierenden in Gesundheits- und Sozialberufen

Bei Teilstudie 2 ging es um die Untersuchung der Wirksamkeit des Online-Spiritual Care-Seminars SEPCare auf die wahrgenommene Spiritual Care-Kompetenz von Studierenden in Gesundheits- und Sozialberufen. Damit sollten die Effekte des Seminars auf verschiedene Facetten und Bereiche von Spiritual Care-Kompetenz quantifiziert werden. Das Studiendesign wurde so gewählt, dass die subjektiven Einschätzungen der Seminarteilnehmenden zu zwei Messzeitpunkten erhoben wurden und mit einer Vergleichsgruppe verglichen wurden. Die Gruppe der Studierenden, die am SEPCare-Seminar teilnahm und somit die Spiritual Care-Intervention bekam (Interventionsgruppe, IG), umfasste N = 78 Studierende. Als Vergleichsgruppe (VG) dienten N = 67 Studierende der Sozialen Arbeit, die reguläre Seminarangebote ihres Studienfachs nutzten, jedoch keinen spezifischen Input zu Spiritual Care bekamen. Beide Gruppen wurden zu Beginn (T0) und am Ende (T1) des SEPCare-Seminars bzw. einer vergleichbaren Zwischenzeit zu ihrer wahrgenommenen Kompetenz in Bezug auf Spiritual Care befragt.

Der verwendete Fragebogen umfasste neben der Erhebung von demographischen Angaben fünf Selbsteinschätzungsinstrumente: zwei zur Erfassung von Spiritual Care-Kompetenz (die primären Outcome-Variablen) und drei zur Messung von Konstrukten, die mit der Spiritual Care-Kompetenz verwandt sind (die sekundären Outcome-Variablen). Die verwendeten Spiritual Care-Kompetenzskalen waren ein Messinstrument zu den drei Kompetenzbereichen Wissen, Fähigkeiten/Fertigkeiten und Einstellung/Haltung in Spiritual Care-relevanten Themen (*12 items measuring knowledge, skills and attitudes concerning spiritual care*, 12-ksa, in Anlehnung an Wasner et al. 2008, s. Anhang A3[2]) und der Spiritual Care-Kompetenzfragebogen zur Messung verschiedener Spiritual Care-Kompetenzfacetten (*Spiritual Care Competence Questionnaire*, SCCQ, in Anlehnung an Frick et al. 2019, s. Anhang A2[3]). Die sekundären Variablen waren die spirituelle Sensibilität (*Spiritual Sensitivity Scale*, SSS, Tirri & Nokelainen 2011), Empathie (Saarbrücker Persönlichkeitsfragebogen, SPF, Paulus 2009; Paulus 2019) und die Allgemeine Selbstwirksamkeitserwartung (*General Self-Efficacy Scale*, GSES, Jerusalem & Schwarzer 2012).

2 Das Zusatzmaterial kann unter https://www.degruyter.com/document/isbn/9783111384115/html. eingesehen werden.

3 Das Zusatzmaterial kann unter https://www.degruyter.com/document/isbn/9783111384115/html. eingesehen werden.

Es wurde eine zweifaktorielle Varianzanalyse mit Messwiederholung (*repeated measures analysis of variances,* ANOVA) mit Zeit und Gruppe als Faktoren durchgeführt. Als Ergebnis zeigten sich signifikante Kompetenzzuwächse in den folgenden primären Outcome-Variablen: in den drei Spiritual Care-Kompetenzbereichen *Wissen, Fähigkeiten/Fertigkeiten* und *Einstellung/Haltung in Spiritual Care-relevanten Themen* sowie in drei Spiritual Care-Kompetenzfacetten, nämlich in *Wissen über andere Religionen, Dokumentations-Kompetenz* und *Team-Spirit.* Die stärksten Effekte (hochsignifikant) wurden in der Spiritual Care-Kompetenzfacette *Dokumentations-Kompetenz,* im Bereich *Wissen in Spiritual Care-relevanten Themen* und in der Facette *Wissen im Umgang mit anderen Religionen* verzeichnet. Bei den sekundären, d. h. den Spiritual Care-Kompetenz-nahen Konstrukten, zeigten sich signifikante Veränderungen in einer der Unterskalen spiritueller Sensibilität, nämlich im *spirituellen Bewusstsein* (*awareness sensing*), und in der *Allgemeinen Selbstwirksamkeitserwartung.* Dies bedeutet, dass sich die Studierenden nach Teilnahme am SEPCare-Seminar (in der Post-Messung), signifikant höher in Bezug auf die genannten Facetten und Bereiche von Spiritual Care-Kompetenz einschätzten als zu Beginn des Seminars (in der Prä-Messung) und verglichen mit einer Vergleichsgruppe, die nicht am Seminar teilnahm. Diese genannten Facetten und Bereiche betreffen vor allem das Wissen und kognitive Fähigkeiten, wie z. B. die Fähigkeit, eine spirituelle Anamnese dokumentieren zu können. Gewisse andere Facetten und Bereiche wurden aus Sicht der Studierenden weniger stark verändert oder wurden nicht signifikant verändert.

Die Ergebnisse weisen darauf hin, dass die wahrgenommene Spiritual Care-Kompetenz bei Studierenden in Gesundheits- und Sozialberufen durch die Teilnahme an einem Online-Spiritual Care-Seminar verändert werden kann, insbesondere in Bezug auf die kognitiv-wissensbasierten Aspekte von Spiritual Care-Kompetenz. Sie lassen darauf schließen, dass ein freiwilliges Online-Lehrangebot, wie das hier untersuchte SEPCare-Seminar, effektiv ist, um die wahrgenommene Spiritual Care-Kompetenz unter Gesundheitsfachpersonen in Ausbildung in umgrenzten Bereichen und Facetten zu stärken (Magin et al. 2022).

6 Exkurs: Integration der beiden empirischen Teilstudien

Für Leserinnen und Leser, die sich vertiefend mit den empirischen Daten auseinandersetzen möchten, folgt nun ein Exkurs zur Integration der Ergebnisse der beiden empirischen Teilstudien. Vorwiegend philosophisch Interessierte können direkt zu Kapitel 7 (Zwischenfazit zur empirisch-anwendungsbezogenen Untersuchung) springen.

6.1 Methode zur Integration der beiden empirischen Teilstudien

Um die zweite Fragestellung zu beantworten, wurden Teilstudie 1 und Teilstudie 2 miteinander verknüpft und die Einzelergebnisse einer integrativen Zusammenschau zugeführt. Grundlage dafür waren diejenigen Datensets aus beiden Studien, die mithilfe eines pseudonymisierten Codes gematcht werden konnten. Alle Studienteilnehmenden generierten zu Beginn der beiden Fragebogenerhebungen sowie am Ende eines Interviews einen solchen individuellen Code. Zum einen wurden mithilfe dieses Codes die Prä- und die Post-Messung der Fragebogenerhebung zusammengeführt, zum anderen ermöglichte der Code, die Interviewdaten mit den Fragebogendaten zu verbinden. Von den zwölf erhobenen Interviews in Teilstudie 1 konnten neun Datensätze ($N = 9$) den Fragebogenpaaren aus Teilstudie 2 zugeordnet werden. Diese neun Studierenden nahmen also am SEPCare-Seminar teil und haben sowohl vor und nach Seminarteilnahme den Fragebogen ausgefüllt als auch ein Interview gegeben. Bei den drei übrigen interviewten Personen konnten entweder die Codes nicht zugeordnet werden oder diese Studierenden hatten den Fragebogen nicht in beiden Teilen ausgefüllt.

Die Integration der beiden Studien erfolgte in Anlehnung an den in der empirischen Forschung etablierten Mixed-Methods-Ansatz (Tashakkori & Teddlie 1998). Entsprechend dieses Ansatzes werden zwei Datenstränge kombiniert, ein quantitativer und ein qualitativer Strang.

Für den quantitativen Strang wurden diejenigen Fragebogendaten ausgewählt, die die wahrgenommene Spiritual Care-Kompetenz der Seminarteilnehmenden gemessen haben. Diese sind die Daten zu den primären Outcome-Variablen, die im Rahmen von Teilstudie 2 erhoben wurden, d. h. die Ergebnisse des Messinstruments zu den drei Kompetenzbereichen Wissen, Fähigkeiten/Fertigkeiten und Einstellung/Haltung in Spiritual Care-relevanten Themen (12-ksa, in Anlehnung an Wasner et al. 2008, s. Anhang A3[4]) und die des Spiritual Care-Kompetenzfragebogens zur Messung verschiedener Spiritual Care-Kompetenzfacetten (SCCQ, in Anlehnung an Frick et al. 2019, s. Anhang A2[5]). Die Daten zu den sekundären Outcome-Variablen, d. h. die Ergebnisse zur Empathie, Allgemeinen Selbstwirksamkeitserwartung und spirituellen Sensibilität, wurden nicht in die Integration einbezogen. Ihre Ergebnisse gehen über die hier zu untersuchende Fragestellung hinaus. Zudem stehen ihnen keine Daten auf qualitativer Seite gegenüber.

4 Das Zusatzmaterial kann unter https://www.degruyter.com/document/isbn/9783111384115/html. eingesehen werden.

5 Das Zusatzmaterial kann unter https://www.degruyter.com/document/isbn/9783111384115/html. eingesehen werden.

Den qualitativen Datenstrang bildeten die Interviewdaten aus Teilstudie 1, die die wahrgenommene Spiritual Care-Kompetenz der Seminarteilnehmenden erhoben haben. Darüber hinaus wurden Freitextantworten zur Spiritual Care-Kompetenz einbezogen, die die Studierenden innerhalb des SCCQ abgegeben haben. Bei zwei der SCCQ-Items wurden die Befragten gebeten, ihre quantitativ erfasste Einschätzung durch einen Freitext zu spezifizieren. Das eine Item – *Ich finde, dass meine Berufsgruppe eine besondere spirituelle Kompetenz besitzt* – fragt nach einer Konkretisierung dieser Einschätzung und gibt als Einstieg den Anker *Nämlich…* vor. Das zweite Item – *Ich finde, dass meine Berufsgruppe nicht für Spiritual Care zuständig ist* – fragt nach einer Begründung zu dieser Einschätzung und gibt als Einstieg den Anker *Weil…* vor (s. Anhang A2[6]). Beide Items, das Item zur Einschätzung der spirituellen Kompetenz der eigenen Berufsgruppe und das Item zur Einschätzung der Zuständigkeit für Spiritual Care, ergänzen die Interviewdaten und ermöglichen, die Einschätzungen zur Spiritual Care-Kompetenz der Studierenden in Hinblick auf ihre Berufsgruppe zu untersuchen.

Zur besseren Nachvollziehbarkeit der zu berichtenden Daten werden die Messinstrumente, deren Ergebnisse in die Auswertung einbezogen wurden, noch einmal vorgestellt.

Der Spiritual Care Kompetenzfragebogen (*Spiritual Care Competence Questionnaire*, SCCQ) wurde von Frick und Kollegen entwickelt und erhebt die wahrgenommene Spiritual Care-Kompetenz von Gesundheitsfachpersonen. In der Originalversion besteht er aus 40 Items, darunter z. B. das Item *Im Team tauschen wir uns regelmäßig über das Thema Spiritualität in der Patientenbegleitung aus* (Frick et al. 2019). Die Befragten können ihre Zustimmung oder Ablehnung zu diesen Items auf einer Likertskala mit vier Abstufungen (1 – *stimmt nicht*, 2 – *stimmt kaum*, 3 – *stimmt eher*, 4 – *stimmt genau*) abgeben. Die Items können in ihrer validierten Fassung sieben Dimensionen von Spiritual Care-Kompetenz zugeordnet werden. Diese sind (1) *Wahrnehmungs-Kompetenz*, (2) *Team-Spirit*, (3) *Dokumentations-Kompetenz*, (4) *Selbsterfahrung und proaktive Öffnung*, (5) *Wissen über andere Religionen*, (6) *Gesprächsführungs-Kompetenz* sowie (7) *proaktive Empowerment-Kompetenz*. Während die Originalversion des SCCQ bereits tätige Gesundheitsfachpersonen adressiert, fokussiert die für diese Arbeit durchgeführte Untersuchung auf Gesundheitsfachpersonen in Ausbildung, genauer auf Studierende und Auszubildende. Insofern wurden einige der ursprünglichen Items in ihren Formulierungen angepasst und die Zahl der Items auf 32 reduziert. Das oben genannte Beispielitem, das entsprechend der Zielgruppe angepasst wurde, lautet in der Stu-

---

6 Das Zusatzmaterial kann unter https://www.degruyter.com/document/isbn/9783111384115/html. eingesehen werden.

dierendenversion *Unter uns Studenten bzw. Auszubildenden tauschen wir uns regelmäßig über das Thema Spiritualität in der Patientenbegleitung aus* (s. Anhang A2[7]). Ebenso wie die Items der Originalversion wurden die überarbeiteten Items den sieben genannten Spiritual Care-Kompetenzfacetten (1–7) zugeordnet.

Das Messinstrument zu den drei Kompetenzbereichen *Wissen, Fähigkeiten/ Fertigkeiten* und *Einstellung/Haltung in Spiritual Care-relevanten Themen* (*12 items measuring knowledge, skills and attitudes concerning spiritual care*, 12-ksa) wurde in Anlehnung an eine Studie von Wasner und Kollegen entwickelt, die die wahrgenommene Kompetenz bei Studierenden eines Palliative Care-Seminars erfragten (Wasner et al. 2008). Ebenso wie bei Wasner und Kollegen erheben die 12 Items des 12-ksa die Einschätzungen der Befragten in den drei Kompetenzbereichen in folgenden vier Spiritual Care-relevanten Themen: (1) *Spiritualität/ spirituelle Begleitung*, (2) *Umgang mit Grenzsituationen/Krisen*, (3) *Palliativ- und Schmerzversorgung* sowie (4) *Selbstsorge*. Diese Themen wurden so gewählt, dass sie die Themen der Module des SEPCare-Seminars abdecken. Die Befragten schätzen ihr Wissen, ihre Fähigkeiten/Fertigkeiten sowie ihre Einstellung/Haltung zu diesen Themen auf einer Antwortskala mit elf Abstufungen ein, mit den Polen 1 (*extrem schlecht*) bis 11 (*extrem gut*) und der Mittelkategorie 6 (*teils/teil*) (s. Anhang A3[8]).

Für die Integration der Ergebnisse aus diesen beiden Messinstrumenten wurden ihre Itemscoredifferenzen betrachtet. Die Itemscoredifferenzen spiegeln den Zuwachs bzw. die Abnahme an Spiritual Care-Kompetenz wider, d. h. anhand einer Scoredifferenz wird deutlich, ob eine Veränderung in der Einschätzung zu einer bestimmten Itemgruppe, die eine der sieben Spiritual Care-Kompetenzfacetten oder einen der drei Spiritual Care-Kompetenzbereiche bildet, stattgefunden hat. Dafür wurden die Werte von vor Teilnahme am Online-Spiritual Care-Seminar (Prä) mit den Werten von nach Teilnahme (Post) verglichen, genauer, die Differenz aus beiden gebildet. Die Itemscoredifferenzen der zu untersuchenden Stichprobe (N = 9) wurden darüber hinaus mit den gemittelten Itemscoredifferenzen aller Studierenden, die am SEPCare-Seminar teilgenommen haben (N = 78, Interventionsgruppe, IG), verglichen.

7 Das Zusatzmaterial kann unter https://www.degruyter.com/document/isbn/9783111384115/html. eingesehen werden.

8 Das Zusatzmaterial kann unter https://www.degruyter.com/document/isbn/9783111384115/html. eingesehen werden.

6.2 Ergebnisse der Integration der beiden empirischen Teilstudien

Die Ergebnisse der untersuchten Stichprobe (*N* = 9 Personen: P1 – P9) werden auf Basis der ihnen zugeordneten Fragebogennummern (F34, F33, F46, F50, F55, F63, F94, F59 und F76) und Interviewnummern (I01, I02, I04, I05, I06, I08, I09, I11 und I12) angegeben. Aus den Interviews wird unter Angabe der bei der Transkription entstandenen Paragraphen zitiert. Zur Anonymisierung und besseren Verständlichkeit wurden die Interviewäußerungen sowie die teilweise stichpunktartig verfassten oder orthographisch wenig verlässlichen Freitextangaben aus dem SCCQ sprachlich geglättet und von individuellen Auffälligkeiten gereinigt.

Bei der Stichprobe handelte es sich um neun Studierende, von denen drei Soziale Arbeit studierten, zwei Medizin, zwei Pflege/Pflegewissenschaft, eine Theologie und eine Philosophie/Medizinethik. Sie waren durchschnittlich in ihrem siebten Semester (*SD* = 3.9). Alle neun hatten die deutsche Staatsbürgerschaft, sieben von ihnen waren Frauen, sechs waren Single, die anderen verheiratet. Das durchschnittliche Alter lag bei 31.3 Jahren (*SD* = 11.4). Auf einer Skala von 1 bis 6 stimmten die Studierenden mit durchschnittlich 4.7 Skalenpunkten der Aussage *Ich bin ein spiritueller Mensch* (*SD* = 1.1) zu und mit 3.6 der Aussage *Ich bin ein religiöser Mensch* (*SD* = 1.6). Vier von ihnen gaben an, katholisch zu sein, drei, dass sie keiner Religion angehörten bzw. ohne Bekenntnis waren, und zwei Studierende waren muslimisch. Drei von ihnen hatten vor dem Studium eine Ausbildung in der Gesundheits- und Krankenpflege absolviert, eine Person war bereits ausgebildete Rettungsassistentin und eine war nebenberuflich in der Hospizhilfe tätig. Alle hatten praktische Erfahrung in entweder einer sozialen Einrichtung (4 Personen), einem Hospiz (2 Personen), einem Altenheim (5 Personen), oder einem Krankenhaus (5 Personen) (Mehrfachantworten waren möglich). Während sieben der befragten Personen Spiritual Care (als Begriff oder Konzept) nicht bekannt war, gab eine Person an, Spiritual Care aus einer palliativ-spirituellen Fortbildung zu kennen, eine andere, Spiritual Care aus der beruflichen Praxis zu kennen.

Aus der Inhaltsanalyse der Interviews ergab sich für jede der neun studierenden Personen eine charakteristische Veränderung in Bezug auf die wahrgenommene Spiritual Care-Kompetenz, die sich durch die Teilnahme am Seminar einstellte (s. Tabelle 1). Diese waren eine Professionalisierung von Spiritualität (P1), eine Weitung des Begriffsverständnisses zu Spiritual Care (P2), eine Bewusstwerdung von bestehendem Spiritual Care (P3), ein Abbau von Scheu bei der Rede über Spiritualität (P4), eine Sensibilisierung für das Spirituelle (P5), eine Legitimation für den Einbezug von Spiritualität (P6), eine Realisierung der Zuständigkeit für Spiritual Care (P7), eine Symbolisierung für Spiritual Care (P8) und ein Gefühl für den Umgang mit Spiritualität (P9).

Die beiden SCCQ-Items – das Item zur Einschätzung der spirituellen Kompetenz der eigenen Berufsgruppe und das Item zur Einschätzung der Zuständigkeit für Spiritual Care – wurden nicht von allen Studierenden durch einen Freitext ergänzt, d.h. manche Antwortfelder blieben leer. Als besondere, professionsspezifische spirituelle Kompetenz wurde beispielsweise genannt, „Gespräche tiefsinnig zu führen“ (P1, Soziale Arbeit) oder „für alle Themen offen zu sein“ (P5, Pflege). Bei der Frage nach der Zuständigkeit für Spiritual Care zeigte sich die Tendenz, keine spezielle Zuständigkeit der eigenen Berufsgruppe anzunehmen, sondern Spiritual Care bei allen Berufsgruppen (P3, P7, P9) zu verorten. Hervorgehoben wurden dabei z.B. die Offenheit der Sozialen Arbeit (P6), die Grenzkompetenz der Medizin (P4) oder die ganzheitliche Perspektive der Pflege (P8). Eine Person wies darauf hin, dass „konfessionsgebundene“ Seelsorge Spiritual Care anbieten kann und soll (P2, Theologie).

Zum Thema der Zuständigkeit der eigenen Berufsgruppe für Spiritual Care äußerte eine der befragten Personen im Interview, dass sie Spiritual Care vor Seminarteilnahme nicht in ihrem Aufgabenbereich gesehen habe und sich (bisher) nicht im Klaren war, „dass es für [sie] als Pflegende bzw. jetzt durch das Studium als Sozialarbeiterin eine Rolle spielen könnte“ (I12:05). Weiterhin gab diese Person an:

> Ich glaube nicht, dass es einen Unterschied macht, wer mit solchen [spirituellen; Anmerkung der Verfasserin] Themen anfängt. Also ich denke, dass Spiritual Care prinzipiell jeder machen kann. […] Ganz unabhängig davon, was er sonst macht. Da braucht es letzten Endes einfach jemanden, der das in ein Gespräch einleiten kann, jemand, der einem als Ideenhelfer auf die Sprünge helfen kann (I12:35).

Entsprechend dieser Äußerung im Interview gab die Person in ihrer Freitextantwort im SCCQ an, dass jede Berufsgruppe im Team für Spiritual Care zuständig ist, „als Fürsprecher der Klienten“ (F76). Eine weitere Person, die ihre Einschätzung zur Zuständigkeit der eigenen Berufsgruppe für Spiritual Care sowohl in einer Freitextantwort konkretisierte als auch im Interview ausführte, gab an, dass sich alle Berufsgruppen, die mit leidenden Menschen zu tun haben, für Spiritual Care zuständig erklären können (vgl. F46). Gleichzeitig stellte sie im Interview in Frage, ob ein solches Spiritual Care von allen umsetzbar ist. Sie gab zu bedenken:

> Spiritual Care – wer soll das denn umsetzen? Wer aus dem Team kann das leisten? Also da würde ich sagen: der Ehrenamtler! Der hat doch Zeit, der braucht nicht auf die Uhr zu gucken, der kann das Team entlasten (I04:39).

Dieses Interviewzitat gibt die Ansicht wieder, dass Spiritual Care am ehesten in die Hand der ehrenamtlichen Mitarbeiterinnen und Mitarbeiter gegeben werden soll, da diese weniger Zeitdruck haben und den hauptberuflichen Teammitglieder die

Spiritual Care-Arbeit abnehmen können. Das Thema Zeitmangel und die dadurch eingeschränkte Zuständigkeit für Spiritual Care wurden auch von einer anderen Person angesprochen. Sie berichtete aus ihrer klinischen Arbeit während des Studiums und bedauerte dabei:

> Im beruflichen Alltag gilt halt doch vorrangig dieses – und das klingt total traurig, aber man ist unter so einem Druck... – ‚satt, sauber, trocken', also dass die Patienten möglichst gepflegt aussehen und einigermaßen zufrieden sind; dass hinter so einem Menschen noch viel mehr steckt, auch seine Sorgen, Ängste, Fragen... für solche Sachen ist oft keine Zeit (I11:05).

Im weiteren Gespräch äußerte sie:

> ...sich für solche [spirituelle; Anmerkung der Verfasserin] Themen Zeit zu nehmen, das wäre so schön, aber das ist dann doch auf der Arbeit schwer umzusetzen, weil man dann doch sehr im Stress ist (I11:31).

Diese Person gab zur Zuständigkeit der eigenen Berufsgruppe für Spiritual Care folgende Freitextantwort: „Im Rahmen ganzheitlicher Pflege sind wir Pflegenden auch für Spiritualität zuständig" (F59). Auf der anderen Seite macht das vorherige Interviewzitat deutlich, dass die Einschätzung aus dem Freitext in der Praxis nicht immer umgesetzt werden kann, weil Stress und die Belastungen des Arbeitsalltags verhindern, den Menschen ganzheitlich und mit all seinen Sorgen und Ängsten zu umsorgen. In einem ähnlichen Konflikt sah sich Person P7, die im Freitext schrieb, dass Spiritual Care immer wichtig ist, egal in welchem Berufsfeld man sich befinde (vgl. F94). Im Interview äußerte sie jedoch:

> Ich habe das Gefühl, dass ich dafür [für Spiritual Care; Anmerkung der Verfasserin] bis jetzt noch keinen Raum hatte; also so im Alltag, da ist man in so einer Maschinerie, wo man seinen Tagesablauf macht und seine Aufgaben erledigt und die Listen abhakt und [...] im Moment fällt es mir noch schwer, das ganz konkret umzusetzen (I09:29).

Dieses Zitat drückt die (noch) vorherrschende Ambivalenz dieser Person aus, einerseits eine Zuständigkeit für Spiritual Care anzuerkennen, andererseits aber selbst keinen Raum dafür zu finden. Das Gefühl des Hin- und Hergerissen-Seins spiegelt sich auch in ihren quantitativen Werten wider, die im zweiten Teil der Ergebnisintegration betrachtet werden. Zunächst aber sind in Tabelle 1 die von den neun Studierenden wahrgenommenen Veränderungen in Bezug auf ihre Spiritual Care-Kompetenz aufgeführt sowie ihre Einschätzungen zur besonderen spirituellen Kompetenz der eigenen Berufsgruppe bzw. zur Zuständigkeit der eigenen Berufsgruppe für Spiritual Care, welche sie nach Teilnahme am Online-Spiritual Care-

Seminar geäußert oder aber im Rahmen des SCCQ als Freitextantworten ergänzt haben.

Tabelle 1 wird durch die wahrgenommenen Veränderungen in Bezug auf die Spiritual Care-Kompetenz ergänzt, welche sich anhand der Fragebogenanalyse gezeigt haben: Von den zehn berechneten Prä-Post-Differenzen einer Person verbesserten sich im Schnitt 5.5 der Facetten und Bereiche von Spiritual Care-Kompetenz (Plus-Differenzen, im Sinne einer Zunahme an wahrgenommener Kompetenz). Die anderen Werte blieben gleich (Scoredifferenzen von ± 0) oder erreichten einen negativen Wert (Minus-Differenzen, im Sinne einer Kompetenzabnahme).

Person P5 schätzte ihre Spiritual Care-Kompetenz nach Teilnahme am Spiritual Care-Seminar in neun von zehn Facetten und Bereichen höher ein als zu Beginn, nur in *Gesprächsführungs-Kompetenz* schätzte sie sich unverändert ein (Differenz ± 0). Bei Person P1 konnte in sechs der sieben Spiritual Care-Kompetenzfacetten und in zwei der drei Spiritual Care-Kompetenzbereiche ein Zuwachs verzeichnet werden. Bei den anderen befragten Personen zeigte sich ein gemischtes Bild. Auffällig ist zum einen Person P8, die sich nach dem Seminar häufig noch so einschätzte, wie vor dem Seminar. Bei ihr blieben fünf der sieben SCCQ-Facetten gleich. Zum anderen fällt Person P9 heraus. Bei ihr sanken die Werte in jedem der drei Spiritual Care-Kompetenzbereiche, im *Wissen*, in den *Fähigkeiten* und in der *Einstellung in Spiritual Care-relevanten Themen.* Die Differenzen zwischen ihren Prä- und Post-Antworten liegen bei -3.25 bis -3.50 (bei einer Skala von 1 bis 11). Auch bei zwei weiteren Personen, bei P2 und P7, zeigte sich eine negative Tendenz in zwei der drei Kompetenzbereiche. Insgesamt zeigte sich häufig keine oder aber eine negative Veränderung zwischen den beiden Messzeitpunkten im Bereich der *Einstellung/Haltung in Spiritual Care-relevanten Themen.* Auf der anderen Seite stechen bei P1 und P5 Zuwächse im *Wissen* und in den *Fähigkeiten* mit Differenzen von +4.75 oder +5.00 hervor. Auch in der *Dokumentations-Kompetenz* schätzten sich viele der Studierenden besser ein, nachdem sie das Seminar besucht haben, mit Differenzen von +2.00 oder +1.67 (auf einer Skala von 1 bis 4).

Betrachtet man nicht nur die neun Studierenden dieser Stichprobe, sondern alle Teilnehmerinnen und Teilnehmer des Seminars (Interventionsgruppe) zeigte sich bei diesen ein Zuwachs in allen zehn Spiritual Care-Kompetenzfacetten und -bereichen (Mittelwertsdifferenzen (M_{diff}) von 0.08 bis 1.44). Diese sind jedoch nicht alle statistisch relevant. Zu signifikanten Zuwächsen ($p < .05$) kam es in den beiden Spiritual Care-Kompetenzfacetten *Team-Spirit* und *Wissen über andere Religionen* sowie in den drei Bereichen *Wissen, Fähigkeiten/Fertigkeiten* und *Einstellung/Haltung in Spiritual Care-relevanten Themen.* Hochsignifikant ($p < .001$) war der Kompetenzzuwachs in der *Dokumentations-Kompetenz.*

Vergleicht man diese Mittelwertsdifferenzen mit den Einzelwertdifferenzen der neun hier zu untersuchenden Studierenden, so fällt auf, dass bei ihnen die

Tab. 1: Ergebnisintegration der empirischen Teilstudien, Teil 1: Qualitative Ergebnisse Wahrgenommene Veränderungen in Bezug auf die Spiritual Care-Kompetenz und Einschätzungen zur besonderen spirituellen Kompetenz bzw. Zuständigkeit der eigenen Berufsgruppe für Spiritual Care bei Studierenden in Gesundheits- und Sozialberufen nach Teilnahme an einem Online-Spiritual Care-Seminar

	Wahrgenommene Veränderung in der Spiritual Care-Kompetenz (Interviewparaphrasen)	**Einschätzungen zur besonderen spirituellen Kompetenz bzw. Zuständigkeit der eigenen Berufsgruppe für Spiritual Care (Paraphrasen aus den Freitextantworten des SCCQ)[a]**
P1	Das Seminar als Augenöffner, dass so ein höchst individueller Lebensbereich wie Spiritualität auch in die professionelle Arbeit einfließen kann (I01)	Spiritual Care-Kompetenz ist, Gespräche tiefsinnig zu führen (F34)
P2	Ein breiteres Begriffsverständnis rund um Spiritual Care hat sich entwickelt (I02)	Auch konfessionsgebundene SeelsorgerInnen können und müssen im Spiritual Care-Kontext tätig sein (F33)
P3	Gewonnene Erkenntnis, dass das, was die Kollegen schon tun, Spiritualität beinhaltet (I04)	Alle Berufsgruppen, die mit leidenden Menschen zu tun haben, können sich für Spiritual Care zuständig erklären (F46)
P4	Weniger Scheu, spirituelle Themen anzusprechen (I05)	In der Medizin haben wir tagtäglich mit Menschen in Grenzsituationen zu tun; der Mensch ist ja keine Maschine (F50)
P5	Die Antennen für das Spirituelle sind jetzt auf „on" gestellt (I06)	Im Umgang mit Menschen im Allgemeinen, z. T. auch unabhängig von der Berufsgruppe, ist es wichtig, für alle Themen offen zu sein. Spiritual Care kann einem in jeder Lebenssituation begegnen und man sollte darauf vorbereitet sein, indem man sich ausgiebig mit dem Thema auseinandersetzt (F55)
P6	Legitimation spirituelle Themen im beruflichen, insbesondere im sozialpädagogischen Bereich anzusprechen (I08)	Sozialarbeit ist offen gegenüber der Vielfalt (F63)
P7	Ein Einbezug der spirituellen Dimension ist auch als Arzt möglich (I09)	Spiritual Care ist immer wichtig, egal in welchem Berufsfeld man sich befindet; es ist wichtig im allgemeinen Umgang mit Menschen (F94)
P8	Spiritual Care ist wie ein Windhauch, der durch jede Pflegeinstitution durchwehen könnte (I11)	Im Rahmen ganzheitlicher Pflege sind wir Pflegenden auch für Spiritualität zuständig (F59)
P9	Als Atheistin ein Gefühl für den Umgang mit dem Spirituellen bekommen zu haben (I12)	Jede Berufsgruppe im Team ist zuständig, als Fürsprecher der Klienten (F76)

Anmerkungen. *N* = 9. [a] Freitextantworten zu den zwei SCCQ-Items ‚Ich finde, dass meine Berufsgruppe eine besondere spirituelle Kompetenz besitzt – Nämlich: ...' und ‚Ich finde, dass meine Berufsgruppe nicht für Spiritual Care zuständig ist – Weil:...'.
Abkürzungen. P = befragte Person (P1 – P9, entsprechend Tab. 2); I = Interviewnummer; F = Fragebogennummer; SCCQ = Spiritual Care Competence Questionnaire.

Einschätzungen in der Facette *Team-Spirit* größtenteils gleichblieben (bei fünf Studierenden kein Zuwachs, ± 0) und es in der *Dokumentations-Kompetenz* zu drei stark positiven Veränderungen kam (Mittelwertszuwachs von je +2.00), aber auch zu einer Minusdifferenz. Beim *Wissen über andere Religionen* kreuzten die Studierenden beim Post-Test größtenteils denselben Wert an, den sie auch zu Beginn des Seminars angaben. In Bezug auf die Spiritual Care-Kompetenzbereiche konnte bei sieben der neun Studierenden ein Zuwachs im *Wissen in Spiritual Care-relevanten Themen* verzeichnet werden, bei sechs Studierenden eine positive Veränderung in den *Fähigkeiten/Fertigkeiten in Spiritual Care-relevanten Themen* und bei dreien eine positive Veränderung in der *Einstellung/Haltung in Spiritual Care-relevanten Themen.*

Tabelle 2 liefert eine Übersicht über die wahrgenommenen Zuwächse und Abnahmen in den sieben Facetten und den drei Bereichen von Spiritual Care-Kompetenz, die sich aus der Itemscoredifferenz von vor zu nach Teilnahme am Online-Spiritual Care-Seminar bei den neun Studierenden ergaben, gemessen anhand der beiden Spiritual Care-Kompetenzskalen SCCQ und 12-ksa, im Vergleich zum mittleren Zuwachs aller Seminarteilnehmenden.

Im Folgenden werden die Inhalte aus Tabelle 1 und Tabelle 2 verbunden und die Fragebogenwerte mithilfe der Interviewaussagen weiter beleuchtet.

In beiden Ergebnisteilen zeigten sich Veränderungen in Bezug auf die wahrgenommene Spiritual Care-Kompetenz, besonders in Bezug auf die kognitiv-wissensbasierten Facetten und Bereiche bzw. auf das Wissen und die kognitiven Fähigkeiten. Dies zeigte sich einerseits anhand der hochsignifikanten Scoredifferenzen im *Wissen in Spiritual Care-relevanten Themen, Wissen über andere Religionen* und in der *Dokumentations-Kompetenz.* Andererseits zeigte sich dieser Effekt in Interviewäußerungen, in denen zum Ausdruck kommt, dass das Seminar Wissen vermittelt, Begriffe eingeführt und geklärt und das Verständnis rund um R/S erweitert hat. Dazu ein Zitat von Person P2:

> ...[W]enn man anfängt, sich mit so einem Themenfeld zu beschäftigen, dann kennt man ja viele Begriffe nicht, oder man weiß nicht, von was alle sprechen, oder was überhaupt das Problem ist. Und da hab' ich das Gefühl, dass im Laufe des Seminars die Begriffe klarer wurden und ich jetzt auch selbstbewusster mit denen umgehen kann. Also, ich glaube, ich würde mich jetzt nicht scheuen, z.B. mit einer Medizinstudentin darüber zu sprechen, wie sie denkt, was wichtig ist bei Spiritual Care, weil ich das Gefühl habe, ich bin da sprachfähiger geworden (I02:35).

Diese Person berichtet sowohl von einem Zuwachs an Wissen rund um die Begriffe zu Spiritual Care als auch von einem damit verbundenen Zuwachs an Selbstbewusstsein, das gewonnene Wissen im Gespräch mit anderen anzuwenden. Bei Person P6 kommt der Wissenszuwachs so zum Ausdruck:

Tab. 2: Ergebnisintegration der empirischen Teilstudien, Teil 2: Quantitative Ergebnisse
Wahrgenommene Veränderungen in Facetten und Bereichen von Spiritual Care-Kompetenz bei Studierenden in Gesundheits- und Sozialberufen nach Teilnahme an einem Online-Spiritual Care-Seminar, im Vergleich zum mittleren Zuwachs aller Seminarteilnehmenden

	Spiritual Care-Kompetenz (SC-K)									
	7 SC-K-Facetten (anhand des SCCQ)							3 SC-K-Bereiche (anhand des 12-ksa)		
	Wahrnehmungs-Kompetenz	Team-Spirit	Dokumentations-Kompetenz	Selbsterfahrung und proaktive Öffnung	Wissen über andere Religionen	Gesprächsführungs-Kompetenz	proaktive Empowerment-Kompetenz	Wissen…	Fähigkeiten/ Fertigkeiten…	Einstellung/ Haltung…
								…in Spiritual Care-relevanten Themen		
P1	+ 1.00	± 0	+ 1.67	+ 1.75	+ 2.00	+ 1.00	+ 1.50	+ 5.00	+ 4.75	– 0.75
P2	± 0	+ 0.67	+ 1.67	± 0	+ 1.00	± 0	± 0	+ 1.25	– 0.25	– 1.25
P3	± 0	± 0	+ 0.33	+ 0.25	± 0	± 0	+ 0.50	+ 1.50	+ 1.00	– 0.25
P4	± 0	± 0	+ 0.33	+ 0.50	+ 0.50	± 0	- 0.50	+ 2.50	+ 1.00	+ 0.50
P5	+ 1.00	+ 0.33	+ 2.00	+ 0.75	+ 1.50	± 0	+ 1.00	+ 4.75	+ 0.05	+ 1.25
P6	+ 0.67	+ 0.33	+ 2.00	+ 0.25	± 0	± 0	+ 1.00	+ 1.25	+ 1.25	± 0
P7	+ 0.33	± 0	+ 2.00	± 0	+ 0.50	+ 0.50	+ 0.50	– 1.25	– 1.75	+ 1.00
P8	+ 0.33	± 0	± 0	± 0	± 0	± 0	- 0.50	+ 0.75	+ 1.00	– 0.50
P9	± 0	+ 1.00	- 1.00	+ 0.25	± 0	- 0.50	± 0	– 3.25	– 3.50	– 3.50
IG M_{diff}	+ 0.17	+ 0.34*	+ 1.44**	+ 0.22	+ 0.26*	+ 0.08	+ 0.28	+ 1.88*	+ 1.33*	+ 1.07*

Anmerkungen. $N = 9$. *signifikanter Zuwachs bei $p < .05$; **signifikanter Zuwachs bei $p < .001$. Kompetenzzuwachs/-abnahme = positive/negative Itemscoredifferenz von vor (prä) zu nach (post) Teilnahme am Spiritual Care-Seminar in 7 Facetten des Spiritual Care Competence Questionnaire (SCCQ) und in 3 Bereichen des 12-ksa, d. h. im Wissen, in den Fähigkeiten/Fertigkeiten und in der Einstellung/Haltung in Spiritual Care-relevanten Themen.
Abkürzungen. P = befragte Person (P1 – P9, entsprechend Tab. 1); IG = Interventionsgruppe (n = 78); M_{diff} = Mittelwertsdifferenz.

> Für mich ist jetzt erst möglich, dass ich darüber rede, weil ich das Thema [Spiritualität; Anmerkung der Verfasserin] zuvor nicht so als Sprache oder Gedanken hatte. Also, dass ich mich davor schon für diese Sachen interessiert habe, das war schon da, aber ich denke, dass ich durch den Kurs Wissen gesammelt habe, um diese Interessen besser benennen zu können, oder jetzt bessere Begriffe dafür habe (I08:23).

Der Zuwachs an Wissen, wie dieser anhand der Spiritual Care-Kompetenzskalen gemessen wurde, kann mithilfe der Interviewaussagen als ein Zuwachs an Klarheit und begrifflichem Verständnis verstanden werden. Deutlich wird in den beiden zitierten Aussagen auch, dass der Kompetenzgewinn im Wissen mit einem Zuwachs an (Sprach-)Fähigkeit verbunden ist, das Thema Spiritualität in Worte zu fassen. Übereinstimmend dazu weisen die Fragebogenwerte auf einen signifikanten Zuwachs an *Fähigkeiten/Fertigkeiten in Spiritual Care-relevanten Themen* hin. Ein weiteres Zitat von Person P9 veranschaulicht diesen Befund, wenn sie sagt, dass ihr nach Teilnahme am Seminar der Umgang mit dem Spirituellen leichter erschien und sie nun „mehr Möglichkeiten" an die Hand bekommen habe – z. B. Malen –, anhand derer sie Spiritualität in die Arbeit integrieren kann (vgl. I12:11).

Während sich der Zuwachs an Wissen sowohl in den Interviewaussagen als auch in den Fragebogenmessungen zeigt, finden sich in anderen Bereichen und Facetten gewisse Differenzen zwischen beiden Erhebungen. So weisen die Interviewaussagen darauf hin, dass sich die Studierenden nach Teilnahme am Seminar sprachfähiger fühlen, sich besser ausdrücken können und sie durch das Seminar mehr Vokabular gewinnen konnten, die Ergebnisse des SCCQ zeigen jedoch keinen signifikanten Zuwachs in der dazu naheliegenden Facette *Gesprächsführungs-Kompetenz* (M_{diff} = +0.08, $p > .05$, ± 0-Differenzen bei sechs von neun Studierenden). Auch der Vergleich zwischen der hier zu untersuchenden Stichprobe der neun Studierenden und der Gesamtstichprobe zeigt gewisse Differenzen auf: In Bezug auf die *Haltung/Einstellung* kam es über die Gesamtgruppe der Studierenden hinweg zu einer signifikanten Veränderung (M_{diff} = 1.07, $p < .05$), von den neun Studierenden dieser Stichprobe nahmen jedoch nur drei einen Zuwachs in diesem Kompetenzbereich wahr (P4, P5, P7). Nichtsdestotrotz berichten sie in den Interviews von (anderen) Veränderungen im Bereich der *Haltung/Einstellung*, nämlich von einer veränderten Grundhaltung, mehr Offenheit, mehr Sensibilität und weniger Scheu. Bei dem Mittelwertszuwachs der Gesamtgruppe zeigt sich zudem, dass die Facette *Team-Spirit* signifikant zunahm (M_{diff} = 0.34, $p < .05$), während sie bei den neun Studierenden größtenteils unverändert blieb (± 0-Differenzen bei fünf von neun Studierenden). Zu dieser Facette berichtet eine Person in den Interviews, dass sie nach Teilnahme am Spiritual Care-Seminar einerseits offener für das Thema Spiritualität ist und andererseits mehr Selbstvertrauen hat, um spirituelle Bedürfnisse von Patienten im Team anzusprechen:

> Ich fühle mich jetzt eher in der Lage, offen für diese Thematik [Spiritualität; Anmerkung der Verfasserin] zu sein, und auch einen Blick dafür zu haben. Es ist schwierig zu sagen, dass man nun ‚kompetent' ist. Aber, wenn ich auf der Arbeit bemerke, dass das ein wichtiges Thema für jemanden zu sein scheint, dann könnte ich jetzt zumindest im Team darauf aufmerksam machen. [...] Also ich denke, dass halt das Bewusstsein für spirituelle Themen besser ist und dass ich jetzt Möglichkeiten im Kopf habe, was man machen könnte (I11:13).

Darüber hinaus kommt in diesem Zitat zum Ausdruck, dass die befragte Person sich (noch) nicht „kompetent" genug fühlt, um selbst auf spirituelle Themen bei einem Patienten einzugehen; sie scheint jedoch verinnerlicht zu haben, dass Spiritual Care eine Team-Aufgabe ist und könnte „zumindest im Team darauf aufmerksam machen" (ebd.). Im Sinne von *Team-Spirit* könnte dann gemeinsam überlegt werden, wer sich im Team den spirituellen Themen widmet. Die erlernte Kompetenz besteht nach dieser Aussage also darin, Spiritualität wahrzunehmen bzw. für spirituelle Themen sensibilisiert zu sein und diese ins Team tragen und mitteilen zu können. Bezüglich einer veränderten Wahrnehmung für das Thema Spiritualität, die sich nach Teilnahme am Spiritual Care-Seminar eingestellt hat, drückt eine andere Person bildlich aus, dass ihre Wahrnehmungsantennen auf „on" geschaltet sind, sodass sie spirituelle „Wellen" einfangen könne (I06:13). Diese positive Veränderung in der Wahrnehmung für das Spirituelle zeigt sich auch bei fünf der neun hier untersuchten Studierenden in positiven Scoredifferenzen der SCCQ-Facette *Wahrnehmungs-Kompetenz* (P1, P5 – 8). In der Gruppe aller Seminarteilnehmenden kam es in dieser Facette hingegen nicht zu einer signifikanten Veränderung. Ähnlich verhält es sich in Bezug auf das in den Interviews benannte Thema (Selbst-)*Öffnung* und die dazu gehörende SCCQ-Facette *Selbsterfahrung und proaktive Öffnung*. Während die Aussagen in den Interviews auf eine Öffnung der befragten Studierenden schließen lassen und die Zitate wiedergeben, dass die befragten Personen sich nach Seminarteilnahme offener und sensibler einschätzen, geben die Einschätzungen aus dem SCCQ wieder, dass die Studierenden im Gesamtmittelwert keinen signifikanten Kompetenzzuwachs in *Selbsterfahrung und proaktiver Öffnung* verzeichneten. Von den neun Studierenden, die sowohl interviewt wurden als auch ihre Einschätzung im SCCQ abgaben, nahmen sechs einen Zuwachs in *Selbsterfahrung und proaktiver Öffnung* wahr (P1, P3 – 6, P9), sodass die Interviewaussagen durch ihre Messwerte untermauert werden.

Während die Daten aus den Fragebögen einen Überblick über die Effektivität des Online-Spiritual Care-Seminars geben, können die Interviewaussagen etwas genauer veranschaulichen, warum die Studierenden bestimmte Spiritual Care-Kompetenzfacetten oder -bereiche als nicht verändert wahrgenommen haben und was bei einer Neukonzeption oder Überarbeitung des Seminars verbessert werden kann. So kommt in einem der Interviews beispielsweise zum Ausdruck, dass im

Seminar wenig Diskussion mit den anderen Studierenden möglich war und mehr Austausch wünschenswert gewesen wäre:

> Ich fand's ein bisschen schade, dass der Austausch innerhalb des Online-Seminars nicht ganz so gut funktioniert hat […], da hätte ich mir gewünscht, dass man noch besser ins Gespräch kommt (I02:12).

Ebenso wird deutlich, dass Spiritual Care bisher nur ein Randthema im Studium von Gesundheitsberufen ist und der Wunsch nach mehr universitärer Spiritual Care-Lehre besteht (vgl. I01:45; I05:57; I08:07). Infolgedessen zeigten die Studierenden nach Teilnahme am Seminar eine gewisse Demut: bezüglich der eigenen Unerfahrenheit sowie der noch viel zu geringen Kompetenzveränderung, die das Belegen eines (einzigen) Spiritual Care-Seminars bewirken kann. Angesichts der Größe des Themas, beim Gedanken daran, wie viel man „falsch machen" kann und was es noch alles zu entdecken gibt (vgl. I09:37), wurde den Studierenden klar, dass ein Online-Seminar erst der Anfang, aber der „Grundstein" (I05:57) ist, auf den noch einiges an Kompetenz in Spiritual Care aufgebaut werden kann. Dabei wurde auch geäußert, dass das Seminar den Studierenden eine Idee dessen vermittelt hat, was möglich ist, sowie ihre Bereitschaft geweckt hat, sich weiter mit dem Thema Spiritual Care auseinanderzusetzen (vgl. ebd.; I09:37).

6.3 Diskussion der beiden empirischen Teilstudien

In den beiden empirischen Teilstudien wurde untersucht, inwieweit die wahrgenommene Spiritual Care-Kompetenz von Studierenden in Gesundheits- und Sozialberufen mithilfe eines Online-Spiritual Care-Seminars verändert werden kann und welche Effekte bzw. Veränderungen in Bezug auf die wahrgenommene Spiritual Care-Kompetenz durch die Seminarteilnahme festgestellt werden können. Die oben aufgestellten Fragestellungen können wie folgt beantwortet werden:

(1) Die Ergebnisse der beiden Teilstudien zeigen, dass die wahrgenommene Spiritual Care-Kompetenz ein veränderbares Konstrukt ist und bei Studierenden in Gesundheits- und Sozialberufen mithilfe eines Online-Spiritual Care-Seminars verbessert werden kann.

(1a) Studierende, die an einem Online-Spiritual Care-Seminar teilgenommen haben, nehmen Veränderungen in Bezug auf ihre Spiritual Care-Kompetenz wahr, die in sechs Arten der Veränderung unterteilt werden können. Zu den Aspekten, die sich aus Sicht der Teilnehmenden im Laufe des Seminars positiv verändert haben, gehören u. a. eine *Öffnung* – z. B. im Sinne einer offeneren Haltung oder von weniger Scheu vor spirituellen Themen – und eine *Professionalisierung* – z. B. im Sinne einer

Integration von Spiritualität in die berufliche Rolle oder einer Legitimation, Spiritualität im Arbeitskontext ansprechen zu dürfen (s. Teil III Kapitel 4 Teilstudie 1; Magin et al. 2021a). Daneben zeigen sich Aspekte, die unverändert oder offen geblieben sind, z. B. der Zugang zur eigenen Spiritualität oder die eigene Erfahrung bzw. Anwendung in der Praxis.

(1b) Teilnehmende Studierende des SEPCare-Seminars nehmen Zuwächse in Bezug auf ihre Spiritual Care-Kompetenz wahr, am stärksten in den kognitiv-wissensbasierten Facetten und Bereichen von Spiritual Care-Kompetenz, d. h. besonders im *Wissen in Spiritual Care-relevanten Themen* und im *Wissen über andere Religionen* sowie in der *Dokumentations-Kompetenz.* Ähnlich stark beeinflusst wurden die *Fähigkeiten/Fertigkeiten* und etwas weniger stark die *Einstellungen/Haltungen in Spiritual Care-relevanten Themen* sowie die Facette *Team-Spirit.* Unverändert blieben die Facetten *Wahrnehmungs-Kompetenz, Selbsterfahrung und proaktive Öffnung, Gesprächsführungs-Kompetenz* und *proaktive Empowerment-Kompetenz.*

(2) Mithilfe der von den Studierenden geäußerten Veränderungen in Bezug auf ihre Spiritual Care-Kompetenz können Rückschlüsse auf das Zustandekommen ihrer Spiritual Care-Kompetenzzuwächse, -abnahmen und unveränderten Skalenwerte gezogen werden. Beispielsweise untermauern die Interviewberichte aus der Kategorie *Öffnung* (und die darin beschriebene Zunahme an Wissen) die hohen Kompetenzzuwächse in den Facetten *Wissen über andere Religionen* und *Wissen in Spiritual Care relevanten Themen.* Diskrepanzen wurden u. a. in den Ergebnissen zur Sprachfähigkeit (*Persönlichkeitsentwicklung*) und zur *Gesprächsführungs-Kompetenz* deutlich. Erstere wurde in den Interviewäußerungen als verändert wahrgenommen, bei letzterer konnte kein signifikanter Effekt gemessen werden. Zudem ermöglichen die Interviewberichte, die im Fragebogen gegebenen Einschätzungen zur Zuständigkeit der eigenen Berufsgruppe für Spiritual Care zu kontextualisieren, indem sie die von den Studierenden wahrgenommenen Hindernisse aufdecken, beispielsweise den Stress bzw. Zeitmangel in der klinischen Praxis. Die Zusammenschau der Ergebnisse macht deutlich, was die Studierenden aus einem Online-Spiritual Care-Seminar mitnehmen können, wo das Seminar überarbeitet werden kann und was ein Online-Spiritual Care-Seminar nicht zu beeinflussen vermag.

Die beschriebenen Ergebnisse der Integration der beiden empirischen Teilstudien werfen einige Fragen auf, die im Folgenden diskutiert und mögliche Erklärungen aufgezeigt werden sollen.

Zunächst zu den Messungen der Spiritual Care-Kompetenzfacetten und -bereiche. Bei diesen fallen die negativen Werten auf, die in der Spiritual Care-Kompetenz einiger Studierenden vom einen zum anderen Messzeitpunkt verzeichnet wurden. Wie in den Ergebnissen dargestellt (s. Tab. 2), zeigten sich solche Minuswerte häufig im Bereich der *Einstellung/Haltung in Spiritual Care-relevanten The-*

men (bei 5 Personen). Eine mögliche Erklärung ist, dass sich Einstellungen und Haltung im Vergleich zum Wissen oder den Fähigkeiten schwer quantifizieren lassen und die Studierenden Schwierigkeiten hatten, sich in diesem Bereich einzuschätzen. Ebenso können die negativen Werte darauf hinweisen, dass das untersuchte Seminar den Bereich der *Einstellung/Haltung* wenig angesprochen hat und die Erwartungen der Studierenden nicht erfüllt wurden. Sie könnten daher am Ende des Seminars niedrigere Werte angekreuzt haben als zu Beginn des Seminars. In einem der Interviews kam diesbezüglich zum Ausdruck: „Es [das Seminar; Anmerkung der Verfasserin] bleibt halt auf der theoretischen Ebene. Das ist aber dem Seminarcharakter geschuldet" (I02:37). Dieses Zitat gibt wieder, dass das Seminar weniger auf die affektiv-praktische Ebene, sondern vielmehr auf die kognitiv-theoretische Ebene Einfluss nehmen konnte, was sich auch an den signifikanten Veränderungen in den wissensbasierten Bereichen und Facetten zeigt. Eine andere Person führt diesen Gedanken so weiter:

> Spiritualität, das ist unbedingt ein Erleben, viel mehr als ein Wissen, worüber wir jetzt so reden können. Wenn Spiritualität keine Erfahrung im Eigenen hat, im eigenen Leben, dann ist es sehr schwierig, finde ich, davon zu sprechen. Dann ist es eher Theoretisieren. Also es muss eine Erlebniskomponente haben. [...] Für meine Begriffe braucht Spiritualität auch eine bestimmte Praxis, braucht es Formen, Rituale, in denen dann, oder durch die Spiritualität erlebbar gemacht werden kann (I04:05; 07).

Der Ansicht dieser Person zufolge spricht das Seminar einen wichtigen Aspekt von Spiritual Care-Kompetenz – die Erlebenskomponente von Spiritualität – kaum an. Das Ausbilden einer Spiritual Care-Haltung oder spiritueller Einstellungen könnte also weitere Schritte als ein Online-Seminar benötigen und einer spirituellen Praxis oder eigener Erfahrung von Spiritualität bedürfen.

Bezüglich der Minuswerte und den damit verbundenen Abnahmen in der wahrgenommenen Spiritual Care-Kompetenz stach besonders Person P9 hervor, bei der fünf solcher Negativzuwächse verzeichnet wurden. Ihren Messwerten zufolge fühlte sie sich nach dem Seminar weniger kompetent in ihrem *Wissen*, den *Fähigkeiten* und den *Einstellungen in Spiritual Care-relevanten Themen* und nahm auch weniger *Dokumentations-* und *Gesprächsführungs-Kompetenz* bei sich wahr. Dieser quantitativ gemessene Kompetenzverlust steht in großem Kontrast zu ihren Aussagen im Interview. Wie im ersten Teil der Ergebnisintegration dargestellt, lassen ihre Äußerungen auf Veränderungen in der wahrgenommenen Spiritual Care-Kompetenz schließen. So berichtete diese Person davon, als Atheistin ein Gefühl für den Umgang mit dem Spirituellen bekommen zu haben (P9) und, „dass [sie] neue Ansatzpunkte für [s]ich gefunden habe, um ein Gespräch zu eröffnen oder um überhaupt zu verstehen, was denn alles schon Spiritualität ist" (I12: 15). Vor diesem Hintergrund ist zu diskutieren, ob der Fragebogen ihre Kompetenzeinschätzung schlecht einfangen konnte, oder aber der Interviewbericht verzerrt ist, z. B. aufgrund sozialer Erwünschtheit. Diese Fragen werden im Rahmen der Limitationen wieder aufgegriffen.

Bezüglich der Einschätzungen zur Zuständigkeit der eigenen Berufsgruppe für Spiritual Care (s. Tab. 1) wurde bereits dargestellt, dass es für die befragten Studierenden weniger darauf ankam, welche Profession jemand hat, als vielmehr darauf, dass ein Caregiver spirituelle Themen in das Gespräch einführt und sich als „Ideenhelfer" (P9) für spirituelle Fragen zur Verfügung stellt. Durch diese Art des Helfens oder Begleitens wird ein Caregiver zu einem Spiritual Caregiver. Dass sich das Gefühl von Zuständigkeit auch in eine konkrete Handlung umsetzt, scheitert nach Ansicht einiger Studierenden an dem wahrgenommenen Zeitmangel. In ihren Nebenjobs und Praktika haben die Studierenden erlebt, dass der klinische Alltag stressig ist und sie sich danach sehnen, Zeit für Spiritual Care zu haben. Vor diesem Hintergrund werden ehrenamtliche Mitarbeiter als mögliche Spiritual Caregiver gesehen, die mehr Zeit zur Verfügung haben. Insofern geben die vorliegenden Ergebnisse zu bedenken, dass neben dem wahrgenommenen Mangel an Spiritual Care-Kompetenz, der in der Forschungsliteratur als die Hauptursache für die mangelnde Bereitstellung von Spiritual Care angeführt wird, auch der Mangel an Zeit und die damit verbundenen Schwierigkeiten, sich auf Spiritual Care einzulassen, berücksichtigt werden müssen, gerade bei Berufseinsteigern und Gesundheitsfachpersonen, die sich noch in Ausbildung befinden.

Des Weiteren ist zu diskutieren, welche Bedeutung die unterschiedlichen Ergebnisse zur wahrgenommenen Spiritual Care-Kompetenz haben, wie sie einerseits aus den Interviews und andererseits aus den Messungen der Spiritual Care-Kompetenzfacetten und -bereiche hervorgehen. So äußerten die Studierenden beispielsweise einen Zuwachs an Sprachfähigkeit (s. Kategorie *Persönlichkeitsentwicklung*), während die SCCQ-Facette *Gesprächsführungs-Kompetenz* nicht signifikant anstieg. Zu letzterer gehört beispielsweise das Item *Ich fühle mich in der Lage, ein offenes Gespräch über existenzielle Themen zu führen* (Frick et al. 2019). Betrachtet man die Einzelwerte einer der oben untersuchten Personen (P2), so zeigt sich auch hier, dass sie im Interview äußerte, dass sie „sprachfähiger geworden" ist (I02:35), jedoch keinen Zuwachs (mehr) in der Facette *Gesprächsführungs-Kompetenz* wahrnahm (± 0-Differenz). Die bereits sehr hohen Mittelwerte in der Interventionsgruppe zu Beginn des Seminars (M = 3.45, bei Werten von 1 bis 4) können darauf hinweisen, dass ein Deckeneffekt vorliegt, die Werte also nicht weiter ansteigen konnten. Insofern helfen die Interviewaussagen dabei, die reinen Zahlenwerte aus Teilstudie 2 einzuordnen und die statistischen Daten durch qualitative Ergebnisse zu ergänzen. Auch wenn es zu keinem signifikanten Anstieg in der *Gesprächsführungs-Kompetenz* kam, kann davon ausgegangen werden, dass die Teilnahme am Spiritual Care-Seminar einen positiven Einfluss darauf hat, wie gut und offen über das Thema Spiritualität gesprochen werden kann. Darüber hinaus kann vermutet werden, dass sich der wahrgenommene Zuwachs an Sprachfähigkeit stärker im Bereich der *Einstellung/Haltung* niedergeschlagen hat als in den Fragen zur *Gesprächsführungs-Kompetenz*, nämlich im Sinne einer geringeren Hemmung, spirituelle Themen anzusprechen und in weniger Scheu, Spiritual Care ins Gespräch einfließen zu lassen (P4).

Neben der Diskrepanz in Sprachfähigkeit und Gesprächsführung, zeigt sich auch eine gewisse Diskrepanz zwischen den Differenzwerten in der Spiritual Care-Kompetenzfacette *Öffnung* und den Interviewäußerungen, die unter der Kategorie *Öffnung* zusammengefasst wurden. Die SCCQ-Facette *Selbsterfahrung und proaktive Öffnung* meint die Fähigkeit, die eigene Spiritualität zu vertiefen bzw. zu kennen und sich für den Anderen zu öffnen. Ein Beispielitem lautet *Meine eigene Spiritualität prägt meinen Umgang mit anderen/kranken Menschen* (Frick et al. 2019). Kompetentes Spiritual Care beinhaltet nach dem SCCQ, sich selbst und für den Anderen zu öffnen und dies in die Begegnung mit dem Patienten einfließen zu lassen. In der Gesamtstichprobe änderte sich diese Facette nach Teilnahme am Spiritual Care-Seminar nicht signifikant und auch bei vier der neun Studierenden dieser Stichprobe liegen die Differenzwerte bei ± 0. In den Interviews ergab sich die Kategorie *Öffnung* aus Aussagen, die von einem Weiten der Perspektive auf das Verständnis für und die Haltung zu Spiritual Care zeugen (Magin et al. 2021a). Beispiele dafür sind eine größere Offenheit für das Thema Spiritual Care (I06:13) oder eine geringere Scheu vor spirituellen Themen (I05: 57). Auch wenn *proaktive (Selbst-)Öffnung* und *Öffnung* – wie sie einerseits vom SCCQ operationalisiert wird und andererseits innerhalb der qualitativen Inhaltsanalyse definiert wurde – inhaltlich nicht deckungsgleich sind, können die unterschiedlichen Ergebnisse auf einen wichtigen Aspekt zur Spiritual Care-Kompetenz hinweisen. Zu dem Themenfeld Öffnung, Selbstöffnung und Selbstoffenbarung stellt sich nämlich die Frage, wie viel Öffnung kompetentes Spiritual Care benötigt und ob es dabei nicht auch um eine Art Schließung, um Zurückhaltung und Abstinenz geht. Daran anschließend kann gefragt werden, ob Spiritual Caregiver den Patienten eigene spirituelle Erfahrungen mitteilen sollen, oder ob die persönliche Offenlegung – u. a. in Bezug auf das eigene Religions- oder Spiritualitätsverständnis – unprofessionell ist.

Um diesen Punkt zu erörtern, muss ein kurzer Exkurs zu dem Konzept der *Self-Disclosure* (spirituelle Selbstoffenbarung) erfolgen. In der Literatur versteht man unter diesem Fachterminus eine spirituelle Intervention, bei der der Caregiver Aspekte seiner eigenen spirituellen Erfahrung teilt (Denney et al. 2008). Diese wird vor allem im Rahmen von Psychotherapie diskutiert, betrifft aber auch jede andere Form von Spiritual Care. Wenn es darum geht, spirituelle Fragen zu begleiten, sich gemeinsam auf spirituelle Suche zu begeben oder Transzendenzerleben zu teilen, wird nicht selten eine Rückfrage kommen, wie die persönliche Einstellung des

Caregivers ist, ob z. B. er oder sie so etwas auch schon erlebt hat oder an Gott glaubt. Inwiefern dann offen geantwortet werden kann oder soll, ist eine schwierige Frage und muss anhand der damit verbundenen Vor- und Nachteile abgewogen werden: Vorteile von Selbstoffenbarung können u. a. sein, dass das Einnehmen einer entprofessionalisierten Haltung dabei hilft, mit dem Patienten auf der gleichen Ebene zu interagieren und ihn oder sie auf einer persönlichen Ebene, nicht in der professionellen Rolle, wahrzunehmen. In diesem Modus kann ein echter Austausch stattfinden und können beide Parteien voneinander lernen. Auch kann z. B. das Tragen von religiösem Schmuck oder eines Kopftuchs unausgesprochen kommunizieren, welche Glaubensüberzeugung ein Caregiver hat, und als Einstiegshilfe für ein Gespräch dienen. Ein Nachteil kann hingegen sein, dass der Fokus zu sehr auf den Caregiver gelenkt wird und die spirituellen Bedürfnisse des Patienten oder der Patientin in den Hintergrund treten. Selbstöffnung sollte daher nur genutzt werden, wenn sie klinisch relevant ist und vom Caregiver reflektiert wurde. Zudem kann spirituelle Selbstoffenbarung als ein Kontinuum angesehen werden, mit einem impliziten Pol – z. B., wenn der Caregiver leise für den Patienten betet – und einem expliziten Pol – z. B., wenn der Caregiver gemeinsam und laut mit dem Patienten betet (Denney et al. 2008). Diese Erläuterungen zeigen auf, wie differenziert das Thema Öffnung und Offenlegung betrachtet werden muss. Öffnung bezieht sich zum einen auf eine offene, annehmende Gesprächshaltung, zum anderen auf die Offenheit, authentische Antworten in Bezug auf die eigene Spiritualität zu geben. Einerseits kann Offenheit ermöglichen, ein Gespräch zu eröffnen, andererseits kann sie den Fokus vom Patienten weglenken, sodass an diesem Punkt mehr Abstinenz vorzuziehen wäre. Auf der anderen Seite benötigen Sorgegebende auch einen Rückzugsraum für sich, der für Patienten nicht offensteht. In Verbindung mit dem Aspekt der Empathie, die auch eine Form der Offenheit und Selbstöffnung ist, wurde im bisher Dargestellten bereits darauf hingewiesen, dass Caregiver sich immer wieder lösen und dadurch wieder ‚verschließen' müssen, um langfristig empathisch bleiben zu können. Spiritual Care-Kompetenz beinhaltet also Aspekte, die zunächst gegenläufig erscheinen, wie eine Öffnung einerseits und eine Schließung andererseits. In gewisser Weise kommt dies auch in den Kategorien der Interviewstudie zum Ausdruck, am deutlichsten in den Symbolen, die zur Charakterisierung der Veränderungsprozesse gewählt wurden (vgl. Magin et al. 2021a: 66). Dort zeigen die Ergebnisse, dass es bei Spiritual Care-Kompetenz einerseits um eine Öffnung geht, andererseits um eine Präzisierung, sowie einerseits um eine Fokussierung und andererseits um eine Ausweitung. Spiritual Care-Kompetenz erfordert somit ein flexibles Hin- und Herwippen zwischen zwei komplementären Haltungen oder Fähigkeiten. Eine weitere Vertiefung dieser Thematik und ihrer Bedeutung für Spiritual Care kann an dieser Stelle nicht geleistet werden und bedarf weiterführender Forschung.

Für die Interpretation der gewonnenen Ergebnisse ist noch ein weiterer Punkt als die bisher erörterten Einflüsse von Bedeutung, nämlich die Qualität der Intervention selbst. Inwiefern Änderungen in der Spiritual Care-Kompetenz möglich waren und darüber hinaus auch wahrgenommen bzw. berichtet wurden, hängt maßgeblich davon ab, wie gut (oder schlecht) der Input durch das Online-Spiritual Care-Seminar SEPCare war. Die Fragebogendaten geben wieder, in welchen Spiritual Care-Kompetenzfacetten und -bereichen die Studierenden Veränderungen wahrgenommen haben. Die Daten geben jedoch wenig Aufschluss darüber, wie diese Veränderungen zustande gekommen sind und warum manche Facetten unverändert blieben. Einige der Interviewäußerungen können diese Lücke schließen und deutlich machen, dass das Seminar in seiner Didaktik, im Aufbau und mit seinen Inhalten bestimmte Facetten und Bereiche stärker, andere jedoch weniger stark angesprochen und diesbezüglich gewisse Schwachstellen hat. Dennoch bleibt offen, was genau eine Veränderung in der wahrgenommenen Spiritual Care-Kompetenz bewirkt hat, welche Lerninhalte besonders geeignet waren, Spiritual Care-Kompetenz zu vermitteln, und welche Didaktik für diesen Zweck verstärkt zum Einsatz kommen sollte. Es stellt sich also die Frage, was künftige (Online-)Lehre besser machen kann. Wie in den Interviews geäußert, erschwerte das Online-Format, sich mit den anderen Studierenden auszutauschen (vgl. P2). SEPCare bietet den Teilnehmerinnen und Teilnehmern ein Online-Diskussionsforum, welches während des Untersuchungszeitraums wenig genutzt wurde, sodass davon ausgegangen werden kann, dass die Studierenden ihre neu erworbenen Kompetenzen wenig diskutiert und sich wenig mit anderen darüber ausgetauscht haben. Zukünftige Lehre könnte diesen Aspekt weiterentwickeln und stärker darauf abzielen, Diskussion unter den Teilnehmenden zu fördern sowie den interpersonellen Austausch anzuregen. Um dies zu erreichen, könnten z. B. Blended Learning-Formate oder ein Inverted Classroom-Ansatz gewählt werden, die erlauben, dass sich die Teilnehmenden während des Seminars oder zu einem gemeinsamen Abschluss live treffen und die gelernten Inhalte miteinander diskutieren können. Ebenso wird in den Interviews geäußert, dass das Gelernte auf der theoretischen Ebene geblieben ist (vgl. P2, P6), Spiritual Care-Kompetenz aber auch der praktischen Anwendung bedarf. Inwiefern die erworbenen Fähigkeiten aus einem Online-Seminar auf den Berufsalltag übertragen werden, bleibt also offen. Denkbar wäre daher ein Aufbaukurs oder ein vertiefendes Seminar zu den SEPCare Grundmodulen, in dem die Kommunikation über das im Basis-Kurs Gelernte sowie dessen Umsetzung in praxisnahen Szenarien im Vordergrund steht. Vor dem Hintergrund der wachsenden Nachfrage nach virtuellen Lehr- und Lernräumen könnte ein solches Seminar Online-Lehre in Echtzeit (Streaming) und Webkonferenzen nutzen, um das Gelernte in Live-Interaktionen einzuüben. Mithilfe der neuen Technologien könnten z. B. auch Virtual Reality-Lernszenarien oder Serious Games-Simulationen zum Einsatz kommen, um Rollenspiele in Online-Kursen oder die Erprobung individueller Spiritual Care-Szenarien zu ermöglichen. Solche Erweiterungen und Variationen des Kurses können nach erneuter Evaluierung und Überprüfung ihrer Effektivität eine sinnvolle Ergänzung sein, um die bisherigen Lernerfolge zu sichern und zu erweitern.

7 Zwischenfazit zur empirisch-anwendungsbezogenen Untersuchung

In der ersten, analytisch-konzeptionellen Untersuchung wurden die Teilbegriffe von Spiritual Care-Kompetenz analysiert, um zu einem besseren Verständnis des Komplexbegriffs beizutragen und Hintergrundwissen rund um Spiritual Care-Kompetenz für die Ausbildung von Gesundheitsfachpersonen anzubieten.

Die zweite Untersuchung differenzierte Bereiche und Facetten von Spiritual Care-Kompetenz und untersuchte in zwei empirischen Teilstudien, ob und wie sich diese durch die Teilnahme an einem Online-Spiritual Care-Seminar verändern. Diese empirisch-anwendungsbezogene Untersuchung sollte dazu beitragen, die Effektivität von spezifischer Spiritual Care-Lehre einzuschätzen, und dazu anregen, Spiritual Care-Lehre für Gesundheitsfachpersonen in Ausbildung auszubauen. Das untersuchte Seminar ist das Online-Spiritual Care-Seminar SEPCare (Spiritual Care – Emergency Care – Palliative Care), das für Studierende in Gesundheits- und Sozialberufen angeboten wird.

Die Ergebnisse der beiden Teilstudien können wie folgt zusammengefasst werden: In Interviews befragte Teilnehmerinnen und Teilnehmer des Online-Spiritual Care-Seminars berichteten von Veränderungen in Bezug auf ihre Spiritual Care-Kompetenz, die in sechs Themenfelder eingeteilt werden konnten. Zu den von den Studierenden wahrgenommenen Veränderungen gehören u. a. eine *Öffnung* – z. B. in Form von Offenheit für das Thema Spiritualität –, eine *Präzisierung* – z. B. in Form eines besseren Begriffsverständnisses von Spiritual Care –, und eine *Professionalisierung* – z. B. in Form einer Legitimation für Spiritualität im beruflichen Kontext. Aus den Äußerungen der Studierenden ging hervor, dass das SEPCare-Seminar einen Veränderungsprozess angestoßen hat, der dazu anregt, das Thema Spiritualität im Gesundheitswesen weiterzuverfolgen.

Eine Varianzanalyse von Fragebogendaten der Teilnehmerinnen und Teilnehmer zeigte, dass sich die Studierenden am Ende des Seminars in folgenden Facetten und Bereichen von Spiritual Care-Kompetenz signifikant besser einschätzten als zu Beginn des Seminars und im Vergleich zu einer Vergleichsgruppe, die das Seminar nicht besuchte: in *Dokumentations-Kompetenz*, im *Wissen über andere Religionen*, in *Team-Spirit* sowie im *Wissen*, in *Fähigkeiten/Fertigkeiten* und in *Einstellung/Haltung in Spiritual Care-relevanten Themen.* Die stärksten Zuwächse an Spiritual Care-Kompetenz zeigten sich in den kognitiv-wissensbasierten Facetten und Bereichen, nämlich in *Dokumentations-Kompetenz*, im *Wissen über andere Religionen* und im *Wissen in Spiritual Care-relevanten Themen.* In anderen Facetten von Spiritual Care-Kompetenz – in *Wahrnehmungs-Kompetenz, Selbsterfahrung und proaktiver Öffnung, Gesprächsführungs-Kompetenz* und *proaktiver Empowerment-Kompetenz* – zeigten sich bei den befragten Studierenden keine signifikanten Veränderungen. In einem Exkurs dieser Arbeit wurden die Ergebnisse beider Teilstudien integriert und eine Zusammenschau der Einzelergebnisse ermöglicht. So gelang mithilfe der Interviewaussagen zur wahrgenommenen Spiritual Care-Kompetenz eine weitere Aufklärung der in den Fragebögen ermittelten Spiritual Care-Kompetenzzuwächse und -abnahmen.

Die Ergebnisse dieser Untersuchung zeigen zum einen, dass die wahrgenommene Spiritual Care-Kompetenz ein veränderbares Konstrukt ist, das durch die Teilnahme an einem Online-Spiritual Care-Seminar verbessert werden kann: positive Veränderungen in der Spiritual Care-Kompetenz konnten einerseits aus den Interviewnarrativen der Studierenden abgeleitet werden, andererseits zeigten sie sich in den signifikant positiven Differenzen, die sich zwischen den beiden Messzeitpunkten (vor und nach Teilnahme am Seminar) in den verwendeten Spiritual Care-Kompetenzskalen ergaben. Zum anderen legen die Ergebnisse nahe, dass eine frühe Beschäftigung mit Spiritual Care – bereits im Studium in Gesundheits- und Sozialfächern – sinnvoll und effektiv ist: Ein freiwilliges Online-Lehrangebot, wie das hier untersuchte SEPCare-Seminar, kann sowohl als Heranführung an das Thema dienen als auch zu einem Zuwachs an wahrgenommener Spiritual Care-Kompetenz beitragen, besonders im Bereich der Wissensvermittlung und Begriffsklärung. Die Ergebnisse lassen zudem vermuten, dass Gesundheitsfachpersonen in Ausbildung mithilfe eines solchen Lehrangebots für Spiritual Care sensibilisiert werden können, dass bei ihnen ein Bewusstsein für die spirituelle Dimension geschaffen werden kann und, dass sie zu einer weiteren Auseinandersetzung mit Spiritual Care angeregt werden können. Damit könnte die Grundlage geschaffen werden, Spiritual Care-Kompetenz zu erwerben und in der weiteren Ausbildung zu festigen und anzuwenden. Zu guter Letzt dienen die Ergebnisse als Ausgangspunkt dafür, das SEPCare-Seminar oder ähnliche Lehrformate weiterzuentwickeln und weiterführende Forschung zum Spiritual Care-Kompetenzerwerb durchzuführen.

IV Zusammenführung der beiden durchgeführten Untersuchungen

Die interdisziplinären Perspektiven, die auf das Phänomen der Spiritual Care-Kompetenz eingeholt wurden, werden nun zusammengeführt und gemeinsam reflektiert. Das dafür gewählte Vorgehen orientiert sich an der von John Rawls begründeten und somit in der Philosophie beheimateten Methode des Überlegungs-Gleichgewichts (*reflexive equilibrium*, vgl. Rawls 1975: 38 und 68–71). Nach diesem Modell besteht ein solches Gleichgewicht in einer wechselseitigen Anpassung von Grundsätzen und überlegten Urteilen (vgl. ebd. 38; Stojanov 2014). In Anlehnung an die Herangehensweise des Überlegungs-Gleichgewichts werden die beiden durchgeführten Untersuchungen wechselseitig aneinander angepasst, was bedeutet: es wird zwischen den einzelnen Ergebnissen aus Philosophie und Theorie, aus den angewandten Wissenschaften des Gesundheitswesens und der Empirie hin- und hergegangen, sodass die Erkenntnisse gegenseitig ergänzt werden und versucht wird, ein Equilibrium zu erreichen. Indem die gewonnenen Einsichten in einen größeren Zusammenhang eingebettet und – im Sinne einer Synthese – auf eine höhere Verstehensebene gehoben werden, soll ermöglicht werden, das Konstrukt der Spiritual Care-Kompetenz zu bereichern. Ziel ist dabei weniger, den Begriff widerspruchsfrei zu fassen oder zu vervollständigen, als vielmehr das Gesamtverständnis zu präzisieren und einzelne Aspekte davon zu konkretisieren oder auch in Frage stellen zu können.

1 Reflexion zum Komplexbegriff der Spiritual Care-Kompetenz

Betrachtet man die analytisch-konzeptionelle Untersuchung in ihrer Gesamtheit, so wird deutlich, dass die Teilbegriffe von Spiritual Care-Kompetenz aufeinander verweisen und sich in ihrer Bedeutung ergänzen. Dies wird im Folgenden mithilfe von vier gewichteten Überlegungen dargestellt, anhand derer die einzeln durchgeführten Begriffsanalysen zueinander in Beziehung gesetzt und die darin gewonnenen Ergebnisse reflektiert werden.

Überlegung 1: Spiritualitätsbezogenes Care

Unter Rückbezug auf die Annäherungen an den Spiritualitätsbegriff zeigt sich als zentrales Moment von Care, den Patienten in seiner existenziellen Situation zu sehen, in Grenzsituation für ihn zu sorgen und ihm Transzendenz zu ermöglichen.

https://doi.org/10.1515/9783111384115-006

Diese Verbindung von existenziellem Sein, Sein-in-Grenzsituation und Suche nach Transzendenz entfaltet sich entlang der existenzphilosophischen Darstellungen zu Martin Heidegger und Karl Jaspers (s. Teil II Kapitel 1.1 Philosophie zu Care; Teil II Kapitel 2.1 Anthropologie zu Spiritualität). Beide Philosophen haben sich mit den Charakteristika der menschlichen Existenz beschäftigt und wichtige Grundlagen für das Verständnis von Care und das Erleben von Spiritualität bzw. Transzendenz gelegt. Mit Heidegger ist Care eine Grunddimension des Daseins in der Welt. Er setzt Dasein (Existenz) und Sorge (Care) gleich und beschreibt „Sorge als Sein des Daseins“ (Heidegger 1927/1967: § 39 – 44). Damit macht er deutlich, dass menschliche Existenz in der Sorge um das (Da-)Sein besteht, und dass es zum Menschsein dazu gehört, (sich) zu sorgen, d. h. sich Sorgen zu machen und sich um sich, um andere sowie um die Um- und Mitwelt zu sorgen. Ein sorgloser Mensch wäre kein Mensch mehr im eigentlichen Sinn (Frankfurt 1998). Daher gelten folgende Zusammenhänge: Leben ist Sorge(n), oder auch: Existieren ist Care, und ohne Care kein Leben bzw. ohne Care keine menschliche Existenz. Zudem lässt sich mit Heidegger herausarbeiten, dass Sorgen eine Praxis der Freiheit ist und zu Freiheit befähigt (vorausspringend-befreiende Sorge, Heidegger 1927/1967: § 26). Dieser Aspekt wird auch von Foucault betont, der Sorge für und um das Selbst als einen Weg zur Freiheit bezeichnet (Foucault 1986). Care ist also etwas, das den Menschen in seinem Dasein charakterisiert, das notwendig zu seinem Sein dazugehört und das nötig ist, um sein Selbst frei zu entwickeln und die eigene Existenz zu entfalten. Da Existenz jedoch immer auf ein Ende ausgerichtet ist, beinhaltet Care auch die Dimension der Zeitlichkeit. Das Sein des Menschen ist ein Sein in der Zeit, ein – wie Heidegger es nennt – „Sein zum Tode“ (Heidegger 1927/1967: § 46). Folglich ist Care die Sorge um das existenzielle Dasein, das von Endlichkeit, Verletzbarkeit, Schwäche, Fragilität und Verwundbarkeit gezeichnet ist.

Jaspers‘ Philosophie ergänzt diesen Punkt um den wichtigen Begriff der Grenzsituation. Laut Jaspers ist das Sein-zum-Tode eine von vielen unvermeidbaren Grenzsituationen, zu denen auch das Sein-in-der-Zeit, Krankheit, Leiden, Schuld oder Kampf gehören. Grenzsituationen bestimmen die Existenz jedes Menschen und weisen auf die Begrenztheit des Daseins hin. Sie machen die Bedingungen, d. h. die Grenzen, des menschlichen Lebens überhaupt deutlich. Gleichzeitig ermöglichen sie die Überwindung von Begrenztheit und öffnen den Raum für Transzendenz. Jaspers hält fest, dass sich Dasein in Grenzsituationen der Transzendenz bewusst wird (vgl. Jaspers 1932: 253) und sich wiederum in der Erfahrung des Transzendenten seiner selbst bzw. seiner Existenz bewusst wird (vgl. ebd. 232). Sein-in-Grenzsituation bietet somit den Rahmen für das Ausbilden von Spiritualität. Insofern sich der Mensch, insbesondere der leidende Mensch – der Patient (von lat.: *patiens* – leiden) – mit seinem Geworfensein in unausweichliche Grenzsituationen auseinandersetzen muss und diese anzunehmen versucht, kann er in ihnen die

Transzendenz erleben und wieder zu sich selbst finden. Damit eine freie Existenz, die sich ihrer selbst bewusst ist und ganz sie selbst sein kann, vollumfänglich möglich ist, bedarf es einer besonderen Fürsorge, die auf Spiritualität eingeht. Vor diesem Hintergrund ist Care die Sorge um den Anderen, der sich in einer existenziell herausfordernden Situation befindet. Bezogen auf den klinischen Kontext bedeutet dies, dass es bei Care nicht nur darum geht, die Symptome eines Patienten zu behandeln, sondern ihn in seinem In-Grenzsituation-Sein zu sehen.

Patientinnen und Patienten befinden sich in Grenzsituation bzw. sind akut vor diese gestellt, weil sie Leid erfahren, Schmerzen oder ein Gefühl von Ohnmacht erleben, sich Sorgen machen und Angst haben vor den nächsten Schritten, wenn sie einer unsicheren Zukunft ausgeliefert sind, mit Lebensveränderungen konfrontiert werden, sich Hoffnungen machen oder um das Weiterleben oder für eine bestimmte Therapie kämpfen müssen. Sie vertrauen auf einen helfenden Anderen und sind auf dessen besondere Fürsorge angewiesen. Gleichzeitig können sie sich existenziellen Fragen kaum entziehen, die durch das Sein-in-Grenzsituation provoziert werden (Warum- und Sinnfragen oder Fragen nach dem Schicksal, nach einer höheren Macht oder nach Gott). Dadurch werden sie mit dem Transzendenten und der Frage nach der eigenen Spiritualität konfrontiert.

Folgt man diesem Gedankengang, so wird deutlich, dass die existenziell-spirituelle Dimension bereits in Care enthalten ist, spiritualitätsbezogenes Care bzw. Spiritual Care also aus dem Bedeutungsraum von Care abgeleitet werden kann. Gemäß dem Modell des Überlegungs-Gleichgewichts ergibt sich somit folgende erste, reflektierte Überlegung: *Care ist Begleitung in einer existenziell herausfordernden und Spiritualität wachrufenden Grenzsituation.*

Überlegung 2: Spiritualität im Kontext von Care

Die Zusammenführung von Care und Spiritualität führt die Überlegungen weiter zum Begriff der Spiritualität selbst und zu der Frage, was die Bedeutung von Spiritualität im Kontext von Care ausmacht, d. h. im Kontext von Sein-in-existenzieller-Not und Angewiesen-Sein-auf-Fürsorge. Spiritualität wird in dieser Arbeit als das Streben nach Verbundenheit, Sinn und Transzendenz gefasst. Transzendenzerleben, eine Auseinandersetzung mit dem größeren Ganzen sowie die Suche nach etwas, das das Selbst übersteigt, gehen mit Grenzsituationen einher und sind wesentliche Aspekte von Spiritualität. So wie Care erfordert, Spiritualität in das Caring einzubeziehen, macht der Einbezug von Spiritualität das Care zu einem *total care.* Letzteres meint – in Anlehnung an den von Cicely Saunders geprägten Begriff des *total pain* (s. Teil II Kapitel 3.1.2 Spiritual Care über das ganze Leben) –, dass alle Dimensionen, die physische, psychische, soziale und spirituelle, im Care-Prozess berücksichtigt werden. In anderen Worten: Care beinhaltet Spiritualität und Spiritualität ermöglicht Care.

Diese Art und Weise, Care und Spiritualität zu verbinden, sowie die damit verbundene Annahme, Spiritualität sei Teil von gutem Care, gilt es auch, kritisch zu beleuchten. Daher werden hier noch einmal folgende provokativ formulierte Fragen aufgeworfen: Kann Spiritualität bei allen Patientinnen und Patienten in die Behandlung einbezogen werden? Oder anders gefragt: Ist der Bezug zum Transzendenten bei allen Menschen in Grenzsituationen relevant? Ist es – im Rahmen von Spiritual Care – angemessen, auf spirituell-existenzielle Bedürfnisse einzugehen, oder soll Spiritual Care nur denjenigen angeboten werden, die Signale in diese Richtung senden? Im Umkehrschluss ist entsprechend zu klären, wie mit denen umgegangen werden kann, die diesbezüglich nichts angeben oder äußern: Kann davon ausgegangen werden, dass sie sich auf die Begegnung mit dem Transzendenten nicht einlassen können oder nicht einlassen wollen – dass sie die Auseinandersetzung mit ihrer existenziellen Situation vermeiden oder gar verdrängen? Wäre dann anzunehmen, dass solche Menschen sich ihrer spirituellen Bedürfnisse (noch) nicht bewusst sind?

Zunächst ist festzuhalten, dass selten eine klare Ja- oder Nein-Antwort auf die aufgeworfenen Fragen gegeben werden kann, sondern immer das Gespräch mit der jeweiligen Person im jeweiligen Kontext entscheidend ist. Nichtsdestotrotz können die Überlegungen, die durch diese Fragen angestoßen werden, das Verständnis von Spiritualität im Care-Kontext schärfen und ermöglichen, dass die vielen Unwägbarkeiten, die beim Umgang mit spirituellen Bedürfnissen in der klinischen Praxis entstehen, ernst genommen und bewusst gehalten werden. Vor diesem Hintergrund möchte diese Arbeit dazu ermutigen, nicht vor der Zurückweisung von Patienten oder vor möglichen Fehlern bei der Berücksichtigung von Spiritualität zurückzuschrecken. Vielmehr plädiert sie für die allgemeine Annahme von Spiritualität im Gesundheitswesen und formuliert unter Rückgriff auf die anthropologischen Grundlagen (s. Teil II Kapitel 2.1 Anthropologie zu Spiritualität) folgende nächste Überlegung: *Spiritualität ist Wesensmerkmal eines jeden Menschen, das sich besonders in der Konfrontation mit Grenzsituationen zeigt.*

Diese zweite, reflektierte Überlegung macht Spiritualität zu einer anthropologischen Kategorie, die beide Seiten einer Care-Beziehung betrifft. Sie geht davon aus, dass jeder Mensch ein spirituelles Wesen ist, weil er in seinem reflexiven Sein ein Verhältnis zu sich, den Mitmenschen und dem Transzendenten finden und in diesen Beziehungen leben muss. Insofern durchzieht Spiritualität das menschliche Dasein, Erleben und Verhalten. In ihrem dynamischen Charakter kann sie mal weniger relevant und passive Begleiterin sein, z. B. in Zeiten von Wohlergehen, Sicherheit oder beruflicher Leistungsfähigkeit, und mal stärker zum Vorschein kommen und aktive Stütze sein, z. B. in Krankheit, Unsicherheit oder bei Verlust.

Wenn Dasein an seine Grenzen stößt und mit existenziellen Krisen konfrontiert ist, wird Spiritualität am stärksten aktiviert. In der Bewusstwerdung und im Erleben von Grenzsituationen wird die bis dato schlummernde spirituelle Dimension geweckt und die Begegnung mit dem Transzendenten unausweichlich. Auch wenn diese Annahme nicht in gleichem Maße auf alle Patienten zutrifft oder wenn ein Patient ein Gespräch über Spiritualität ablehnt, kann als Argument für die Adressierung von Spiritualität angeführt werden, dass die Gefahr, bei einem Patienten eine Dimension, nämlich die spirituelle, zu übersehen, größer ist als die Gefahr, jemanden mit Spiritual Care zu vereinnahmen: Die negativen Folgen einer Vernachlässigung dieses Aspekts wären weitreichender, als dass jemand, der sich als nicht spirituell bezeichnet, daran Schaden nehmen könnte. Zieht man die Parallele von der spirituellen zur sozialen Dimension, so wird deutlich: Während auf der einen Seite die Befürchtung besteht, Atheisten könnten durch Spiritual Care vereinnahmt werden, wird auf der anderen Seite selbstverständlich die soziale Dimension im Gesundheitswesen adressiert, ohne, dass davon ausgegangen wird, Eremiten, Einzelgänger oder das Sozialleben ablehnende Menschen zu bevormunden. So wie jeder Mensch aufgrund seines Körpers physische Bedürfnisse hat (z. B. Hunger oder Durst), aufgrund seiner Psyche bzw. dank seiner Seele psychische Bedürfnisse hat (z. B. nach Sicherheit oder Anerkennung) und aufgrund seiner relationalen Einbindung in die Welt auch soziale Bedürfnisse hat (z. B. nach Interaktion oder sozialem Austausch), kann konsequenterweise auch angenommen werden, dass der Mensch dank seines Geistes spirituelle Bedürfnisse hat (z. B. nach Verbundenheit oder innerem Frieden, vgl. Büssing et al. 2018) (vgl. Magin 2022a: 165). Des Weiteren ist zu bedenken, dass als Argumentationsgrundlage gegen die Annahme von Spiritualität im Gesundheitswesen häufig Umfragewerte vorliegen bzw. herangezogen werden, die zeigen, dass sich viele gesunde Menschen als weder spirituell noch religiös bezeichnen (vgl. Heller & Heller 2014: 67 f.). Dabei stellt sich jedoch die Frage, ob solche Bevölkerungsdaten zu Spiritualität und/oder Religiosität auf den Kontext der Gesundheitsversorgung extrapoliert werden können, oder ob es möglich ist, dass Menschen in Grenzsituation viel eher dazu neigen, sich auf ihre Spiritualität zu konzentrieren (vgl. Pesut 2008b: 134). Forschung zur Bedeutung und den Effekten von R/S im Gesundheitswesen zeigt, dass Spiritualität bei Menschen in Krisen und Krankheit oder auch bei Leid, Behinderung, Alter und Sterben relevant ist. Der Medizinethiker Sulmasy hält fest, dass Krankheit die Beziehungen des Menschen zu sich selbst und zu anderen unterbricht (vgl. Sulmasy 2002: 26). Darauf aufbauend kann davon ausgegangen werden, dass Spiritualität gerade in Phasen existenzieller Not wichtig wird, um die Sorge um das eigene Dasein sowie die Beziehung zu sich, zu anderen und dem größeren Ganzen wiederherzustellen. Auch Weathers und Kollegen zeigen unter Rückgriff auf die Forschungsliteratur, dass Menschen, die ein schwieriges Lebensereignis erlebt haben, einen stärkeren Sinn für Spiritualität haben (vgl. Weathers et al. 2016: 92). Dies bedeutet zwar nicht, dass Krankheit, Leid und Krise Voraussetzungen für Spiritualität sind, aber, dass sie diese entscheidend beeinflussen. Für den Einbezug von Spiritualität in den Care-Prozess spricht auch, dass Spiritualität einen positiven Einfluss auf die Krankheitsverarbeitung hat und viele Patientinnen, d.h. insbesondere Frauen, von den günstigen Auswirkungen der Spiritualität auf ihre Lebensbezüge überzeugt sind (Büssing et al. 2005; Frick et al. 2021b).

Überlegung 3: Spiritualitätsbezogenes Care in der klinischen Praxis

Während auf der einen Seite für die grundsätzliche Annahme von Spiritualität bei jedem Patienten und jeder Patientin sowie für die daraus abgeleitete Adressierung von Spiritualität in der klinischen Praxis argumentiert wird, gilt es auf der anderen Seite festzuhalten, dass spiritualitätsbezogenes Care und damit Spiritual Care, bedarfsgerecht angeboten werden und sich am Patientenbedürfnis orientieren muss. Spiritualität und die damit verbundenen spirituellen Überzeugungen, Bedürfnisse und Wünsche sowie Glaube und Religion sind sensible Themen. Die einen fühlen sich unwohl damit, Spiritualität in den klinischen Kontext zu bringen, oder lehnen ihren Einbezug in die Behandlung gänzlich ab. Andere können die spirituelle Dimension nicht explizit benennen, können aber etwas mit dem Thema anfangen, und wieder andere spüren die Relevanz von Spiritualität, trauen sich aber nicht, ihre Bedürfnisse anzusprechen. Um diese Unterschiede sichtbar zu machen und eine Gesprächsbasis herzustellen – oder auszuschließen –, ist es zunächst wichtig anzuerkennen, dass Patient-Sein ein Sein-in-existenzieller-Grenzsituation darstellt, dass Spiritualität in einer solchen Situation eine Rolle spielt und, dass ihr Einbezug prinzipiell hilfreich sein kann. In einem nächsten Schritt kann dann eruiert werden, inwiefern die Patientin oder der Patient für ein spirituelles Angebot offen ist, und wie sie oder er von diesem Angebot profitieren kann. Daraus folgt, dass es in der klinischen Praxis wichtig ist, Patienten im Care-Prozess freizustellen, ob sie über Spiritualität sprechen wollen oder nicht, und Spiritual Care nicht aufzudrängen. Der Angebotscharakter ist ein wesentliches Merkmal von Spiritual Care, insbesondere vor dem Hintergrund der möglichen Asymmetrie von Care, der Gefahr von Paternalismus, der Vagheit von Spiritualität sowie der Gefahr eines Gefühls von Vereinnahmung. Als Ausgangspunkt fungieren daher immer das individuelle Spiritualitätsverständnis sowie die Relevanzeinschätzung durch die jeweilige Patientin oder den jeweiligen Patienten. Führt man den Gedanken – Spiritual Care richtet sich an alle Patienten und nicht nur an diejenigen, die es explizit wünschen oder einfordern – weiter aus, so ergibt sich auch, dass Spiritual Care Personen aller Religionen und Glaubensrichtungen adressiert und alle Spiritualitäten und Weltanschauungen umfasst. Dies impliziert, dass Spiritual Care auch in Care-Dyaden stattfinden kann, in denen die Beteiligten nicht die gleiche spirituelle Einstellung haben. Mit Spiritual Care können also nicht nur Carereceiver adressiert werden, die aus einer religiösen Tradition kommen und diese mit dem Caregiver teilen, sondern auch Menschen, die sich keiner speziellen Richtung zugehörig fühlen, und keine spirituelle ‚Passung' mit dem Caregiver haben. Eine Begegnung kann stattfinden, ohne, dass eine Festlegung auf oder eine Integration von unterschiedlichen Weltbildern erzielt wird. Daraus kann wiederum abgeleitet werden, dass Spiritual Care von allen Care-Berufsgruppen geleistet werden kann und nicht von der Seelsorge oder spezialisierten Experten ausgeführt werden muss. Wie dargestellt wurde, ist Spiritual Care eine Teamaufgabe, die in einem Netz von qualifizierten haupt- und ehrenamtlichen Spiritual Care-Begleiterinnen und Begleitern stattfindet. Insofern geht es einerseits um alle Patientinnen und Patienten, andererseits um alle Behandelnden. Darüber hinaus kann sich Spiritual Care an eine noch größere Einheit, an die ganze *unit of care* (vgl. Saunders 2000: 7), richten: Auch wenn die Patientin oder der Patient im Fokus eines spiritualitätsbezogenen Care-Angebots steht, kann das soziale Umfeld, in das sie oder er eingebettet ist, einbezogen werden. Angehörige, Familienmitglieder oder nahestehende Freunde können einen wichtigen Teil des Spiritual Care-Betreuungssystems darstellen und entweder an der Sorge für den primären Carereceiver mitwirken oder als sekundäre Carereceiver mitadressiert werden. Neben dieser Ausweitung auf die Mitwirkenden und Mitadressaten von Spiritual Care, gilt es auch, die reflexive Komponente von Spiritual Care zu berücksichtigen: Spiritual Care kommt nur dann in vollem Umfang zur Anwendung, wenn die Selbstsorge des Caregivers und die des Teams als Ganzes einbezogen wird. Die Überlegung zur Adressierung von Spiritualität bei allen Patientinnen und Patienten führt nicht nur zum Caregiver, zu dessen spiritueller Einstellung, professionellem Hintergrund und Selbstsorge sowie zum sozialen Umfeld des Carereceivers, sondern auch weiter zum Kontext, in dem der Care-Prozess stattfindet. Wenn Spiritual Care ein Angebot für alle ist, ergibt sich daraus auch, dass es nicht auf einen bestimmten Bereich beschränkt ist. Vielmehr kann Spiritual Care in allen Settings des Gesundheitswesens zur Anwendung kommen und in allen Lebens- und Behandlungsphasen eines Patienten oder einer Patientin relevant sein: von der ambulanten Pflege bis zur stationären Rehabilitation, von der hausärztlichen über die teilstationäre Versorgung, auf Notfall- sowie auf Normalstationen, in der Geburtshilfe oder in der Altenpflege sowie bei Menschen mit Behinderung oder bei chronisch Kranken. Zuletzt wird mit der Überlegung, dass Spiritual Care ein potenzielles Angebot an alle Patientinnen und Patienten ist, impliziert, dass Spiritual Care alle Aspekte des Menschseins anspricht: Im Vordergrund steht die spirituelle Dimension, d.h. die Geistigkeit und Transzendenzfähigkeit des Menschen, diese jedoch unter ausdrücklicher Berücksichtigung der körperlichen, psychischen und sozialen Dimension.

In der Bündelung dieser Gedanken lautet die dritte gewichtete Überlegung zu spiritualitätsbezogenem Care in der klinischen Praxis: *Spiritual Care ist ein potenzielles Angebot für alle Patientinnen und Patienten und kann von allen Berufsgruppen im Gesundheitswesen und in allen Settings der Gesundheitsversorgung geleistet werden.*

Betrachtet man diese Überlegung kritisch, stellen sich wieder mögliche Fragen, die es zu bedenken gilt: Wie kann spiritualitätsbezogenes Care in der Praxis bewerkstelligt werden bzw. welchen Platz kann Spiritual Care im eng getakteten Klinikalltag einnehmen?

Die Auswertung der Spiritual Care-Literatur zeigt, dass Spiritual Care kein zusätzliches Add-on ist, das zur ‚normalen' Fürsorge dazukommt (vgl. Frick 2012: 72), sondern eine andere, tiefere, in gewisser Weise ‚neue' Qualität von Care: Spiritual Care lässt sich in die bestehende Arbeit integrieren, indem Caregiver sensibel für das Spirituelle sind und ihre Wahrnehmung für spirituelle Themen schärfen. So ist Spiritual Care einerseits nichts Neues (Magin 2021), denn wer Care ausübt, ist bereits im Wahrnehmen und Adressieren von Care-Bedürfnissen geschult. Andererseits bringt spirituelles Care neue Themen mit sich, z. B. das Fragen nach Sinn und Schuldgefühl, die Suche nach Kraftquellen oder das Bedürfnis nach Transzendenz. Dementsprechend gilt für Spiritual Care einerseits, dass es keinen eigenen Raum im Tun und Arbeiten – im Sinne eines neuen, zusätzlichen Raums – benötigt, sondern eines Raums im Eigenen bedarf – im Sinne eines eigenen Resonanzraums bzw. der (Raum-)Öffnung im Inneren. Andererseits erfordert letzteres eine innere Auseinandersetzung mit dem Thema Spiritualität und bestenfalls auch den eigenen Zugang zur spirituellen Dimension. Auf den ersten Blick stellt die Ausübung von Spiritual Care eine weitere Arbeitsaufgabe dar, z. B., wenn gewisse Spiritual Care-Interventionen – das Erheben spiritueller Bedürfnisse oder das Durchführen einer spirituellen Anamnese o. Ä. – zusätzlich zu anderen Routineerhebungen durchgeführt werden müssen, mit einem entsprechenden Mehraufwand für das Auswerten von Assessments und die Dokumentation von Gesprächen. Dem Anliegen von Spiritual Care widerspricht es jedoch, dass die Beschäftigung mit oder der Einbezug von spirituellen Themen ein Abarbeiten von Aufgaben ist. Gleichzeitig lässt sich Spiritual Care nicht auf das Ausfüllen eines Fragebogens oder das Setzen eines Hakens in der Patientenakte reduzieren. Spezifische Spiritual Care-Interventionen sollten daher nur eingesetzt werden, wenn behandlungsrelevante Erkenntnisse daraus abgeleitet oder weiterführende Schritte auf dieser Grundlage geplant werden können. Leider verleiten sie allzu oft dazu, es bei einer einmaligen Abfrage zu belassen und das Einholen der Fragebogenergebnisse als das eigentliche Ziel von Spiritual Care zu verstehen. Die Bedeutung und Wirkkraft einer solchen Intervention liegt jedoch in einem darauf aufbauenden Gespräch bzw. einem Gesprächsangebot, welches daran anschließt und in das ‚normale' Care-Gespräch eingebaut wird. Statt Daten zu erheben und auszuwerten, lebt Spiritual Care also davon, über das, was unaussprechlich scheint, zu sprechen, das, was unfassbar ist, in Worte zu fassen und das, was einen im Innersten bewegt, auszudrücken und einem Dialog zugänglich zu machen. Vor diesem Hintergrund wird bei den meisten sogenannten Spiritual Care-Tools, also bei Assessments oder Fragebögen, darauf hingewiesen, dass diese als Gesprächshilfe dienen oder die Fragen strukturieren, die ein Caregiver stellen kann. Die Tools im Hinterkopf behaltend geht es dann in der Praxis darum, sich von vorgegebenen Fragen oder vorformulierten Items zu lösen und ein Gespräch zu eröffnen, welches keine Zusatzaufgabe ist, sondern welches die Möglichkeit schafft, den Care-Prozess zu verbessern, zu vertiefen und zu einem befriedigenden Ergebnis zu führen. So betrachtet geschieht Spiritual Care entlang eines kontinuierlichen Care-Prozesses, welcher nicht in einer einmaligen Intervention besteht, sondern bestenfalls viele kleine Schritte umfasst, die von verschiedenen Team-Mitgliedern durchgeführt werden können. Diese Schritte können als Mikro-Spiritual Care-Interventionen aufgefasst werden, die z. B. in einem Kurzkontakt, einem guten Wort, einem verständnisvollen Blick oder einem gemeinsamen Innehalten bestehen. Ein angemessener Umgang mit solchen Interventionen sowie ihr situationsspezifischer und individuumsorientierter Einsatz zeichnen kompetentes Spiritual Care aus.

Überlegung 4a: Kompetentes Spiritual Care

Wie in der analytisch-konzeptionellen Untersuchung herausgestellt, sind die drei charakteristischen Bedeutungsdimensionen von Kompetenz das Wissen, die Fähigkeiten/Fertigkeiten sowie die Haltung/Einstellung einer Person. In Bezug auf Spiritual Care geht es um spezifisches Wissen, spezifische Fähigkeiten und Einstellungen, welche eine professionelle Begleitung von Menschen in Grenzsituation ermöglichen bzw. zum Umgang mit Grenzen befähigen. Kompetenz in Spiritual Care wurde daher als Grenzkompetenz gefasst. Unter Berücksichtigung der oben angestellten Überlegungen zu spiritualitätsbezogenem Care kann dieser Terminus präzisiert und als Grenz-Situations-Kompetenz deklariert werden. Mit dieser Nuance in der Benennung der Grenzkompetenz wird auf den von Jaspers geprägten Begriff der Grenzsituation verwiesen und damit der Bogen zurück zum Care-Begriff und dessen Bedeutungsgehalt als Sorge in Grenzsituation geschlagen. Dieser Brückenschlag ermöglicht zum einen, die Bedeutung der Grenzsituation bewusst zu halten, in welcher der Transzendenzbezug und damit die spirituelle Dimension enthalten ist. Zum anderen ermöglicht er, die relationale Dimension einzufangen, die sich durch die einzelnen Teilbegriffe hindurch bis in den Komplexbegriff der Spiritual Care-Kompetenz zieht: Sowohl Care als auch Spiritualität sind durch Relationalität gekennzeichnet, nämlich durch ein In-Beziehung-Sein zu sich (Self-Care, spirituelles Erleben), zum Anderen bzw. zum Nicht-Ich (andere Person, Höheres/Heiliges) und zu etwas Drittem (*care-unit*, größeres Ganzes). Dieses Moment bleibt insofern in Spiritual Care-Kompetenz erhalten, als diese nicht nur Grenzsituationskompetenz, sondern als solche auch Relationskompetenz ist. Gemeint ist hier die Kompetenz, sowohl zu sich selbst und anderen als auch in Relation zueinander und zur gemeinsamen Existenzgrundlage – der Transzendenz – in Beziehung treten zu können. Mit Jaspers kann dafür argumentiert werden, dass dem Menschen diese Kompetenz eingeschrieben ist und dass er sie dadurch ausübt, dass ein Sprung in die Existenz, der Gang durch die Grenzsituation, erst mit ihrer Hilfe möglich ist. Laut Jaspers ist Existenz – das Sein-in-der-Welt – stets auf den Anderen gerichtet und damit grundsätzlich auf Relationalität angelegt. Selbstsein (existieren) bedarf eines Anderen sowie der Kommunikation mit dem Anderen. Folglich ist der Mensch aufgefordert, seine Existenz in Relation zur Welt – zur Um- und Mitwelt – zu entwerfen, zu entwickeln und auszuleben. Spiritual Care-Kompetenz als Relationskompetenz zu verstehen heißt, das dafür nötige Wissen, die Fähigkeiten und die entsprechende Haltung bzw. Einstellung hervorzuheben. Diese Kompetenz beinhaltet mehreres: ein Wissen und sich Gewahrhalten des existenziellen Geworfenseins des Menschen; eine Einstellung, die die Angewiesenheit des Menschen auf die Gemeinschaft der anderen anerkennt; die Fähigkeit, dafür Sorge zu tragen, dass das eigene Dasein zu Existenz *erhellt* wird (vgl. Jaspers' Begriff der Existenzerhellung in seinem gleichnamigen Werk, Jaspers 1932) sowie die Fähigkeit, den Anderen in seinem existenziellen Sein-Können zu sehen und ihn auf seinem Weg dorthin – im Erfahren von Grenzsituation – zu begleiten. Da Existenzerhellung kein einmaliger Akt ist, den jemand erfolgreich hinter sich bringen kann, sondern das Leben selbst ist, geht es darum, einen gemeinsamen existenziellen Raum zu betreten und in der eigenen Auseinandersetzung mit den Grenzen des menschlichen Lebens das Dasein zu erhellen. Dies kann in der klinischen Praxis beispielsweise dann geschehen, wenn eine Konfrontation mit dem nahen Tod eines Patienten die eigene Lebendigkeit (wieder) weckt und ermöglicht, das Leben bewusster zu genießen.

Als erster Teil einer mehrgliedrigen Überlegung zur Spiritual Care-Kompetenz kann somit zusammenfassend festgehalten werden: *Spiritual Care-Kompetenz ist Relations- und Grenzsituationskompetenz.*

2 Reflexion zum Erwerb von Spiritual Care-Kompetenz

Wenn von Kompetenz im Allgemeinen oder von Relations- und Grenzsituationskompetenz im Speziellen die Rede ist, wird man leicht dazu verleitet, anzunehmen, es gehe bei Spiritual Care-Kompetenz darum, eine Methode anzuwenden (im Sinne von Methodenkompetenz), eine Technik zu verwenden oder ein Tool zu benutzen, das jemand in seinem Methodenkoffer hat. Kompetenzerwerb drückt im Allgemeinen aus, dass eine Sache erlernt und dann beherrscht werden kann. Wie bereits ausgeführt trifft dies bis zu einem gewissen Grad auf Spiritual Care-Kompetenz zu: bestimmte Techniken, z. B. Gesprächstechniken, können eingeübt und gewisse Fähigkeiten, z. B. Kommunikationsfähigkeit, trainiert werden. In der Verbindung mit Spiritual Care bekommt der Kompetenzbegriff jedoch eine zusätzliche Bedeutungsdimension. Wie im Rahmen der Kritik an einzelnen Aspekten des Kompetenzbegriffs in Bezug auf Spiritual Care (s. Teil II Kapitel 4.5) angedeutet wurde, ist Kompetenz in Spiritual Care auch Persönlichkeitsformung bzw. Persönlichkeitsbildung (*formation*). Dies bedeutet, eine Formung der eigenen Person zuzulassen, sich auf das Gegenüber einzulassen und sich – entsprechend den obigen Darstellungen zur Relationskompetenz – in einem wechselseitigen Austauschprozess ‚formen' zu lassen. Darin enthalten ist die Bereitschaft sowie die Fähigkeit zur Transformation. Vor dem Hintergrund der angestellten Überlegung zur Spiritual Care-Kompetenz als Grenzsituationskompetenz gilt es einerseits, die Grenze hin zum Anderen zu transzendieren und sich für den Anderen zu öffnen, andererseits gemeinsam mit dem Anderen die Grenze hin zum Transzendenten zu überschreiten und sich für die spirituelle Dimension zu öffnen. Diesen Gedanken zusammenfassend: Auch wenn Spiritual Care-Kompetenz keine Technik ist, können bestimmte Techniken und Interventionen zur Anwendung kommen. Diese dienen – bildlich gesprochen – dazu, Spiritual Care zunächst Buchstabe für Buchstabe auszubuchstabieren, bis – mit zunehmender Erfahrung und Übung – ein flüssiges Lesen möglich ist. Je mehr sich ein kompetenter Umgang mit Spiritualität im Gesundheitswesen einstellt, desto mehr wird Spiritual Care zu einer Persönlichkeitsbildung und desto weniger eine Kompetenz im engeren Sinne.

Ein weiterer Aspekt, der darin zum Ausdruck kommt, ist das Verständnis von Spiritual Care-Kompetenz als einem dynamischen Geschehen, das sich nicht sofort einstellt, sondern als ein Prozess entsteht, in den immer wieder neu hineingetreten werden muss und der an kein definites Ende kommt. Diese Einsicht kann zu den Erkenntnissen aus der empirisch-anwendungsbezogenen Untersuchung in Beziehung gesetzt werden, aus denen hervorgeht, dass die Veränderung hin zu Spiritual Care-Kompetenz ein Prozess aus vielen ineinandergreifenden Kompetenzzuwächsen ist. In der Interviewstudie, genauer bei der Auswertung der Kategorien, wurde deutlich, dass sich die von den Studierenden wahrgenommenen Veränderungen in den Bereichen Wissen, Fähigkeiten und Haltung überlappten und sich gegenseitig bedingten oder beförderten. Dies zeigte sich daran, dass die beschriebenen Kompetenzzuwächse nicht einem einzelnen Bereich oder einer bestimmten Facette zugeordnet werden konnten, sondern als ein thematischer Prozess aus mehreren zu durchlaufenden Kompetenzbereichen bzw. -facetten verstanden werden mussten. So wiesen die Äußerungen der Studierenden z. B. auf eine Öffnung hin (Magin et al. 2021a), die einerseits im Bereich Wissen stattfand, im Sinne eines offeneren Verständnisses des bisher eng verstandenen Spiritualitätsbegriffs; andererseits ging dieses neu gewonnene Verständnis mit einer offeneren Haltung zum Thema Spiritualität und Religiosität im Gesundheitswesen einher. Ob der Wissenszuwachs zu mehr Offenheit geführt hat, oder die Offenheit ermöglicht hat, dass das Wissen entsprechend aufgenommen werden konnte, kann dabei nicht auseinandergehalten werden. Als weiteres Beispiel sei die Kategorie der Professionalisierung genannt (ebd.), die sich als weiterer Veränderungsprozess aus den Interviews ergab. Aus dieser Kategorie ging hervor, dass die Studierenden u. a. die Relevanz von Spiritualität im Gesundheitswesen erkannt haben und sich zu diesem Thema in Beziehung setzten. Ein Kompetenzzuwachs hat also insofern stattgefunden, als eine Beziehung vom Persönlichen hin zur professionellen Aufgabe hergestellt werden konnte und ein Gefühl für die eigene Zuständigkeit für Spiritual Care geweckt wurde. Dabei wurde ein Veränderungsprozess deutlich, der sich wie eine Spirale aus Wissen, Haltung und Fähigkeiten darstellt. Das neue Verständnis rund um Spiritualität und Spiritual Care machte möglich, dass der bisher privat geglaubte Bereich – der eigene Bezug zu Spiritualität – in einen öffentlich-professionellen Handlungsrahmen – die klinische Care-Arbeit – gesetzt werden konnte, was ermöglicht hat, bereits bestehende Fähigkeiten auszubauen, die bis dato nicht in diesem Kontext verortet und eingesetzt wurden. Dies wiederum ergab sich aus einer offeneren Einstellung – die Abwehrreaktion gegenüber dem Thema Spiritualität wurde schwächer –, sodass wiederum ein besseres, säkular legitimiertes Verständnis von Spiritualität möglich wurde, welches das eigene Zuständigkeitsgefühl mobilisiert und die weitere Auseinandersetzung mit dem Thema ermöglicht hat.

An diesem Kurzabriss eines Veränderungsprozesses zur wahrgenommenen Spiritual Care-Kompetenz, wie er aus den Interviews mit den Studierenden deutlich wurde, zeigt sich, dass die drei Spiritual Care-Kompetenzbereiche Wissen, Fähigkeiten und Haltung ineinandergreifen und nicht voneinander getrennt werden können. Dieser Intuition gegenüber stehen die Erkenntnisse aus der analytisch-konzeptionellen Untersuchung und der darin ausgewerteten Forschungsliteratur, die nahelegt, Kompetenz in die genannten drei Bereiche zu unterteilen. Zudem konnten Kompetenzzuwächse in der zweiten empirischen Studie in diesen einzelnen Bereichen und Facetten gemessen werden. Stehen die Einsichten aus den Interviewnarrativen im Gegensatz zu denen aus der Fragebogenstudie sowie zur Literatur? Um ein annäherndes Gleichgewicht im Sinne eines Equilibriums der bisherigen Überlegungen zu erreichen, ist es dienlich, eine andere Warte einzunehmen und von einer übergeordneten Ebene auf die Ergebnisse zu schauen. Von dieser kann festgehalten werden: Während eine (theoretisch-analytische) Unterscheidung in die drei Kompetenzbereiche sowie in weitere dazugehörende Facetten möglich und für gewisse Fragestellungen sinnvoll ist – z. B. für Forschung, Lernzielformulierung, Kompetenzanalyse –, ist ihre Trennung in der Praxis wenig sinnvoll. So ist es z. B. in der Lehre von Spiritual Care-Kompetenz richtig und wichtig, das Wissen, die Fähigkeiten und Haltungen, die Teilnehmende eines Lehrangebots vermittelt bekommen sollen, differenziert zu benennen. Beim Lernen werden sie jedoch integrativ verarbeitet und schließlich – so auch das Ziel – als eine einzige Kompetenz angewendet. Vor diesem Hintergrund gewinnt die Bestimmung, die am Ende der analytisch-konzeptionellen Untersuchung gesetzt wurde (s. Teil II Kapitel 4.2 Facetten von Kompetenz in Spiritual Care), erneut an Gewicht, welche postuliert, dass Spiritual Care-Kompetenz im Singular verwendet werden soll, wenn damit die praxisnahe Fähigkeit im Umgang mit Grenzen bzw. Grenzsituationen gemeint ist. Diese stellt sich als eine einzige Kompetenz dar und fungiert als ein Oberbegriff, der verschiedene Bereiche und Facetten umfasst.

Diskussionswürdig bleibt in diesem Zusammenhang, dass Teilstudie 1 der empirisch-anwendungsbezogenen Untersuchung die Annahme einer umfassenden, prozesshaft erlernbaren Spiritual Care-Kompetenz (im Singular) stärkt, während Teilstudie 2 verschiedene Facetten einzeln erfasst hat und diese auch verändert werden konnten. Die genannte Studie verwendete zwei Instrumente zur Messung von Spiritual Care-Kompetenz (Magin et al. 2022), wobei eine Vielzahl weiterer Skalen existiert, welche Spiritual Care-Kompetenz durch verschiedene Facetten bzw. Dimensionen definieren (s. Teil II Kapitel 4.3 Messung von Kompetenz in Spiritual Care). Erschwerend kommt hinzu, dass die Forschungsliteratur nicht immer klar zwischen Spiritual Care-Kompetenz im Singular und Spiritual Care-Kompetenzen im Plural differenziert. Zudem findet häufig eine Vermischung von Spiritual Care-Kompetenz(en) mit dem Begriff der spirituellen Kompetenz(en) statt, welcher oft synonym verwendet wird, jedoch in seiner ursprünglichen Bedeutung in der Seelsorge verortet ist. Dadurch wird verhindert, Spiritual Care als eine über die Seelsorge hinausgehende, professionsübergreifende spirituelle Fürsorge zu fassen und sie von der genuin theologischen Seelsorge zu unterscheiden – sofern eine Gleichsetzung nicht explizit intendiert ist. Diese Gemengelage macht deutlich, dass sich sowohl dafür argumentieren lässt, es gebe mehrere Spiritual Care-Kompetenzen, als auch dafür, es gebe eine Spiritual Care-Kompetenz, die gewisse Bereiche und Facetten umfasst. Wenn für mehrere Spiritual Care-Kompetenzen argumentiert wird, muss einerseits ausgeführt werden, welche Facetten dazugehören – z. B. Wahrnehmungs-Kompetenz oder Wissen über andere Religionen etc. – und andererseits, warum diese Auswahl getroffen wurde, und nicht etwa andere Facetten einbezogen wurden. Darzulegen, warum in Teilstudie 2 die gewählten Spiritual Care-Kompetenz-Messinstrumente zum Einsatz kamen und wie die in ihnen postulierten Spiritual Care-Kompetenzfacetten zustande kamen, würde den Rahmen dieser Arbeit sprengen. (Für die Begründung der Fragebogenauswahl s. Magin et al. 2022 sowie für die Themenfelder, die durch die Spiritual Care-Kompetenzfacetten abgedeckt werden, s. Frick et al. 2019). In dieser Arbeit soll dafür argumentiert werden, dass die Unterscheidung zwischen Spiritual Care-Kompetenz im Singular und Spiritual Care-Kompetenzen im Plural unterschiedliche Ebenen betrifft. Demnach hat eine Differenzierung in Einzelkompetenzen in gewisser Weise etwas Künstliches, das zum einen auf theoretischer Ebene vollzogen werden kann, zum anderen durch entsprechende Items in Messinstrumenten erreicht wird. Bei der Auswertung und Interpretation der Itemergebnisse sowie bei der Anwendung in der Praxis vereinen sich jedoch die einzelnen Bereiche und Facetten und es geht vielmehr um die eine Spiritual Care-Kompetenz (im Singular). Die obige Überlegung zur Spiritual Care-Kompetenz wird daher insofern präzisiert, als es um eine singuläre Relations- und Grenzsituationskompetenz geht, die verschiedene Facetten in den drei Bereichen Wissen, Fähigkeiten und Haltung umfasst. Welche und wie viele Facetten genau darunter subsumiert werden können und wie ihre Gewichtung untereinander ist, bleibt Thema weiterführender Forschung. Ebenso bleibt vertiefend zu klären, inwiefern eine weitere Unterscheidung in z. B. Handlungs-, Methoden-, personale Kompetenz oder andere Kompetenzfelder sinnvoll ist, welche Rolle kognitive, affektive oder motivationale Kompetenzarten spielen und welche intra- oder interpersonellen Kompetenzen die Spiritual Care-Kompetenz ausmachen. Somit können die aufgestellten Überlegungen zur Spiritual Care-Kompetenz im Rahmen dieser Arbeit nicht endgültig geklärt werden und bleiben in einem gewissen Dissens, einem ‚Überlegungs-Ungleichgewicht' stehen. Sie können Thema zukünftiger Forschung sein.

Überlegung 4b: Lehr- und Lernbarkeit von Spiritual Care-Kompetenz

Die Ergebnisse der empirisch-anwendungsbezogenen Untersuchung zeigen in Übereinstimmung mit einem großen Teil der bisherigen Forschungsliteratur, dass Spiritual Care-Kompetenz – insbesondere die wissensbasierten Bereiche und Facetten – mithilfe eines Online-Spiritual Care-Seminars beeinflusst und ein Lernerfolg – im Sinne einer Verbesserung der wahrgenommenen Spiritual Care-Kompetenz – erreicht werden kann. Dieser Befund macht deutlich, dass Spiritual Care-Kompetenz nicht etwas ist, das man entweder besitzt oder nicht besitzt, wie man z. B. einen bestimmten Charakter oder eine genuine Eigenschaft hat oder einem ein

Talent innewohnt. Vielmehr legen die beiden durchgeführten Teilstudien nahe, dass Spiritual Care-Kompetenz etwas ist, das sich eine Person aneignen, das sie lernen und ausbauen kann, und das gelehrt und gezielt gefördert werden kann. Die Daten weisen darauf hin, dass die Teilnahme an einem spezifischen Seminar zu einem Kompetenzzuwachs beiträgt und dieser auch subjektiv als Verbesserung der Spiritual Care-Kompetenz wahrgenommen wird. Bringt man diese Erkenntnis mit den bisher aufgestellten Überlegungen zusammen, ergibt sich folgende Erweiterung zur Spiritual Care-Kompetenz: *Spiritual Care-Kompetenz ist Relations- und Grenzsituationskompetenz und kann durch ein gezieltes Lehrangebot gefördert werden.*

Diese abschließende Überlegung bündelt die obigen Überlegungen zum Komplexbegriff der Spiritual Care-Kompetenz und führt die philosophisch geprägten mit den praxisnahen Erkenntnissen aus der Empirie zusammen. Für das Gesamtverständnis von Spiritual Care-Kompetenz ergibt sich somit: Die in Care enthaltene existenzielle Dimension, die im Begriff der Grenzsituation zum Ausdruck kommt, verweist sowohl auf die Relationalität als auch auf den Spiritualitätsbezug, die die Basis bilden für Spiritual Care sowie für die Kompetenz, für Menschen in Grenzsituation zu sorgen. Nicht nur Care, sondern auch Spiritualität ist durch Relationalität geprägt (Bezug zu sich selbst, anderen und Höherem) und nicht nur Spiritualität, sondern auch Care trägt den Transzendenzbezug in sich (existenzielles Angewiesensein auf etwas/jemanden jenseits des eigenen Selbst). Das Sein-in-Grenzsituation (Kranksein/Leiden) ist also nicht nur Voraussetzung für den Beginn eines Care-Prozesses, sondern auch für die Auseinandersetzung mit Spiritualität. Insofern kann spiritualitätsbezogenes Care aus dem Bedeutungsraum von Care abgeleitet und Spiritual Care-Kompetenz als Relations- und Grenzsituationskompetenz gefasst werden. Auf dieser Grundlage ist Spiritual Care eine Art von Care, die allen Patientinnen und Patienten zusteht, und die durch verschiedene, (Mikro-)Interventionen im Rahmen des im Team aufgeteilten Care-Prozesses durchgeführt werden kann. Da jede Berufsgruppe in den allgemeinen Care-Prozess eingebunden ist und somit auch potenziell Spiritual Care leisten kann, sind alle Gesundheitsfachpersonen Zielgruppe von Spiritual Care-Ausbildung. In spezifischen Lehrangeboten können diese sich diejenigen Bereiche und Facetten von Spiritual Care-Kompetenz aneignen, die die umfassende Relations- und Grenzsituationskompetenz ausmachen. Die Ergebnisse zu dem in dieser Arbeit untersuchten Spiritual Care-Seminar lassen darauf schließen, dass Spiritual Care-Kompetenz durch ein gezieltes Lehrangebot gefördert werden kann.

Einschränkend ist zu ergänzen, dass die durchgeführten Teilstudien nur eine Auswahl an Spiritual Care-Kompetenzinhalten untersucht haben und nicht alle der untersuchten Bereiche und Facetten signifikant verbessert werden konnten bzw. nicht alle von den Studierenden als verändert wahrgenommen wurden. Demnach geht die letzte Erweiterung in den Überlegungen zum Gesamtverständnis von Spiritual-Care-Kompetenz über die konkreten Studienergebnisse dieser Arbeit hinaus. Deren Generalisierbarkeit wird in den Limitationen weiter diskutiert. Auch müssen vertiefende Ergebnisse eingeholt werden, um die bisherigen Überlegungen zur Spiritual Care-Kompetenz zu konvergieren und in ein stabiles Gleichgewicht zu bringen.

V Gesamtdiskussion

Ausgangspunkt für diese Arbeit ist die Forschungsfrage, wie der wahrgenommene Mangel an Spiritual Care-Kompetenz beseitigt werden kann und Gesundheitsfachpersonen in ihrer Spiritual Care-Kompetenz gestärkt werden können. Um diese Frage zu beantworten, wurde die Spiritual Care-Kompetenz bei Gesundheitsfachpersonen und im Rahmen ihrer Ausbildung beleuchtet und verschiedene Perspektiven auf die Spiritual Care-Kompetenz eingeholt: zum einen eine philosophische Perspektive, die eine analytisch-konzeptionelle Untersuchung beinhaltete, zum anderen eine praxisbezogene, von der Psychologie angeleitete Perspektive, die eine empirisch-anwendungsbezogene Untersuchung beinhaltete. Erstere bestand aus einer Begriffsklärung zur Spiritual Care-Kompetenz, letztere aus zwei empirischen Teilstudien zur wahrgenommenen Spiritual Care-Kompetenz bei Gesundheitsfachpersonen in Ausbildung.

Die analytisch-konzeptionelle Untersuchung beleuchtete die vier im Begriffskomplex der Spiritual Care-Kompetenz enthaltenen Teilbegriffe Care, Spiritualität, Spiritual Care und Kompetenz in Spiritual Care. Diese Teilbegriffe wurden in ihrem Verständnis geklärt und dabei jedem dieser Begriffe jeweils drei Bedeutungsdimensionen zugeordnet: Care zeigte sich als das Sich-Kümmern um eigene Bedürfnisse, die Bedürfnisse des Anderen sowie um gemeinsame Belange, das durch die drei Dimensionen Relationalität, Reziprozität und Responsivität charakterisiert ist. Mit diesen Bedeutungsdimensionen wird ausgedrückt, dass Care ein wechselseitiges Beziehungsgeschehen ist, welches die Bereitschaft beinhaltet, aufeinander einzugehen und Rückmeldung zum Care-Prozess zu geben. Spiritualität wurde als die individuell-menschliche Suche nach den drei Kerndimensionen Verbundenheit, Sinn und Transzendenz verstanden. Verbundenheit mit sich und anderen Menschen (wieder-)herzustellen, Sinn zu suchen und Sinnfragen zu stellen sowie das eigene Selbst zu überschreiten und hin zu einem größeren Ganzen, Heiligen oder zu Gott zu wenden, sind Ausdruck und Inhalt von Spiritualität. Für Spiritual Care, das die Sorge für die spirituelle Dimension der Gesundheit ist, wurden die drei Dimensionen Ganzheitlichkeit, Interdisziplinarität und Wertepluralismus hervorgehoben. Sie bringen zum Ausdruck, dass Spiritual Care auf einem ganzheitlichen Ansatz beruht, der alle Dimensionen der Gesundheit, die physische, psychische, soziale und spirituelle, berücksichtigt, von allen relevanten Disziplinen im Gesundheitswesen ausgeführt werden kann und offen für unterschiedliche Weltanschauungen oder Wertesysteme ist. Kompetenz in Spiritual Care wurde anhand der drei Bereiche Wissen, Fähigkeiten und Haltung im Umgang mit Grenzsituationen spezifiziert. Wissen im Umgang mit anderen Religionen, Gesprächsführungsfähig-

https://doi.org/10.1515/9783111384115-007

keiten oder eine offene und sensible Haltung sind Beispiele für die inhaltliche Bestimmung dieser Bereiche und machen kompetentes Spiritual Care aus.

In der empirisch-anwendungsbezogenen Untersuchung wurde die wahrgenommene Spiritual Care-Kompetenz bei Studierenden in unterschiedlichen Gesundheits- und Sozialberufen erhoben. In den beiden Teilstudien zeigte sich, dass ein spezifisches Spiritual Care-Seminar, nämlich das vorgestellte Online-Spiritual Care-Seminar SEPCare, einen positiven Effekt auf die wahrgenommene Spiritual Care-Kompetenz hat. Einerseits kam es zu signifikanten Zuwächsen in verschiedenen Kompetenzbereichen und -facetten, insbesondere in den kognitiv-wissensbasierten, z. B. im Wissen im Umgang mit anderen Religionen oder in der Dokumentations-Kompetenz. Andererseits berichteten die Studierenden von wahrgenommenen Veränderungen in der Spiritual Care-Kompetenz, die sich in die sechs Themen Öffnung, Präzisierung, Fokussierung, Ausweitung, Professionalisierung und Persönlichkeitsentwicklung kategorisieren lassen.

Die Zusammenführung der Ergebnisse beider Untersuchungen stieß eine Reflexion rund um Spiritual Care-Interventionen, Spiritual Care-Ausbildung und die Bereitstellung von Spiritual Care in der klinischen Praxis an und brachte weitere Überlegungen zur Spiritual Care-Kompetenz hervor. Zum einen wurde herausgearbeitet, dass Care ein wichtiges Element im Spiritual Care-Kompetenz-Begriff ist, das in seiner existenzphilosophischen Bedeutung bereits auf Spiritualität verweist. Die Verbindung zwischen Care und Spiritualität stellt der von Jaspers geprägte Begriff der Grenzsituation dar, der zum Ausdruck bringt, dass menschliches Leben von Krankheit und Leid geprägt ist und dieses Sein-in-Grenzsituation die Möglichkeit von Transzendenz und damit Spiritualität beinhaltet. Insofern wurde Care als die Begleitung in einer existenziell herausfordernden und Spiritualität wachrufenden Grenzsituation herausgestellt. Darauf aufbauend wurde das Verständnis von Spiritualität vertieft und Spiritualität als Wesensmerkmal eines jeden Menschen gefasst, das sich besonders in der Konfrontation mit Grenzsituationen zeigt. Diese beiden Überlegungen stützen die daran anschließende These, dass Spiritual Care ein potenzielles Angebot für alle Patientinnen und Patienten ist, das von allen Berufsgruppen im Gesundheitswesen geleistet und in allen Settings der Gesundheitsversorgung zum Einsatz kommen kann. Aus diesen Überlegungen sowie unter Rückbezug auf die empirischen Ergebnisse ergab sich für Spiritual Care-Kompetenz, dass sie zum einen Relationskompetenz und zum anderen Grenzsituationskompetenz ist, und sie durch ein gezieltes Lehrangebot gefördert werden kann. Spiritual Care-Kompetenz beinhaltet also, mit dem Patienten in eine wechselseitige Beziehung zu treten, ihn in seiner existenziellen, d. h. an die Grenzen seiner Existenz führenden Situation zu begleiten und ihm wieder Beziehung – zu sich selbst und anderen – zu ermöglichen. Dieses Verständnis von Spiritual Care-Kompetenz als Relations- und Grenzsituationskompetenz kann in verschiedene Kompetenzfacetten und Kompetenzbereiche heruntergebrochen werden, die gelehrt und gelernt und durch die Teilnahme an einem Spiritual Care-Seminar positiv beeinflusst werden können.

1 Einordnung in die bisherige Forschung

Die gewonnenen Ergebnisse können zu anderen Arbeiten im Forschungsfeld zu Spiritualität im Gesundheitswesen in Beziehung gesetzt werden. Ähnlich der hier durchgeführten philosophisch-konzeptionellen Untersuchung liegen Begriffsanalysen zu Spiritual Care in der Pflege (Ramezani et al. 2014) und zu Spiritualität in der Pflege (Weathers et al. 2016) oder in der medizinischen Ausbildung (Nahardani et al. 2019) vor. In Übereinstimmung zu diesen Beiträgen beleuchtet die vorliegende Arbeit die einzelnen, in Spiritual Care-Kompetenz enthaltenen Konzepte und untersucht dafür sowohl theoretische als auch empirische sowie sowohl nationale als auch internationale Forschungsliteratur. Darüber hinaus betrachtet sie auch andere Berufsgruppen als die Medizin und die Pflege und gibt einen Forschungsüberblick über die verschiedenen für Spiritual Care-Kompetenz relevanten Disziplinen und Bereiche. Analog einer US-amerikanischen Arbeit von Hall und Kollegen, die ein Research Update zu Terminologie, Struktur, Paradigma und Anwendungsbereich von Spiritual Care liefern (Hall et al. 2019), stellt diese Arbeit den Status Quo der Spiritual Care-Forschung zusammen, und legt dabei den Fokus auf den europäischen und – soweit möglich – den deutschen Sprachraum. Zudem schließt die analytisch-konzeptionelle Untersuchung an eine Arbeit von Vincensi an, die in ihrem Review Querverbindungen zwischen Spiritualität, Spiritual Care und Patienten-zentrierter Fürsorge aufzeigt und dafür diese Konzepte analysiert (Vincensi 2019).

Die Ergebnisse der beiden empirischen Studien sind konsistent zu früherer Forschung zur Spiritual Care-Kompetenz, die bei Studierenden oder Auszubildenden in Gesundheitsberufen durchgeführt wurden. Ähnlich zu Teilstudie 2 untersuchten beispielsweise van Leeuwen und Kollegen die wahrgenommene Spiritual Care-Kompetenz bei Pflegestudierenden in den Niederlanden, nachdem diese einen Spiritual Care-Kurs besucht hatten, und zeigten signifikante Zuwächse in der Spiritual Care-Kompetenz auf (Van Leeuwen et al. 2008). In neuerer Zeit zeigten Hasenfratz und Kollegen die Wirksamkeit eines Spiritual Care-Moduls für Schweizer Studierende auf und wiesen Verbesserungen nach, u. a. beim Einbezug spiritueller Themen in die Gesprächsführung (Hasenfratz et al. 2021). Ähnlich zu Teilstudie 1 zeigte sich in Interviews mit niederländischen Pflegestudierenden, die an einer schriftlichen Reflexionsaufgabe zu Spiritual Care teilnahmen, Verbesserungen in der Spiritual Care-Kompetenz, u. a. in Bezug auf ein verbessertes spirituelles Bewusstsein (Van der Vis-Sietsma et al. 2019).

In ihrer Verknüpfung der multimethodalen und interdisziplinären Untersuchungen zur Spiritual Care-Kompetenz knüpft diese Arbeit an das 2019 erschienene Werk *Hostility to hospitality* von Balboni und Balboni an (Balboni & Balboni 2019b). Diese beiden Autoren verbinden die theologische und die empirische Perspektive auf Spiritual Care, arbeiten Definitionen der Konzepte Religion und Spiritualität im Zusammenhang mit Medizin heraus, stellen Hintergrundannahmen zu Spiritual Care auf und prüfen Hypothesen über die Hindernisse für deren Anwendung. Mit ihrer Arbeit argumentieren sie für die (Wieder-)Verbindung von Medizin und Spiritualität (*Restoring hospitality to medicine*, vgl. Balboni & Balboni 2019b: 219 f.) und nehmen sich zum Ziel, beide wieder zu Partnern zu machen: Feindlichkeit zwischen Medizin und Spiritualität soll in Gastfreundschaft umgewandelt werden. Damit verbunden ist die kontinuierlich größer werdende Herausforderung, die spirituelle Dimension im Kontext der aktuellen High-Tech-Medizin zu entfalten. In Anlehnung an das Werk des Ehepaars Balboni verbindet die vorliegende Arbeit die philosophisch-analytische und die empirische-anwendungswissenschaftliche Perspektive und bringt Spiritualität mit verschiedenen Gesundheitswissenschaften in Verbindung. Dabei argumentiert sie für ein interdisziplinäres Spiritual Care, das von Auszubildenden, Studierenden und Lehrenden gastfreundlich aufgenommen und in die Fachkompetenz von Gesundheitsfachpersonen integriert wird.

2 Limitationen

Bei der Interpretation der in beiden Untersuchungen gewonnenen Ergebnisse müssen Grenzen aufgezeigt und ihre Bedeutung für die Erkenntnisse dieser Arbeit reflektiert werden.

Zunächst sind Art und Umfang der Literatur, die für die systematische Begriffsanalyse herangezogen wurde, limitierende Faktoren für die zustande gekommenen Ergebnisse. Die Auswahl an Quellen und Autoren wurde subjektiv getroffen und erhebt keinen Anspruch auf Vollständigkeit. Des Weiteren liegt der Fokus auf der kontinental bzw. westeuropäischen Philosophie sowie auf Forschungsliteratur aus dem westlichen Kulturraum. Einschränkend ist auch, dass die ausgewertete Forschung einem Publikationsbias unterliegt, sodass bestimmte Ergebnisse – z. B. solche zu nicht signifikanten Einflüssen von Spiritualität auf Gesundheit oder zu wenig effektiven Lehrmethoden in Spiritual Care-Kompetenz – nicht in den Forschungsüberblick eingeflossen sind. Bezüglich der Bedeutungsdimensionen, die für die vier Teilbegriffe von Spiritual Care-Kompetenz herausgearbeitet wurden, ist limitierend festzuhalten, dass diese sich auf die ausgewertete

Literatur stützen, jedoch in ihrer Zahl und Auswahl einer gewissen Willkürlichkeit unterliegen. So wurde die Zahl drei aufgrund von didaktischen Überlegungen präferiert. Es bleibt jedoch zu diskutieren, ob und wenn ja, welche anderen Dimensionen bei der Schärfung der Teilbegriffe von Spiritual Care-Kompetenz fruchtbarer sein können und ob dabei mehr oder weniger als drei charakteristische Bedeutungsdimensionen entscheidend sind.

Bei der Interpretation der Ergebnisse der empirisch-anwendungsbezogenen Untersuchung ist zu bedenken, dass die Ergebnisse auf subjektiven Äußerungen und Selbsteinschätzungen der Studienteilnehmenden beruhen, welche eine geringe Reliabilität vorweisen und bei denen eine Verzerrung in Richtung sozialer Erwünschtheit nicht ausgeschlossen werden kann. Zudem sind die Daten durch Selbstselektion entstanden, es haben also aller Wahrscheinlichkeit nach vorwiegend solche Studierende freiwillig an den beiden Teilstudien teilgenommen, die bereits ein großes Interesse am Thema Spiritual Care mitbringen und die auch bereit sind, von positiven Veränderungen zu berichten.

In Bezug auf die Spiritual Care-Kompetenzerhebung ist zu diskutieren, ob die gemessenen Werte ein realistisches und valides Bild des Kompetenzniveaus wiedergeben, oder damit vor allem die Bereitschaft gemessen wurde, etwas Positives über sich zu äußern. Eine ähnliche Verzerrung betrifft einerseits die Antwortbereitschaft, andererseits die Ausführlichkeit der Antworten auf die offenen Fragen im Spiritual Care Kompetenzfragebogen SCCQ (s. Teil III Kapitel 6 Exkurs: Integration der beiden Teilstudien). Einige Teilnehmende ließen das Freitextfeld leer oder notierten wenig aussagekräftige Allgemeinplätze. Gleichzeitig gab es sehr ausführliche Antworten von anderen Teilnehmenden zum eigenen Spiritual Care-Verständnis und die Zuständigkeit für Spiritual Care, aber auch ablehnende Kommentare. Zu letzteren gehörten Aussagen wie z. B., dass eine Person nichts mit Spiritualität zu tun haben will, weil sie keine Theologie studiere. Diese Breite an Antwortmöglichkeiten und die darin enthaltene Spannung muss bei der Interpretation der Ergebnisse berücksichtigt werden. Bezüglich der Zusammensetzung der untersuchten Stichproben ist ein limitierender Faktor, dass es sich vornehmlich um Frauen handelte, die katholisch waren und – in Teilstudie 2 – größtenteils Soziale Arbeit studierten. Die Übertragbarkeit auf andere Populationen oder einen anderen Kulturraum bzw. religiösen Hintergrund ist daher nur eingeschränkt möglich. Für die vorliegende Geschlechterverteilung in den Daten spricht jedoch, dass Frauen in Care-Berufen prinzipiell stärker repräsentiert sind. Das in den Teilstudien gegebene Verhältnis von Frauen zu Männern spiegelt daher ein realitätsnahes Bild der aktuellen Studierendensituation in den Gesundheits- und Sozialberufen im deutschsprachigen Raum wider. Nichtsdestotrotz wären breit gestreute Daten mit mehr Heterogenität in Bezug auf die religiös-spirituelle Einstellung oder das Studienfach aussagekräftiger. Im Rahmen des gewählten Forschungsdesigns ist zudem suboptimal, dass die beiden Studien eine Momentaufnahme auf die wahrgenommene Spiritual Care-Kompetenz liefern. Eine sinnvolle Erweiterung wäre eine Post-Post-Erhebung, also eine Nachbefragung, die einige Zeit nach Teilnahme am Spiritual Care-Seminar stattfindet, und die untersucht, inwiefern die gemessenen Effekte anhalten. Da es keine Kompetenz ohne Performance gibt, d.h. keine Kompetenz ohne die Umsetzung in die tatsächliche Arbeit, wäre auch eine darauf aufbauende Nachbefragung wünschenswert, die die wahrgenommene Spiritual Care-Kompetenz noch einmal erfasst, wenn die Studierenden im Gesundheitswesen tätig werden, die also den Niederschlag im tatsächlichen Verhalten und damit den Transfer in die Praxis einschließt. Die bisherigen Ergebnisse weisen auf eine temporäre Kompetenzveränderung hin, die sich u.U. schnell verflüchtigen kann. Zukünftige Forschung sollte zum einen die Nachhaltigkeit von Kompetenzzuwächsen durch Online-Spiritual Care-Lehre in den Blick nehmen und zum anderen prüfen, inwiefern das Gelernte in der praktischen Arbeit umgesetzt wird. Ein weiterer Aspekt, der die Aussagekraft von Teilstudie 2 einschränkt, betrifft das Prä-Post-Design, welches keine Rückschlüsse auf die Lernfort- oder -rückschritte in der Zwischenzeit zulässt. Weiterführende Forschung könnte genauer untersuchen, wie sich die wahrgenommene Spiritual Care-Kompetenz im Laufe des Seminars verändert hat und wie bzw. wodurch die größten Lernerfolge erzielt werden können. Des Weiteren wäre interessant zu untersuchen, ob ein Präsenz-Seminar andere Ergebnisse erzielt, und welche Formate noch besser geeignet sind, Langzeiteffekte auf die wahrgenommene Spiritual Care-Kompetenz auszulösen. Auch bedarf es weiterer Forschung zu Trainingsmaßnahmen, die nicht nur auf Seiten der Sorgegebenden ansetzt, sondern auch die Sorgeempfangenden miteinbezieht. Dies würde ermöglichen, nicht nur die subjektive Einschätzung zur Spiritual Care-Kompetenz abzufragen, sondern auch zu erheben, wie die Patienten diese Kompetenz einschätzen.

Zum gewählten Untersuchungsdesign ist festzuhalten, dass im Rahmen der empirisch-anwendungsbezogenen Untersuchung zwei verschiedene methodische Herangehensweise verwendet wurden – die qualitative und die quantitative – und zusätzlich beide Stränge miteinander kombiniert wurden. Dies sollte ermöglichen, die Limitationen der beiden Teilstudien und ihrer Auswertung zu verringern und unterschiedliche Blickwinkel auf die wahrgenommene Spiritual Care-Kompetenz einzunehmen. Dennoch hat auch dieses Vorgehen gewisse Nachteile und sollte durch andere Designs ergänzt werden. Es bedarf somit weiterführender Forschung und Bemühungen, um die oben skizzierten Schwachpunkte anzugehen und mehr über die Mechanismen zu erfahren, die für eine Stärkung der Spiritual Care-Kompetenz ausschlaggebend sind. Zuletzt muss limitierend festgehalten werden, dass bei der Zusammenführung der Ergebnisse aus beiden Untersuchungen andere als die getätigten Überlegungen zum Gesamtverständnis von Spiritual Care-Kompetenz hätten entwickelt und weiterführende Rückschlüsse hätten gezogen werden können. Insofern bleibt zu hoffen, dass diese Arbeit zu weiterer Diskussion und neuer Forschung anregt.

3 Implikationen für die Praxis

Die in dieser Arbeit gewonnenen Erkenntnisse besitzen praktische Relevanz, sowohl für das Verständnis von Spiritual Care-Kompetenz im Allgemeinen als auch für die Lehre und Ausbildung in Spiritual Care im Besonderen. Sie tragen einerseits zu einem besseren Verständnis von Spiritual Care-Kompetenz bei, indem sie Wissen zu Spiritualität im Gesundheitswesen generieren, Begriffsunsicherheiten reduzieren und zur Auseinandersetzung mit Spiritual Care anregen. Dies hilft Gesundheitsfachpersonen in Ausbildung ebenso wie ihren Lehrenden, sich für das Thema zu öffnen und sich mit den zu Spiritual Care gehörenden Kompetenzen vertraut zu machen. Andererseits leiten die Ergebnisse dazu an, die Ausbildung in Spiritual Care auszubauen und das Thema bei Auszubildenden und Studierenden zu stärken. So können sie dabei helfen, Spiritual Care in die Curricula zu integrieren und die Lernzielkataloge in den Ausbildungen der verschiedenen Gesundheits- und Sozialberufe diesbezüglich zu novellieren. Des Weiteren geben die Ergebnisse Lehrenden einen tieferen Einblick in die Inhalte von Spiritual Care-Lehre und in die möglichen Effekte, die ein Online-Spiritual Care-Seminar auf die wahrgenommene Spiritual Care-Kompetenz von Gesundheitsfachpersonen in Ausbildung haben kann. Auf dieser Grundlage können die Ergebnisse dabei unterstützen, ähnliche Lehrangebote zu entwickeln, d. h. Aufbaukurse oder weiterführende Module zu entwerfen, und neue Formate zu testen, wie z. B. virtuelle Simulationen oder Praxiseinheiten im Online-Format.

Mit ihren Erkenntnissen möchte diese Arbeit verschiedene Personengruppen im praxisnahen Umfeld ansprechen. Zunächst sollen die Verantwortlichen in gesundheitsbezogenen Ausbildungs- und Studiengängen angesprochen werden. Das Anliegen, das an diese Personen herangetragen wird, ist eine Spiritual Care-informierte Gestaltung der Curricula in den Gesundheits- und Sozialberufen. Zu diesen Personen zählen Lehrende an Universitäten, Hoch- und Fachschulen – z. B. Dozierende, Professorinnen und Professoren, Studienfachleitungen, Ausbildende – sowie Mitglieder der Ausbildungsleitung, der Studienkommission oder ähnlicher Gremien, die beratend auf die Lehre und Ausbildung einwirken. Gemeint sind Akteure, die für die Erstellung, Anpassung oder Ausgestaltung von Curricula, Ausbildungsseminaren, Fachmodulen und anderen Fortbildungsmöglichkeiten verantwortlich sind, und die dafür sorgen können, dass Spiritual Care-Inhalte in die Lehre aufgenommen und Lernziele für Spiritual Care-Kompetenz definiert werden. Dabei kann das Ziel verfolgt werden, dass Studierende und Auszubildende in den Bereichen

Pflege, Medizin, Theologie bzw. Seelsorge, Soziale Arbeit, Psychotherapie und in anderen Therapieformen sowie in weiteren mit dem Gesundheitswesen assoziierten Berufen frühzeitig an das Thema Spiritualität im Gesundheitswesen herangeführt werden und sich Kompetenzen auf diesem Feld aneignen können.

Eine zweite Gruppe, die diese Arbeit erreichen möchte, sind Entscheidungsträger in der Gesellschaftspolitik, vorwiegend in den Sektionen Bildungs-, Berufs- und Gesundheitspolitik, sowie Zuständige für Lehr- und Lernprozesse. Bei ihnen soll für Spiritual Care geworben, für die Bedeutung der spirituellen Dimension sensibilisiert und die Relevanz des Themas in der heutigen Gesellschaft aufgezeigt werden. Mit der Unterstützung dieser Personen sollen Strukturen geschaffen und der organisationale Rahmen gebildet werden, der für eine flächendeckende Ausbildung in Spiritual Care nötig ist. Zudem möchte die Arbeit durch das Ansprechen dieser Gruppe dazu beitragen, dass Spiritual Care mehr Raum im Gesellschaftsdiskurs bekommt und auch im Alltag mehr zur Sprache gebracht wird.

Ferner sind relevante Ansprechpartner Schlüsselpersonen in der Leitung oder Personalwirtschaft von Kliniken, Gesundheits-, Rehabilitations- oder Pflegeeinrichtungen. Wenn diese den Bedarf an Spiritual Care-kompetentem Personal ernst nehmen, entsprechende Leitlinien vorgeben und dementsprechend Personal schulen und/oder einstellen, kann auf den Ausbau von Spiritual Care-Lehre eingewirkt und können Maßnahmen zur Kompetenzerweiterung eingeleitet werden. Auch Verantwortliche in Fachgesellschaften oder in Berufsverbänden können zu diesem Zwecke eingebunden werden. Hier kann das Ziel verfolgt werden, die Umsetzung von Spiritual Care-informierter Lehre voranzutreiben, Lehrangebote für Spiritual Care-Kompetenz auszubauen und dazu beizutragen, dass die spirituelle Dimension in die Ausbildung bzw. in das Studium von angehenden Gesundheitsfachpersonen einbezogen wird.

Neben den genannten Ansprechpartnerinnen und -partnern können viele weitere Personen an der Beförderung von Spiritual Care-Kompetenz mitarbeiten. Nicht zuletzt können sich die Studierenden und Auszubildenden selbst dafür stark machen und ihr Ausbildungs- oder Studienprofil durch entsprechende Wahlmodule auf eine ganzheitliche Lehre ausrichten. Um handlungsweisend zu wirken, muss Spiritual Care bei allen genannten Akteuren als wichtig und relevant angesehen werden. Grundlage dafür können die Ergebnisse dieser Arbeit im Allgemeinen sowie die in ihr dargestellten Überlegungen zur anthropologischen Fundierung von spiritualitätsbasiertem Care im klinischen Kontext im Besonderen sein.

Bezugnehmend auf das bereits erwähnte Werk des Ehepaars Balboni und dessen Titel *Hostility to hospitality* (Balboni & Balboni 2019b) kann das praktische Anliegen dieser Arbeit mit dem Diktum *Incompetency to implementation* beschrieben werden. In dieser Formulierung wird der von den Gesundheitsfachpersonen wahrgenommene Mangel an Spiritual Care-Kompetenz bewusst negativ ausgelegt und überspitzt als deren Inkompetenz gefasst. *Incompetency* in Spiritual Care, die sich in Unwissenheit, Unsicherheit und einem Unvermögen zeigt, mit Spiritualität im Gesundheitswesen umzugehen, sie zur Sprache zu bringen oder im Rahmen von Fürsorgeinterventionen anzubieten, sollte mit dieser Arbeit insofern reduziert werden, als Wissen zu Spiritual Care und Spiritual Care-Kompetenz aufbereitet wurde, Unsicherheiten benannt und dadurch leichter einordbar gemacht wurden und ein Lehrangebot zum Erwerb und Einüben von Kompetenzen dargestellt und untersucht wurde. In der klinischen Praxis geht es darum, aus dieser Inkompetenz herauszukommen und hin zur Umsetzung von Spiritual Care in der eigenen Arbeit zu gelangen. Entsprechend zielt der zweite Teil des Diktums – *implementation* – auf mehrere Aspekte ab und kann in verschiedener Hinsicht präzisiert werden.

Zum einen wird damit die Implementierung von Lehrangeboten gemeint, d. h. der flächendeckende Ausbau von Spiritual Care-informierter Lehre. Vor diesem Hintergrund lautet das Diktum in einer ersten Präzisierung: *from incompetency and ignorance to implementation of an expanded curriculum.* Es geht also darum, Spiritual Care in der Lehre von Gesundheitsfachpersonen in Ausbildung zu implementieren, und zwar durch eine entsprechende Erweiterung bzw. Novellierung des Curriculums. Insofern plädiert diese Arbeit für den Ausbau von Spiritual Care-Lehre als ersten praktischen Schritt auf dem Weg zu mehr Spiritual Care-Kompetenz.

In einem zweiten Schritt kann auf die Realisierung einer Implementierung von Spiritual Care-Lehre die Implementierung von Spiritual Care in die klinische Praxis folgen. Die Implementierung von Spiritual Care-Lehre bedeutet, dass angehende Gesundheitsfachpersonen darin ausgebildet werden, was Spiritual Care ist, was Spiritual Care-Kompetenz bedeutet und wie sie angewendet werden kann. Die Implementierung von Spiritual Care in die klinische Praxis ist ein Prozess, der auf unterschiedlichen Ebenen erfolgen muss und der mit dem Begriff des Empowerments überschrieben werden kann. Insofern kann das Diktum in einer zweiten Präzisierung wie folgt lauten: *from incompetency and incapability to implementation of empowerment.* Empowerment steht wörtlich für Bemächtigung (Lob-Hüdepohl 2021) und bedeutet in Bezug auf Spiritual Care die Begleitung und Befähigung, „spiritueller Akteur" zu sein (vgl. Gratz & Roser 2019: 19). Frick konstatiert, dass die Implementierung von Spiritual Care eine Frage der fachlichen und persönlichen Befähigung helfender Berufe ist, wofür er den Begriff des Spiritual Empowerments verwendet (vgl. Frick 2014a: 65). Darunter versteht er, eine Person aus dem Gesundheitsbereich zu befähigen, den persönlich-spirituellen Zugang mit der eigenen Berufsrolle zu verknüpfen. Des Weiteren führt Frick aus: Da Spiritual Care aus der Spannung zwischen Individuum (Spiritual Empowerment) und Gemeinschaft (Implementierung und systemische Verankerung) lebt, muss die Verwaltung bzw. die

Organisation einer Einrichtung oder eines Krankenhauses in das Spiritual Empowerment einbezogen werden (vgl. Frick 2014a: 63). Eine Vermittlung von Kompetenz sollte daher den Fokus auf die Befähigung der oder des einzelnen richten und dabei den Blick auf den jeweiligen Kontext lenken, in dem jemand arbeitet, um die Ausübung der erworbenen Kompetenz auch umsetzen zu können. Sie findet zum einen auf Seiten der Patienten und Angehörigen statt, als Befähigung zu Selbstsorge und Ressourcenaktivierung (Hilfe zur Selbsthilfe), zum anderen auf Seiten der Sorgegebenden, als Befähigung zu einer Haltung, die Spiritualität in die klinische Praxis integrieren kann.

In diesem Sinne ist die erste Ebene, auf der das Spiritual Empowerment ansetzt, die des Individuums. Wie bereits dargestellt, zielt diese Ebene der Bemächtigung zum einen auf die Gesundheitsfachpersonen in Ausbildung, zum anderen auf die Lehrenden ab. Bei ersteren geht es um die Spiritual Care-Kompetenzvermittlung in Form von Ausbildung in Studium und Fachschule. Eine bereits in der Ausbildung stattfindende Konfrontation mit dem Thema ermöglicht die frühzeitige Sensibilisierung für die spirituelle Dimension von Care und schafft eine erste Grundlage, die im Laufe der Ausbildung bzw. in der Berufspraxis gefestigt bzw. aufgefrischt werden kann. Bei der Bemächtigung der Lehrenden geht es um regelmäßige Schulungen oder Fortbildungen, um die neuesten Erkenntnisse auf diesem Gebiet an die Auszubildenden und Studierenden weiterzugeben.

Die zweite Ebene des Empowerments betrifft den organisationalen Rahmen. Damit Spiritual Care in die Praxis integriert werden kann, bedarf es nicht nur der Kompetenzvermittlung an künftige Caregiver sowie fortlaufender Weiterbildungsmöglichkeiten für das Lehrpersonal, sondern auch entsprechender Rahmenbedingungen, d.h. eine systemische Verankerung (vgl. Frick 2014a: 63). Dazu gehört eine unterstützende Teamkultur, in der Spiritual Care im Allgemeinen und die dafür ausgebildeten Caregiver im Besonderen willkommen geheißen werden. Eine solche Grundhaltung des Teams hängt wesentlich von der Organisationskultur ab, die sich im Leitbild, den ethischen Leitlinien oder in der Philosophie einer Einrichtung zeigt, und die die Führungskultur sowie das Care-Verständnis prägt. Des Weiteren gehört zu den Rahmenbedingungen, wie eine Einrichtung mit anderen Einrichtungen kooperiert bzw. vernetzt ist, ob und wie der Träger der Einrichtung definiert, was – in der vorliegenden Versorgungsstruktur – unter Spiritual Care und Spiritual Care-Kompetenz verstanden wird, und ob ein Anforderungs- oder Leistungsprofil für Spiritual Care vorliegt. Eine solche Aufhängung von oben ermöglicht, dass Spiritual Care in der ganzen Organisation mitgetragen wird, Teams entsprechend instruiert und Caregiver auf diesem Gebiet fort- und weitergebildet werden können (vgl. ebd.). Wie Gratz und Roser festhalten, ist der Weg zu spirituell kompetenten Mitarbeiterinnen und Mitarbeitern nicht nur eine Frage der Personalentwicklung (durch Schulungsmaßnahmen oder Aus- und Weiterbildung), sondern auch der Organisationsentwicklung (durch Schaffung von Rahmenbedingungen und die Implementierung von Spiritual Care in das Versorgungskonzept) (vgl. Gratz & Roser 2019: 39).

Für ein erfolgreiches Spiritual Empowerment sind laut Frick verschiedene Punkte zu klären, die die Ebene der Organisation sowie den jeweiligen Kontext betreffen, und auf deren Grundlage das Konzept entsprechend anzupassen ist. Die zu klärenden Punkte sind um welche Art von Einrichtung es sich handelt (z. B. Pflegeeinrichtung, Altenheim, Klinik, Rehabilitationszentrum), welche unternehmerischen Ziele die Einrichtung verfolgt, in welches (medizinisch-pflegerische) Fachgebiet Spiritual Care eingebunden werden soll, wie sich Basis- und Spezialkompetenzen für Spiritual Care in den jeweiligen Berufsgruppen, die damit beauftragt werden sollen, verhalten und welche Art von Aus- bzw. Weiterbildung dafür notwendig ist (vgl. Frick 2020a: 8). Darauf aufbauend sind entsprechende Veränderungen in den formellen Strukturen zu berücksichtigen und Fragen bezüglich der Personal-, Raum- und Zeitplanung zu klären.

Neben der Bemächtigung des Einzelnen (Caregiver und Ausbildende), des Rahmens (Team und Einrichtungsträger), kommt es auch auf die Bemächtigung der Gesellschaft an. Eine gesellschaftliche Bemächtigung geschieht z. B. durch Öffentlichkeitsarbeit, durch Diskussions- oder Informationsabende in Kliniken, durch eine entsprechende Webpräsenz zum Angebot von Spiritual Care, oder durch Spiritual Care-basierte Forschungsaktivität und deren Bekanntmachung in den Medien. Eine solche Einflussnahme auf die äußeren Faktoren für Spiritual Care – Gesellschaft, Gesundheitssystem, Organisation – wirkt sich wiederum auf die anderen Ebenen aus, indem sie einerseits die individuell wahrgenommene Kompetenz beeinflusst, andererseits die Hemmschwelle senkt, Spiritual Care in die Praxis zu integrieren. Zudem erhöht die Präsenz von Spiritual Care in der Öffentlichkeit die Wahrscheinlichkeit, dass Spiritual Care von Patientenseite angefragt oder gar eingefordert und als selbstverständlicher Teil von Care-Handlungen angenommen wird.

Ähnlich zu diesen dargestellten Ebenen des Spiritual Empowerments unterscheidet Roser folgende drei Ebenen, die für ein gelingendes Spiritual Care ineinandergreifen müssen: die interpersonale Ebene zwischen Fachperson und Patient (Mikroebene), die Ebene des interprofessionell zusammengesetzten Teams (Mesoebene) und die Ebene von Einrichtung und Gesundheitswesen (Makroebene) (Roser 2020: 9). Analog zu diesem Dreischritt setzt Kompetenzvermittlung in Spiritual Care bei den Caregivern (Mikroebene) an, berücksichtigt aber auch die Gegebenheiten der Einrichtungen (Mesoebene) sowie die gesellschaftlichen Rahmenbedingungen (Makroebene) (ebd.). Diese Arbeit hat den Fokus auf die Ebene des Individuums gelegt, d. h. auf künftige Caregiver, und wollte auf dieser Ebene auch die Lehrenden ansprechen. Um eine Beförderung der Spiritual Care-Kompetenz zu erreichen, kann der Fokus jedoch auch auf die Einrichtungen und deren Leitungen gelegt, beim Empowerment von Teams angesetzt oder die Bekanntmachung von Spiritual Care in Gesellschaft und Politik in den Mittelpunkt gerückt werden.

4 Herausforderungen beim Ausbau von Spiritual Care-Kompetenz

Wenn sich Lehrende und künftige Gesundheitsfachpersonen mit Spiritual Care auseinandersetzen und Spiritual Care-Kompetenz aufbauen wollen, werden sie mit gewissen Herausforderungen konfrontiert, die die aktuellen Entwicklungen in Gesellschaft und Gesundheitspolitik mit sich bringen. Im Folgenden wird dargestellt, welche Bedeutung diese Entwicklungen für das Spiritual Care der Zukunft haben und wie sie die Ausbildung und Lehre in Spiritual Care beeinflussen. Zudem müssen sie bei den nächsten Schritten berücksichtigt werden, die auf dem Weg zu mehr Spiritual Care-Kompetenz angegangen werden.

Eine aktuelle Entwicklung, die sich auf das Verständnis und die Bedeutung von Spiritual Care auswirkt, ist die zunehmende Individualisierung. Sie beeinflusst zum einen das Gesundheitsverständnis, das differenzierter geworden ist und den Aspekt des individuellen Wohlbefindens stärker betont. Zum anderen zeigt sich ein Individualisierungstrend in Bezug auf Spiritualität. Das Verständnis von Spiritualität wie auch von Religiosität befindet sich im Wandel. Für jeden Menschen scheint es eine eigene Vorstellung von Religiosität und/oder Spiritualität zu geben. Damit einher geht ein fortschreitender Säkularisierungsprozess, der sich u. a. in einem Rückgang der Mitglieder in etablierten Religionsgemeinschaften, in Kirchenaustritten sowie in der Abkehr von kirchlichen Institutionen zeigt. Die Gesellschaft strebt nach Unabhängigkeit von religiösen Werten oder Normen. Gleichzeitig gewinnen neue Formen von Spiritualität(en) an Zulauf und werden sogenannte Patchwork-Religiositäten zusammengebaut, indem verschiedene spirituelle Elemente kombiniert werden (vgl. Pollack et al. 2013: 12). Häufig dienen diese zur Sinnstiftung und Identitätsfindung oder ermöglichen den Zugang zur eigenen (Herkunfts-)Kultur.

Während auf der einen Seite ein Rückgang von Religiosität zu verzeichnen ist, nimmt auf der anderen Seite die religiös-kulturelle Vielfalt zu. Diese ergibt sich aus dem Zusammenwirken von Globalisierung und Migration, was sich in Multispiritualität, Pluralisierung und weltanschaulicher Diversität niederschlägt. Da die große Mehrheit der Weltbevölkerung religiös geprägt ist und gesundheitsrelevante Themen wie Krankheit, Genesung, Sterben oder Tod mit spirituellen Überzeugungen und Praktiken verbindet, machen sich diese aufgrund der weltweiten Migrationsbewegungen auch in unserer als säkular beschriebenen Gesellschaft bemerkbar (vgl. Peng-Keller & Neuhold 2019: 7). Das Wiederaufkommen von Spiritualität und die damit verbundene Konfrontation mit verschiedenen religiösen Vorstellungen erfordert nicht nur ein Umdenken in der Gesellschaft, sondern auch im Gesundheitswesen, in welchem Spiritual Care ein ernstzunehmendes Thema ist. Spiritualitätssensibles Handeln wird also in Zukunft immer wichtiger. Gratz und Roser machen deutlich, dass Spiritual Care gerade in unserer von Diversität geprägten Gesellschaft seinen Platz hat:

> Spiritual Care hat es in einer multikulturellen Gesellschaft nicht mehr nur mit dem entweder ‚religiösen Menschen' zu tun, der einer Religionsgemeinschaft angehört und von dieser betreut wird, oder mit dem vermeintlich ‚nichtreligiösen Menschen', dem leichtfertig unterstellt werden kann, er brauche keine seelsorgliche Begleitung. Vielmehr geht es in der medizinischen Versorgung um Menschen, die jeweils auf ihre Weise spirituell sind und sich angesichts einer bedrohlichen Lebenssituation mit Sinn-, Glaubens- und Wertfragen auseinandersetzen (Gratz & Roser 2014: 236).

Diese neuen Anforderungen wirken sich auf das Profil von Spiritual Care aus und bedürfen der zielgerichteten Ausrichtung von Spiritual Care-Kompetenz. Gleichzeitig können sie als Chance gesehen werden, für die Ausübung von individualisierter, spiritueller Fürsorge und für den Ausbau von Spiritual Care-Kompetenz. Ein Terminus, der die Herausforderung einer pluralen und globalisierten Gesellschaft kennzeichnet, ist die Transreligiosität (Maidl 2020). Transreligiös meint die Kompetenz, eine religionssensible Haltung einzunehmen, die die religiöse und spirituelle Vielfalt wertschätzend wahrnimmt (vgl. ebd. 157) und auch die eigene, innere Transreligiosität reflektiert (vgl. ebd. 159). Da jeder Caregiver mit einer impliziten oder expliziten Anthropologie, mit gewissen Grundannahmen oder Herangehensweisen zu religiöser oder nicht-religiöser Spiritualität lebt (vgl. Karle 2018: 60), muss er oder sie sich bewusst machen, welche Mischung er oder sie selbst mitbringt. Die Herausforderung für künftige Spiritual Caregiver liegt also darin, inmitten von wachsenden Fundamentalismen Stereotype und Vorurteile aufzubrechen und auf die Querverbindungen zu achten, sodass mithilfe des ‚trans' ein größerer Raum einer Verbundenheit geöffnet werden kann (vgl. Maidl 2020: 159). Das Spiritual Care der Zukunft benötigt also die Kompetenz, sowohl transprofessionell als auch transreligiös zu arbeiten und dabei individuell auf den jeweiligen Patienten oder die jeweilige Patientin und dessen bzw. deren spezifische Spiritualität einzugehen.

Eine weitere Herausforderung für Spiritual Care sowie für diejenigen, die sich mit diesem Thema auseinandersetzen, war und ist die 2019 aufgekommene und sich rasant entwickelnde Corona-Krise. Sie hat noch immer enorme Auswirkungen auf die Wirtschaft, das soziale Leben und auf das Gesundheitswesen, und damit auf alles, was mit Care in Verbindung steht. Die COVID-19-Pandemie hat den Menschen vor Augen geführt, wie vulnerabel unsere hoch-vernetzte Gesellschaft ist und wie wertvoll persönliche Betreuung und Begleitung in Krisensituationen sein kann. Da die Globalisierung voranschreiten wird, werden sich nicht nur verschiedene Religiositäten, sondern auch diverse Krankheitserreger weiter ausbreiten und andere Epidemien oder Pandemien in Zukunft wahrscheinlicher machen. Eine große Herausforderung für Spiritual Care ist daher, dieses Aufgabenfeld mitzugestalten und sich nicht in die Distanz abschieben oder Menschen alleine sterben zu lassen. Auch in Zeiten einer pandemischen Notlage sollte eine (Abschieds-)Kultur möglich sein, in der Spiritualität gelebt werden kann (Karle 2020). Roser und Kollegen stellen dar, wie Spiritual Care in solchen Zeiten stattfinden kann (Roser et al. 2020), und Frick plädiert dafür, Spiritualität als eine Form von Widerstand zu verstehen, gegen die Pandemie, gegen die Maßnahmen zur Eindämmung, gegen die staatliche Kontrolle sowie gegen die Macht durch die soziale Distanzierung (vgl. Frick 2020b: 242). Spiritual Care muss der Tendenz entgegenwirken, den Menschen auf seine Existenz als „potentielle[n] Virus-Vektor" zu reduzieren (ebd.) und sich gerade in solchen Krisenzeiten den psychosozialen und spirituellen Ressourcen und Belastungen aller Beteiligten annehmen.

Eine weitere Entwicklung, die durch die COVID-19-Pandemie an Fahrt aufgenommen hat, ist die Digitalisierung der Lehre und die Kommunikation via Internet. Online-Lehre ist zu einem selbstverständlichen Bestandteil von Aus- und Weiterbildungen geworden. Das in dieser Arbeit untersuchte Online-Seminar SEPCare hat durch die Corona-Krise an Aktualität gewonnen und Teilnehmenden auch unter Ausgangsbeschränkungen Zugang zu Spiritual Care-Lehre ermöglicht. Um auch in Zukunft mit anderen Angeboten konkurrieren zu können, werden dieses und ähnliche Spiritual Care-Seminare daran arbeiten müssen, die Teilnehmenden untereinander zu vernetzen und virtuelle Räume zu schaffen, in denen die erlernten Kompetenzen eingeübt werden können. Für die Zukunft ist vorstellbar, dass spirituelle Begleitung per Video-Call stattfindet und sich Aus- und Weiterzubildende mit Virtual Reality-Brille zum Spiritual Care-Kompetenztraining zusammenschließen. Spiritual Care darf bei diesen Entwicklungen nicht auf der Strecke bleiben und muss sich den aufkommenden Bedarfen flexibel anpassen.

Diese Bedarfe werden in Zukunft auch deshalb weiter steigen, weil es eine stetig wachsende Zahl an pflegeintensiven Patientinnen und Patienten gibt. Darunter fallen zwei in unserer Zeit weitverbreitete Erkrankungen, Krebs und psychische Leiden, die oftmals eine Langzeitpflege und entsprechende existenziell-spirituelle Fürsorge erforderlich machen. Zudem werden die Menschen durch den demographischen Wandel deutlich älter und benötigen besondere Zuwendung, die Spiritualität einschließt. Auch die Zunahme an chronischen Erkrankungen führt zu einem steigenden Sorge- und damit auch Spiritual Care-Bedarf.

Den wachsenden Bedarfen auf Patientenseite steht der im gesamten deutschsprachigen Raum herrschende Care-Notstand auf Seiten der Caregiver gegenüber.

So gut wie alle Sorgesysteme, allen voran die Pflegeeinrichtungen, leiden unter einem akuten Fachkräftemangel. Dieser hängt mit einer mangelnden sozialen sowie finanziellen Wertschätzung der Caregiver zusammen, bei gleichzeitig wachsender gesellschaftlicher Bedeutung von Sorge (Aulenbacher & Dammayr 2014). Da Care nicht von gesellschaftlichen Rahmenbedingungen getrennt werden kann, ist es eine Herausforderung für alle in unserer Gesellschaft lebenden Menschen, auszuhandeln, welche Zuständigkeiten und Verantwortlichkeiten für und von Pflege bestehen, welche Rolle Care und damit auch Spiritual Care in Zukunft spielen kann, und in welchem Verhältnis es zu anderen zentralen Aufgaben und Vorhaben unserer Gesellschaft stehen soll. Gesundheitsfachpersonen, die sich in Spiritual Care-Kompetenz weiterbilden und sich damit für eine ganzheitliche und wertschätzende Pflege qualifizieren wollen, benötigen die Anerkennung und Wertschätzung der Gesellschaft sowie entsprechende Rahmenbedingungen, welche ihnen ermöglichen, eine ebensolche Haltung einzunehmen.

Eng verbundenen mit der Würdigung von Care ist die Kritik an der oft als selbstverständlich geltenden weiblichen Care-Arbeit und damit der Themenkomplex zu Spiritual Care und Gender. Diese Herausforderung betrifft einerseits die Caregiver, z. B. bei der Frage nach der Gleichberechtigung und Aufgabenverteilung beim Caring, andererseits die Carereceiver, z. B. in Bezug auf die gendergleiche Nutzung von Spiritual Care. Die Entwicklungen der letzten Jahre lassen nämlich fragen, ob Spiritual Care ‚weiblich' ist, und ob in Zukunft Spiritual Care nur mehr von Frauen und für Frauen angeboten wird. Zunächst zur Klärung: Gender meint die geschlechtsspezifischen Unterschiede in Bezug auf Spiritual Care (Maidl 2021), insbesondere die vorherrschende Dominanz des weiblichen Geschlechts. Vor diesem Hintergrund sowie in Anbetracht der Diskussion um den richtigen deutschen Artikel für den englischen Begriff – der oder das Spiritual Care (Karle 2010; Peng-Keller 2020a) – könnte man meinen, dass es richtigerweise *die* Spiritual Care (femininer Artikel) heißen sollte. Dies gilt nicht nur, weil es im Deutschen *die* (Für-)Sorge heißt, sondern auch, weil das Konzept von Frauen geprägt wurde, zumeist von Frauen ausgeübt wird und auch größtenteils von Frauen in Anspruch genommen wird. Wie bei der Begriffsanalyse zu Care und Spiritual Care dargestellt, wurde die Care-Debatte vorwiegend von Frauen geführt und war es eine Frau – Cicely Saunders –, die maßgeblich zur Entwicklung von Spiritual Care beigetragen hat. Auch in der heutigen Zeit sind es immer mehr Frauen, die in den Gesundheits- und Sozialberufen tätig werden und die Tendenz ist weiter steigend, nicht nur in Bezug auf Pflegefachfrauen, sondern auch bei Ärztinnen, Sozialarbeiterinnen, Psychologinnen oder Seelsorgerinnen. Heller und Heller halten fest, dass quer durch die Kulturen zu verzeichnen ist, dass Lebensanfang und Lebensende in Frauenhänden liegen; sie sprechen daher von der Geburts- und Todeskompetenz von Frauen (Heller & Heller 2014: 119). Die Sorge für Schwangere, Gebärende, Sterbende und

Tote sowie die damit verbundene spirituelle Begleitung ist von jeher weiblich geprägt. Darüber hinaus zeigen empirische Befunde aus dem klinischen Kontext, dass diejenigen Carereceiver, die am ehesten von Spiritual Care profitieren, Patientinnen sind. Frauen haben nicht nur ein größeres Interesse an sinngebender Rückbindung und positiver Krankheitsdeutung, sondern sind auch stärker von den günstigen Auswirkungen von Religiosität und Spiritualität überzeugt (Büssing et al. 2005; Frick et al. 2021b). Wasner weist darauf hin, dass der Bedarf an spiritueller Fürsorge auch deshalb bei Frauen höher ist, weil diese älter werden und damit stärker von Armut, Alleinleben und -sterben bedroht sind (vgl. Wasner 2011a: 222). Unter Rückbezug auf verschiedene Studienergebnisse kommt die Autorin zu dem Schluss, dass Spiritualität für Patientinnen von größerer Bedeutung ist als für männliche Patienten (ebd.). Auf der anderen Seite kann Spiritual Care in Zukunft eine stärkere Rolle bei internationalen Gender-Fragen im medizinischen Bereich spielen, z. B., wenn Religion bestimmte Gender-Praktiken rechtfertigt – beispielsweise die Genitalverstümmelung bei Frauen oder die geschlechtsselektive Abtreibung – und sich für Frauenrechte stark machen. Auch in den beiden in dieser Arbeit durchgeführten Studien zeigte sich die Tendenz zu weiblichem Spiritual Care: Der Frauenanteil war sowohl unter allen Studierenden, die das Seminar belegten, als auch unter den Teilnehmenden der beiden empirischen Teilstudien deutlich höher als der der Männer. Insofern wird auch in Zukunft relevant bleiben, ob Spiritual Care ein weiblich geprägtes Fachgebiet ist und ob bevorzugt Frauen, d. h. weibliche Carereceiver, nach ihren spirituellen Bedürfnissen gefragt werden, oder ob der Fokus bewusst auf die männlichen Patienten gelegt wird, um diese verstärkt anzusprechen. Zudem stellt sich die Frage, wie männliche Studierende angesprochen werden können, um sich in Spiritual Care aus- und weiterzubilden, und welche Maßnahmen nötig sind, um nicht in eine genderdiskriminierende Haltung zu geraten und männliche Caregiver und -receiver aufgrund der weiblichen Dominanz im Care-Bereich zu vernachlässigen.

Ein weiteres Thema, das die klinische Arbeit im Allgemeinen sowie die Spiritual Care-Arbeit im Speziellen herausfordert, ist die Digitalisierung. Diese ist Teil der fortschreitenden Technisierung im Gesundheitswesen des 21. Jahrhunderts (Magin 2022b). Technische Errungenschaften ermöglichen nicht nur neue Behandlungsmethoden und den Einsatz neuer Technologien, z. B. Telemedizin, Pflegeroboter oder die elektronische Patientenakte, sie fordern auch eine immer stärker an Computer gekoppelte Arbeitsweise sowie den sensiblen Umgang mit Daten. Datenschutz und eine engmaschige Dokumentation nehmen einen immer größeren Raum ein, bei den ohnehin stetig zunehmenden administrativen Aufgaben, die Gesundheitsfachpersonen abzuarbeiten haben. Sie beanspruchen viele Ressourcen und fordern neue Kompetenzen, z. B. für die Umsetzung spezieller (Datenschutz-) Richtlinien, im Umgang mit Technik oder in Digitalisierung (Konttila et al. 2018).

Im Zusammenhang mit digitaler Dokumentation und der Sensibilität von intimen Daten ist das Thema Spiritualität besonders sensibel. Spiritual Care muss sich dieser Herausforderung stellen und sich damit auseinandersetzen, wie mit bestimmten Daten, z.B. mit Angaben zur Religionszugehörigkeit, umgegangen wird, wie bei der Dokumentation spiritueller Gespräche vorgegangen werden soll, ob Daten in der (digitalen) Patientenakte gespeichert und von anderen Behandlern eingesehen werden dürfen, oder ob eine spezielle Schweigepflicht für Spiritual Care gilt. Viele Patientinnen und Patienten wollen solche Informationen nicht in ihre Krankengeschichte einfließen lassen und könnten deshalb Spiritual Care ablehnen. Ob und wenn ja, wie die mit Spiritual Care verbundenen Daten dokumentiert werden können oder sollen, bleibt ein wichtiges und kontrovers diskutiertes Thema (Peng-Keller & Neuhold 2020).

Neben dem wachsenden Einfluss von Technik und der damit verbundenen Digitalisierung ist das heutige Gesundheitswesen auch von einer zunehmenden Ökonomisierung geprägt. Gewinnorientierter Klinikbetrieb läuft mehr und mehr apersonal sowie technisch-rational ab und lässt wenig Raum für spirituelle Anliegen von Patienten und Gesundheitsfachpersonen. Gespräche sind aufgrund des hohen Zeitdrucks ein knappes Gut und können von den ohnehin schon häufig unterbesetzten Teams selten angeboten werden. Gleichzeitig ist spirituelle Zuwendung auch auf gut besetzten Stationen nicht im Personalschlüssel vorgesehen und wird in den seltensten Fällen vom Krankenhausbudget gedeckt. Spiritual Care hingegen lebt vom persönlichen Gespräch, benötigt Zeit, um sich auf eine Begegnung einzulassen, sowie einen Raum, der frei von Gewinnorientierung ist. Um eine Implementierung von Spiritual Care-Kompetenz vor diesem Hintergrund rechtfertigen zu können, sind folgende Fragen zu klären: Ist Spiritual Care ein wirtschaftlich tragfähiges Konzept – oder handelt es sich um einen unbezahlbaren Luxus, den sich das Gesundheitssystem nicht leisten kann? Machen die Ökonomisierungstendenzen in den Kliniken eine ganzheitliche Patientenbehandlung unmöglich – oder kann Spiritual Care dem Streben nach Gewinnmaximierung und Kostenreduktion standhalten? Inwiefern kann sich die Rekrutierung und/oder Aus- und Weiterbildung von Spiritual Care-kompetentem Personal rentieren? Bei der Beschäftigung mit solchen Fragen ist die größte Gefahr, dass Spiritual Care im Zuge von Kostenkalkulationen untergeht und eingespart wird. Für Spiritual Care spricht jedoch, dass der Einbezug von Spiritualität für Krankenhäuser und andere Gesundheitseinrichtungen durchaus lukrativ sein kann. Da Kliniken vermehrt als Wirtschaftsunternehmen gesehen werden und im Wettbewerb um Patienten stehen, kann Spiritual Care ein Zusatzangebot sein, das als Alleinstellungsmerkmal dient. Ganzheitlichkeit, geistig-spirituelle Angebote oder Zertifizierungen hinsichtlich einer Spiritual Care-Basiskompetenz unter den Mitarbeitenden können die Wahl eines Patienten für oder gegen einen Behandlungsort beeinflussen und damit indirekt den Umsatz einer Klinik steigern. Generell zeigt sich mehr und mehr, dass Spiritualität – auch spirituell-esoterische Produkte, spirituelle Auszeiten oder Möglichkeiten für die Suche nach der eigenen Spiritualität – gewinnbringend vermarktet werden, und dass der Trend besteht, dies als Wirtschaftszweig zu nutzen. Bis zu einem gewissen Grad kann Spiritual Care hiervon profitieren und sowohl Entscheidungsträger als auch Personal für das Thema und den Ausbau von Kompetenzen gewinnen. Problematisch wird es nur, wenn Spiritualität als Mittel zu finanziellem Erfolg angepriesen wird und sich in der Kosten-Nutzen-Rechnung bezahlbar machen muss, ohne die nicht-messbaren Outcomes einzubeziehen. Die Theologin Karle hält dazu fest: Dass Spiritual Care dem Krankenhaus dient, und auch Kosten senken kann, sollte nicht eigens beabsichtigt werden, oder zur Leitorientierung werden (sodass Kliniken damit werben); dennoch darf das eine „sekundäre ‚Nebenwirkung'" sein (Karle 2018: 60). Unter Rückbezug auf Balboni und Kollegen kann sogar die These gewagt werden, eine Behandlung mit Spiritual Care würde im Endeffekt Kosten sparen (Balboni et al. 2011). Frick weist deshalb darauf hin, dass die Frage nach der Bezahlbarkeit von Spiritual Care umgekehrt gestellt werden sollte, und zwar wie viel Geld verbraucht wird, wenn Patienten in spiritueller Hinsicht vernachlässigt werden (Frick 2015). Gerade in den schwierigen Zeiten der COVID-19-Pandemie, die das Gesundheitswesen zu stemmen hat, drängt sich die Frage auf, welche Folgen und Folgekosten es mit sich bringt, wenn Patienten beispielsweise vorzeitig auf eine stärker überwachte Station verlegt werden müssen, weil sie hoffnungslos oder spirituell vereinsamt sind, wenn sie in Kontaktlosigkeit bleiben oder sogar allein sterben müssen. Hinsichtlich der Frage, inwiefern es einen (finanziellen) Anreiz gibt, Spiritual Care zu implementieren, kann noch einmal auf das Urteil des Sozialgerichts Karlsruhe hingewiesen werden, nach dem Spiritual Care bzw. seelsorgliche Gespräche unter die palliativmedizinische Komplexbehandlung fallen (SG Karlsruhe 2020). Es wäre wünschenswert, dass dieses Statement die Budget- und Personalplanung in Zukunft stärker beeinflusst und Kliniken Spiritual Care abrechnen können. Gesundheitsfachpersonen könnten es dann leichter haben, in Spiritual Care weitergebildet zu werden, oder sie könnten bei der Bewerberauswahl profitieren, wenn sie bereits in ihrer Ausbildung eine Qualifizierung in Spiritual Care durchlaufen haben. Zudem könnte von Klinikseite eine Grundkompetenz in Spiritual Care nicht nur erwünscht sein, sondern auch finanziell honoriert werden. All diese Fragen spielen eine wichtige Rolle, wenn es darum geht, Spiritual Care-Kompetenz zu verbessern und die Ausbildung in Spiritual Care zu fördern. Ihre Reflexion soll dazu beitragen, das Potenzial von Spiritual Care zu heben und es für Debatten, die sich mit der Wirtschaftlichkeit des Spiritual Care-Kompetenzausbaus auseinandersetzen, nutzbar zu machen.

Damit die genannten Herausforderungen überwunden und sie stärker als Chance denn als Gefahr gesehen werden können, bedarf es weiterer Überlegungen und Forschung, die sich damit auseinandersetzen, welche Implementierungsstrategie sich am besten bewährt, welche Ansätze zur Kompetenzvermittlung ausbaufähig sind und in welche Richtung sich Spiritual Care bewegen muss, um in Zukunft anschlussfähig zu bleiben.

VI Fazit

Die vorliegende Arbeit beschäftigt sich damit, wie die Spiritual Care-Kompetenz in der Ausbildung gestärkt werden kann und der in der Forschung vielfach nachgewiesene, unter Gesundheitsfachpersonen wahrgenommene Mangel an Spiritual Care-Kompetenz verringert sowie die Anwendung von Spiritual Care in der klinischen Praxis angebahnt werden kann. Als Ziel wurde formuliert, Spiritual Care-Kompetenz im Rahmen der Ausbildung von Gesundheitsfachpersonen zu beleuchten. Dies beinhaltet, Spiritual Care als Teil von ganzheitlicher Fürsorge verstehen zu lernen und die Relevanz der Ausbildung in Spiritual Care-Kompetenz für alle Gesundheits- und Sozialberufe aufzuzeigen. Dafür wurden zwei Untersuchungen durchgeführt, eine analytisch-konzeptionelle, die eine Begriffsklärung beinhaltet, und eine empirisch-anwendungsbezogene, für die zwei Studien der Verfasserin ausgewertet wurden. Um ein besseres Verständnis von Spiritual Care und der dazugehörenden Kompetenz zu bekommen, wurden in der ersten Untersuchung die vier Teilbegriffe von Spiritual Care-Kompetenz Care, Spiritualität, Spiritual Care und Kompetenz (in Spiritual Care) analysiert und jeweils ein zusammenfassendes Begriffsverständnis entwickelt sowie wichtige Bedeutungsdimensionen erarbeitet. In der zweiten Untersuchung zeigen die Ergebnisse der beiden empirischen Teilstudien, dass die wahrgenommene Spiritual Care-Kompetenz von Studierenden durch ein freiwilliges Online-Spiritual Care-Seminar verbessert werden kann. Aus den beiden Untersuchungen ergeben sich zentrale Einsichten rund um die Spiritual Care-Kompetenz, die sich in folgenden zehn Take Home Messages zusammenfassen lassen:

1 Existenzphilosophische Bedeutung von Care: Care/Sorge charakterisiert das menschliche Dasein, das von Grenzsituationen geprägt ist. Sich um einen hilfebedürftigen Menschen zu sorgen beinhaltet, ihn in seiner existenziellen Situation zu begleiten und die darin enthaltene spirituelle Dimension zu berücksichtigen.

2 Nicht-Symmetrie von Care: In Care-Beziehungen besteht eine Abhängigkeit, die von Seiten der Caregiver missbraucht werden kann. Es ist wichtig, dieses Machtgefälle regelmäßig zu reflektieren und die besondere Logik der Wechselseitigkeit bei Care bewusst zu halten.

3 Anthropologisches Verständnis von Spiritualität: Spiritualität ist die individuelle Suche nach Sinn, Verbundenheit und Transzendenz und ein wesentlicher Aspekt des Menschseins. Spiritualität kann explizit oder implizit wirken, zeitweise in den Hintergrund rücken oder ein bewusster und wichtiger Bestandteil des Lebens und der Gesundheit sein.

https://doi.org/10.1515/9783111384115-008

4 Angebotscharakter von Spiritual Care: Spiritual Care ist ein Angebot an alle Patientinnen und Patienten. Nichtsdestotrotz ist Spiritualität – aufgrund der Privatisierung dieses Themas und der Vorbehalte, die sich auf den Zusammenhang von Spiritualität und institutionalisierten Religionen richten – ein sensibles Thema im Gesundheitswesen. Es ist wichtig, der jeweiligen Person freizustellen, ob sie darüber ins Gespräch kommen möchte oder nicht.
5 Integration von Spiritual Care: Spiritual Care ist kein Add-on, das zur normalen Fürsorge der Gesundheitsprofessionen dazukommt, sondern eine Qualität von Care, die in die bestehende Arbeit aufgenommen werden kann. Insofern braucht Spiritual Care weniger einen eigenen, d. h. zusätzlichen Raum, sondern mehr einen Raum im Eigenen, im Sinne eines inneren Resonanzraums.
6 Kontinuität von Spiritual Care: Spiritual Care-Interventionen, z. B. ein spirituelles Assessment, können dazu verleiten, das Thema durch das Ausfüllen eines Fragebogens abzuarbeiten oder es bei einer einmaligen Abfrage zu belassen. Es ist wichtig, Spiritual Care als einen kontinuierlichen Prozess zu verstehen.
7 Charakteristika von Spiritual Care-Kompetenz: Spiritual Care-Kompetenz ist Relations- und Grenzsituationskompetenz. Sie umfasst Wissen, Fähigkeiten und Einstellungen im Umgang mit Grenzsituationen.
8 Entwicklungscharakter von Spiritual Care-Kompetenz: Als Ergänzung zum operationalisierbaren und bereits etablierten Begriff der Kompetenz hebt der Begriff der Formation auf die persönliche Reifung im Sinne eines Transformationsprozesses ab. Es ist wichtig, den Erwerb von Spiritual Care-Kompetenz als fortschreitende Persönlichkeitsformung zu verstehen.
9 Lehre von Spiritual Care-Kompetenz: Spiritual Care-Kompetenz kann gelehrt und durch ein spezifisches Lehrangebot gefördert werden. Empirische Ergebnisse zeigen, dass ein Online-Spiritual Care-Seminar die wahrgenommene Spiritual Care-Kompetenz, z. B. das Wissen über andere Religionen, die Dokumentationsfähigkeit oder die Offenheit für das Thema Spiritualität, verbessern kann.
10 Ausbau von Spiritual Care-Lehre: Im deutschsprachigen Raum gibt es noch wenige Spiritual Care-Angebote in Ausbildung und Studium. Es ist wichtig, Lernangebote zu schaffen und die Curricula in den Studiengängen von Gesundheits- und Sozialberufen entsprechend auszubauen.

Diese Arbeit möchte die Spiritual Care-Kompetenz beleuchten und zu einem besseren Verständnis von Spiritual Care-Kompetenz in der Ausbildung von Gesundheitsfachpersonen beitragen. Sie legt dar, was Spiritual Care-Kompetenz beinhaltet und bedeutet, und zeigt mit der Effektivitätsprüfung eines Online-Spiritual Care-Seminars, dass Online-Lehre in Spiritual Care ein niederschwelliger Zugang zum Thema Spiritualität im Gesundheitswesen sein und als Einstiegs-Angebot dienen kann, um künftige Gesundheitsfachpersonen in Spiritual Care-Kompetenz zu fördern. Ihre Ergebnisse und die daraus abgeleiteten Implikationen sind ein erster Schritt auf dem Weg zu mehr Spiritual Care-Kompetenz sowie zu Spiritual Care-informierter Ausbildung. Um den wahrgenommenen Mangel an Spiritual Care-Kompetenz unter Gesundheitsfachpersonen zu beseitigen, müssen viele weitere Schritte folgen. Darum gilt es, weiter daran zu arbeiten, dass Spiritualität im Gesundheitswesen enttabuisiert wird, dass Wissen darüber verbreitet wird, was Spiritual Care ist und sein kann, dass der Begriff – oder eine für den Kontext passende Umschreibung – in die klinische Alltagssprache Einzug findet, dass der Zugang zu Spiritual Care-Lehre erleichtert wird und dass Studierende und Auszubildende darin bestärkt werden, sich zu diesem Thema fortzubilden. Eine bereits in der Ausbildung beginnende Befähigung in Spiritual Care-Kompetenz kommt nicht nur den Studierenden und Auszubildenden selbst zugute – indem sie z. B. die Selbstsorge stärkt und Ressourcen aktiviert –, sowie den künftigen Patientinnen und Patienten und deren Angehörigen, die von einer ganzheitlichen Behandlung profitieren können, sondern wirkt sich auf alle im Gesundheitswesen tätigen Menschen aus – z. B. in Form von Arbeitszufriedenheit oder einer verbesserten Teamkultur.

Der Zweck dieser Arbeit wäre erfüllt, wenn ihre Lektüre dazu beigetragen hat, das Bewusstsein für die Bedeutung der spirituellen Dimension auf die Gesundheit, die Gesundwerdung und das Gesundsein zu schärfen sowie Möglichkeiten zu eröffnen, dementsprechend im klinischen Alltag zu handeln. Es wäre wünschenswert, auf diese Weise die Anwendungswahrscheinlichkeit von Spiritual Care unter den Gesundheitsfachpersonen der Zukunft zu erhöhen und dadurch einer Verbesserung der allgemeinen Care-Praxis in unserem Gesundheitssystem ein kleines Stück näher zu kommen.

Literatur

Abdulla A, Hossain M, Barla C (2019) Toward comprehensive medicine: Listening to spiritual and religious needs of patients. Gerontology and Geriatric Medicine 5: 1 – 6.

Aberer E (2014) Die spirituelle Dimension in der Betreuung von Patienten und Patientinnen mit chronischen Hauterkrankungen. In: Schaupp W, Platzer J, Kröll W (Hg.) Gesundheitssorge und Spiritualität im Krankenhaus. Innsbruck, AT: Tyrolia. 87 – 99.

ACOTE, Accreditation Council for Occupational Therapy Education (2020) Accreditation council for occupational therapy education (ACOTE®). Standards and interpretive guide (effective July 31, 2020) August 2021 interpretive guide version. (online). (Zuletzt geprüft am 7. Januar 2022), abrufbar unter https://acoteonline.org/download/4104/.

Afolayan JA (2018) A model for the integration of spiritual care into the nursing curriculum in Nigeria. University of the Western Cape, South Africa.

Allen M, Bayer K, Bland T, Emlund M (2019) Exploring nursing students' resilience and spirituality in an end-of-life care simulation. Präsentiert auf der Tagung „Creating Healthy Work Environments" der Sigma Theta Tau International Honor Society of Nursing. New Orleans, LA: http://hdl.handle.net/10755/16737. [Epub].

Alt-Epping B (2021) Spiritual Care im Medizinstudium. Ein Positionspapier. Spiritual Care 10: 308 – 312.

Altmeyer S, Woppowa J (2006) Spiritualität lernen. Katechetische Blätter 131: 440 – 446.

Anandarajah G, Hight E (2001) Spirituality and medical practice. American Family Physician 63: 81 – 88.

APA, American Psychiatric Association (2018) Diagnostisches und Statistisches Manual Psychischer Störungen DSM-5. Göttingen: Hogrefe.

Astrow AB, Kwok G, Sharma RK, Fromer N, Sulmasy DP (2018) Spiritual needs and perception of quality of care and satisfaction with care in hematology/medical oncology patients: A multicultural assessment. Journal of Pain and Symptom Management 55: 56 – 64.

Attard DJ, Ross DL, Weeks KW (2019) Developing a spiritual care competency framework for pre-registration nurses and midwives. Nurse Education in Practice 40: doi.org/10.1016/j.nepr.2019.07.010. [Epub].

Augustyn B (2011) Spiritual Care in der Pflege. In: Frick E, Roser T (Hg.) Spiritualität und Medizin: Gemeinsame Sorge für den kranken Menschen. Stuttgart: Kohlhammer. 162 – 165.

Aulenbacher B, Dammayr M (Hg.) (2014) Für sich und andere sorgen: Krise und Zukunft von Care in der modernen Gesellschaft. Weinheim: Beltz Juventa.

Aulenbacher B, Riegraf B, Theobald H (Hg.) (2014) Sorge: Arbeit, Verhältnisse, Regime: Care: work, relations, regimes. Baden-Baden: Nomos.

Baier K (2006a) Unterwegs zu einem anthropologischen Begriff der Spiritualität. In: Baier K, Sinkovits J (Hg.) Spiritualität und moderne Lebenswelt. Wien, AT: LIT. 21 – 42.

Baier K (Hg.) (2006b) Handbuch Spiritualität: Zugänge, Traditionen, interreligiöse Prozesse. Darmstadt: WBG.

Baier K (2012) Philosophische Anthropologie der Spiritualität. Spiritual Care 1: 24 – 31.

Baines M (1990) Tackling total pain. Hospice and palliative care: an interdisciplinary approach. London, GB: Edward Arnold. 26 – 38.

Balboni MJ, Balboni TA (2019a) What hinders spiritual care? Empirical explanations. In: Hostility to hospitality: Spirituality and professional socialization within medicine. Oxford, NY: Oxford Univ. Press. 69 – 88.

Balboni MJ, Balboni TA (2019b) Hostility to hospitality: Spirituality and professional socialization within medicine. Oxford, NY: Oxford Univ. Press.

https://doi.org/10.1515/9783111384115-009

Balboni TA, Balboni MJ, Paulk ME, Phelps AC, Wright AA, Peteet JR, Block SD, Lathan C, Van der Weele T, Prigerson HG (2011) Support of cancer patients' spiritual needs and associations with medical care costs at the end of life. Cancer 117: 5383 – 5391.
Balboni TA, Paulk ME, Balboni MJ, Phelps AC, Loggers ET, Wright AA, Block SD, Lewis EF, Peteet JR, Prigerson HG (2010) Provision of spiritual care to patients with advanced cancer: Associations with medical care and quality of life near death. Journal of Clinical Oncology 28: 445 – 452.
Balboni TA, Vanderwerker LC, Block SD, Paulk ME, Lathan CS, Peteet JR, Prigerson HG (2007) Religiousness and spiritual support among advanced cancer patients and associations with end-of-life treatment preferences and quality of life. Journal of Clinical Oncology 25: 555 – 560.
Baldacchino DR (2006) Nursing competencies for spiritual care. Journal of Clinical Nursing 15: 885 – 896.
Baldacchino DR (2010) Spiritual care: Being in doing. Malta, MT: Preca Library.
Barbosa EA (2019) Manual prático de disfagia para home care. Rio de Janeiro, BR: Thieme Revinter Publicações LTDA.
Barnes M, Brannelly T, Ward L, Ward N (2015) Ethics of care: Critical advances in international perspective. Bristol, GB: Policy Press.
Barnett KG, Fortin AH (2006) Spirituality and medicine. Journal of General Internal Medicine 21: 481 – 485.
Bar-Sela G, Schultz MJ, Elshamy K, Rassouli M, Ben-Arye E, Doumit M, Gafer N, Albashayreh A, Ghrayeb I, Turker I, Ozalp G, Kav S, Fahmi R, Nestoros S, Ghali H … Silbermann M (2019) Training for awareness of one's own spirituality: A key factor in overcoming barriers to the provision of spiritual care to advanced cancer patients by doctors and nurses. Palliative & Supportive Care 17: 345 – 352.
Bayer B, Blümke D, Hug G, Kurzke K, Wahl U (2018) Sterbende begleiten lernen: Das Celler Modell zur Qualifizierung Ehrenamtlicher für die Hospizarbeit. Gütersloh: Guetersloher Verlagshaus.
Behrendt-Höhne M, Donath-Kress B, Hillermann B, Russmann H (2017) Spirituelle Begleitung: Befähigungskurs für Mitarbeitende in der Hospiz- und Palliativversorgung – ein Curriculum. Esslingen/N.: Hospiz Verlag.
Bélanger B, Beauregard L, Bélanger M, Bergeron C (2020) The Quebec model of recording spiritual care: Concepts and guidelines. In: Peng-Keller S, Neuhold D (Hg.) Charting spiritual care: The emerging role of chaplaincy records in global health care. Cham, CH: Springer. 53 – 78.
Best M, Butow P, Olver I (2015) Do patients want doctors to talk about spirituality? A systematic literature review. Patient Education and Counseling 98: 1320 – 1328.
Best M, Leget C, Goodhead A, Paal P (2020) An EAPC white paper on multi-disciplinary education for spiritual care in palliative care. BMC Palliative Care 19: 1 – 9.
BMBF, Bundesministerium für Bildung und Forschung, KMK, Kultusministerkonferenz (2011) DQR–Deutscher Qualifikationsrahmen für lebenslanges Lernen, verabschiedet vom Arbeitskreis Deutscher Qualifikationsrahmen (AK DQR) am 22. März 2011. (online). (Zuletzt geprüft am 7. Februar 2022), abrufbar unter https://www.fibaa.org/fileadmin/redakteur/pdf/ZERT/Der_Deutsche_Qualifikationsrahmen_fue_lebenslanges_Lernen.pdf.
Bohlen S (2019) Erkenne Dich selbst!? Die Grenzsituation der Begegnung mit dem anderen Menschen. In: Frick E, Maidl L (Hg.) Spirituelle Erfahrung in philosophischer Perspektive. Berlin: DeGruyter. 261 – 275.
Bolle G-F (2015) Spiritualität in der Begleitung von Menschen mit Demenz: Ein existenzanalytischer Ansatz. Spiritual Care 4: 104 – 113.
Boothe B, Frick E (2017) Spiritual Care: Über das Leben und Sterben. Zürich, CH: Orell Füssli.

Borasio GD (2011) Spiritualität in Palliativmedizin/Palliative Care. In: Frick E, Roser T (Hg.) Spiritualität und Medizin: Gemeinsame Sorge für den kranken Menschen. Stuttgart: Kohlhammer. 112 – 118.

Borasio GD (2014) Spiritual Care: Eine Aufgabe für den Arzt? In: Noth I, Kohli Reichenbach C (Hg.) Palliative und Spiritual Care: Aktuelle Perspektiven in Medizin und Theologie. Zürich, CH: TVZ. 117 – 127.

Boschki R, Woppowa J (2006) Kann man Spiritualität didaktisieren? Bildungstheoretische und beziehungsorientierte Grundlegungen spirituellen Lehrens und Lernens. In: Christliche Spiritualität lehren, lernen und leben. Göttingen: V&R unipress. 67 – 84.

Bourgault S, Pulcini E (2018) Emotions and care: Interdisciplinary perspectives. Leuven, BE: Peeters.

Bozzaro C, Frede U (2018) Chronischer Schmerz als Sinnkrise. Spiritual Care 7: 263 – 270.

Bradshaw A (1997) Teaching spiritual care to nurses: An alternative approach. International Journal of Palliative Nursing 3: 51 – 57.

Bruce JC (2018) Nursing in the 21st century – challenging its values and roles. Professional Nursing Today 22: 44 – 48.

Brucker CM (1990) Moralstrukturen: Grundlagen der Care-Ethik. Weinheim: Deutscher Studien Verlag.

Bubeck DG (2002) Justice and the labor of care. In: Kittay EF, Feder EK (Hg.) The subject of care: Feminist perspectives on dependency. Lanham, MD: Rowman & Littlefield Publishers. 160 – 185.

Bucher AA (2014a) Entwicklung von Spiritualität. In: Psychologie der Spiritualität: Handbuch. Weinheim: Beltz. 70 – 112.

Bucher AA (2014b) Psychologie der Spiritualität: Handbuch. Weinheim: Beltz.

Bürgi D (2012) Spiritualität in der Pflege – ein existentieller Zugang. Spiritual Care 1: 10 – 23.

Bürgi D, Frick E (2017) Spiritual Care. In: Steffen-Bürgi B, Schärer-Santschi E, Staudacher D, Monteverde S (Hg.) Lehrbuch Palliative Care. Bern, CH: Hogrefe. 522 – 529.

Burkhart L, Schmidt L, Hogan N (2011) Development and psychometric testing of the spiritual care inventory instrument. Journal of Advanced Nursing 67: 2463 – 2472.

Burnard P (1998) Sexuality: The last two taboos in community nursing. Journal of Community Nursing 12: 4 – 7.

Büssing A (2009) Spiritual needs questionnaire (SpNQ). (online). (Zuletzt geprüft am 18. Januar 2022), abrufbar unter https://www.uni-wh.de/fileadmin/user_upload/03_G/07_Humanmedizin/04_Professuren/Lebensqualitaet__Spiritualitaet_und_Coping/q_ spirit/SpNQ_data_sheet.pdf.

Büssing A (2010) Spirituality as a resource to rely on in chronic illness: The SpREUK questionnaire. Religions 1: 9 – 17.

Büssing A (2019) Measuring spirituality and religiosity in health research. In: Lucchetti G, Prieto Peres MF, Damiano RF (Hg.) Spirituality, religiousness and health: From research to clinical practice. Cham, CH: Springer. 11 – 31.

Büssing A (Hg.) (2021) Spiritual needs in research and practice: The spiritual needs questionnaire as a global resource for health and social care. Cham, CH: Palgrave Macmillan.

Büssing A, Ostermann T, Matthiessen PF (2005) Spirituelle Bedürfnisse krebskranker Menschen. Deutsche Zeitschrift für Onkologie 37: 13 – 22.

Büssing A, Recchia DR, Koenig H, Baumann K, Frick E (2018) Factor structure of the spiritual needs questionnaire (SpNQ) in persons with chronic diseases, elderly and healthy individuals. Religions 9: 1 – 11.

Cadge W, Bandini J (2015) The evolution of spiritual assessment tools in healthcare. Society 52: 430 – 437.

Cadge W, Stroud IE, Palmer PK, Fitchett G, Haythorn T, Clevenger C (2020) Training chaplains and spiritual caregivers: The emergence and growth of chaplaincy programs in theological education. Pastoral Psychology 69: 187 – 208.

Caldeira S, Carvalho EC, Vieira M (2013) Spiritual distress – proposing a new definition and defining characteristics. International Journal of Nursing Knowledge 24: 77 – 84.

Callahan AM (2015) Key concepts in spiritual care for hospice social workers: How an interdisciplinary perspective can inform spiritual competence. Social Work and Christianity 42: 43 – 62.

Campinha-Bacote J (2002) The process of cultural competence in the delivery of healthcare services: A model of care. Journal of Transcultural Nursing 13: 181 – 184.

Cancian FM, Oliker SJ (2000) Caring and gender. Walnut Creek, CA: Rowman & Littlefield.

Cardona Suárez LF, Chamorro Muñoz AN (2019) Krankheit als existenzielle Erfahrung. Der hermeneutische Weg der Beziehung zwischen Krankheit und Spiritualität. In: Frick E, Maidl L (Hg.) Spirituelle Erfahrung in philosophischer Perspektive. Berlin: DeGruyter. 3 – 16.

Carey LB, Cohen J (2015) The utility of the WHO ICD-10-AM pastoral intervention codings within religious, pastoral and spiritual care research. Journal of Religion and Health 54: 1772 – 1787.

CASC/ACSS, Canadian Association for Spiritual Care/Association canadienne de soins spirituels (2022) CASC/ACSS. Canadian association for spiritual care. (online). (Zuletzt geprüft am 7. Januar 2022), abrufbar unter https://spiritualcare.ca/.

Chandramohan S, Bhagwan R (2015) Spirituality and spiritual care in in the context of nursing education in South Africa. Curationis 38: 1471 – 1486.

Cherry C (1997) Health care, human worth and the limits of the particular. Journal of Medical Ethics 23: 310 – 314.

Chilian L (2017) Der Care-Begriff in Spiritual Care. Spiritual Care 6: 183 – 190.

Chilian L (2018) Care-Ethik/Care-Ethics. Online Ethik-Lexikon des Netzwerks „Ethik in der ELKB“. (online). (Zuletzt geprüft am 4. Januar 2022), abrufbar unter https://www.ethik-evangelisch.de/lexikon/care-ethikcare-ethics.

Chirico F (2016) Spiritual well-being in the 21st century: It’s time to review the current WHO’s health definition. Journal of Health and Social Sciences 1: 11 – 16.

Chung LYF, Wong FKY, Chan MF (2007) Relationship of nurses’ spirituality to their understanding and practice of spiritual care. Journal of Advanced Nursing 58: 158 – 170.

Clark CC, Hunter J (2019) Spirituality, spiritual well-being, and spiritual coping in advanced heart failure: Review of the literature. Journal of Holistic Nursing 37: 56 – 73.

Clarke J (2009) A critical view of how nursing has defined spirituality. Journal of Clinical Nursing 18: 1666 – 1673.

Cobb MR, Puchalski CM, Rumbold B (Hg.) (2012) Oxford textbook of spirituality in healthcare. Oxford, NY: Oxford Univ. Press.

Conradi E (2001) Take Care: Grundlagen einer Ethik der Achtsamkeit. Frankfurt/M.: Campus.

Conradi E (2016) Die Ethik der Achtsamkeit zwischen Philosophie und Gesellschaftstheorie. In: Conradi E, Vosman F (Hg.) Praxis der Achtsamkeit: Schlüsselbegriffe der Care-Ethik. Frankfurt/M.: Campus. 53 – 86.

Conradi E, Vosman F (Hg.) (2016) Praxis der Achtsamkeit: Schlüsselbegriffe der Care-Ethik. Frankfurt/M.: Campus.

Cooper D, Aherne M, Pereira J (2010) The competencies required by professional hospice palliative care spiritual care providers. Journal of Palliative Medicine 13: 869 – 875.

Coors M (2020) Seelsorgliche Verschwiegenheitspflicht und Dokumentation. Theologisch-ethische Annäherung an eine Professionsethik der Seelsorge. In: Peng-Keller S, Neuhold D, Kunz R,

Schmitt H (Hg.) Dokumentation als seelsorgliche Aufgabe. Elektronische Patientendossiers im Kontext von Spiritual Care. Zürich, CH: TVZ. 153 – 199.

Cressey RW, Winbolt-Lewis M (2000) The forgotten heart of care: A model of spiritual care in the national health service. Accident and Emergency Nursing 8: 170 – 177.

Daaleman TP, Nease Jr DE (1994) Patient attitudes regarding physician inquiry into spiritual and religious issues. Journal of Family Practice 39: 564 – 569.

DBSH, Deutscher Berufsverband für Soziale Arbeit e.V. (2014) Berufsethik des DBSH. Ethik und Werte. Forum Sozial. Die Berufliche Soziale Arbeit 4: 1 – 44. (online). (Zuletzt geprüft am 28. Januar 2022), abrufbar unter https://www.dbsh.de/media/dbsh-www/redaktionell/pdf/ Sozialpolitik/DBSH-Berufsethik-2015-02-08.pdf.

DBSH, Deutscher Berufsverband für Soziale Arbeit e.V. (2016) Deutschsprachige Definition Sozialer Arbeit des Fachbereichstag Soziale Arbeit und DBSH. (online). (Zuletzt geprüft am 5. Januar 2022), abrufbar unter https://www.dbsh.de/media/dbsh-www/redaktionell/bilder/Profession/20161114_Dt_Def_Sozialer_Arbeit_FBTS_DBSH_01.pdf.

De Diego Cordero R, Lucchetti G, Fernández-Vazquez A, Badanta-Romero B (2019) Opinions, knowledge and attitudes concerning „spirituality, religiosity and health" among health graduates in a Spanish university. Journal of Religion and Health 58: 1 – 13.

De Rezende-Pinto A, Schumann CSC, Moreira-Almeida A (2019) Spirituality, religiousness and mental health: Scientific evidence. In: Lucchetti G, Prieto Peres MF, Damiano RF (Hg.) Spirituality, religiousness and health: From research to clinical practice. Cham, CH: Springer. 69 – 86.

Delaney HD, Miller WR, Bisonó AM (2007) Religiosity and spirituality among psychologists: A survey of clinician members of the American Psychological Association. Professional Psychology: Research and Practice 38: 538 – 546.

Delgado-Guay MO, Parsons HA, Hui D, De la Cruz MG, Thorney S, Bruera E (2013) Spirituality, religiosity, and spiritual pain among caregivers of patients with advanced cancer. American Journal of Hospice and Palliative Medicine 30: 455 – 461.

Denney RM, Aten JD, Gingrich FC (2008) Using spiritual self-disclosure in psychotherapy. Journal of Psychology and Theology 36: 294 – 302.

DeYoung S (1986) Spiritual care and the unprepared nurse. Journal of Christian Nursing 3: 32.

DGP, Deutsche Gesellschaft für Palliativmedizin (2007) Spirituelle Begleitung in der Palliativversorgung: Konzept des Arbeitskreises Spirituelle Begleitung der Deutschen Gesellschaft für Palliativmedizin. (online). (Zuletzt geprüft am 7. Januar 2022), abrufbar unter www.dgpalliativmedizin.de/images/stories/pdf/fachkompetenz/070709%20Spirituelle%20Begl%20in%20Pm%20070510.pdf.

DGP, Deutsche Gesellschaft für Palliativmedizin (2017) Kompetenzbasierte berufsgruppenunabhängige Matrix zur Erstellung von Curricula für die Weiterbildung curricularer Bildungsinhalte in Palliative Care/Palliativmedizin (KoMPaC). Bonn: Pallia Med Verlag. (online). (Zuletzt geprüft am 7. Januar 2022), abrufbar unter https://www.dgpalliativmedizin.de/images/KoMPaC_webversion.pdf.

DGP, Deutsche Gesellschaft für Palliativmedizin (2012) DGP-Stellungnahme vom 9. 5. 12 zur Relevanz des seelsorgerischen Beitrags zur palliativmedizinischen Komplexbehandlung. (online). (Zuletzt geprüft am 28. Oktober 2021), abrufbar unter https://www.dgpalliativmedizin.de/category/20-stellungnahmen-2012.html?download=168.

DGP, Deutsche Gesellschaft für Palliativmedizin (2019) Stellungnahme der DGP für Palliativmedizin/Sektion Seelsorge. (online). (Zuletzt geprüft am 3. November 2021), abrufbar unter https://www.dgpalliativmedizin.de/images/20190715_Stellungnahme_DGP_Sektion_Seelsorge_SG-Urteil_Karlsruhe.pdf.

DGP, Deutsche Gesellschaft für Palliativmedizin (2021) Stellungnahme der Deutschen Gesellschaft für Palliativmedizin (DGP). (online). (Zuletzt geprüft am 7. Juni 2022), abrufbar unter https://www.dgpalliativmedizin.de/images/Stellungnahme_DGP_Seelsorge_200217.pdf.

Dhiman L, Rettig H (Hg.) (2017) Spiritualität und Religion: Perspektiven für die Soziale Arbeit. Weinheim: Beltz Juventa.

Dietrich C, Uhlendorf N (2020) Einleitung. In: Dietrich C, Uhlendorf N, Beiler F, Sanders O (Hg.) Anthropologien der Sorge im Pädagogischen. Weinheim: Juventa. 9 – 15.

Dingler C (2016) Relationale Subjektivität – Zur Theoriegeschichte der Care-Ethik. In: Conradi E, Vosman F (Hg.) Praxis der Achtsamkeit: Schlüsselbegriffe der Care-Ethik. Frankfurt/M.: Campus. 93 – 113.

Dudenredaktion (o.J.) „Kompetenz" auf Duden online. (online). (Zuletzt geprüft am 10. Februar 2022), abrufbar unter https://www.duden.de/rechtschreibung/Kompetenz.

EAPC, European Association for Palliative Care (2022) EAPC reference group on spiritual care. (online). (Zuletzt geprüft am 7. Januar 2022), abrufbar unter https://www.eapcnet.eu/eapc-groups/reference/spiritual-care.

Ebertz MN (2005) „Spiritualität" im Christentum und darüber hinaus. Soziologische Vermutungen zur Hochkonjunktur eines Begriffs. Zeitschrift für Religionswissenschaft 13: 193 – 208.

Ehman JW (2018) References to spirituality, religion, beliefs, and cultural diversity in the Joint Commission's comprehensive accreditation manual for hospitals, as of the January 13, 2018 edition. (online). (Zuletzt geprüft am 24. November 2019), abrufbar unter http://www.uphs.upenn.edu/pastoral/resed/JCAHOrefs.pdf.

Ehman JW, Ott BB, Short TH, Ciampa RC, Hansen-Flaschen J (1999) Do patients want physicians to inquire about their spiritual or religious beliefs if they become gravely ill? Archives of Internal Medicine 159: 1803 – 1806.

Ellman MS, Schulman-Green D, Blatt L, Asher S, Viveiros D, Clark J, Bia M (2012) Using online learning and interactive simulation to teach spiritual and cultural aspects of palliative care to interprofessional students. Journal of Palliative Medicine 15: 1240 – 1247.

Engel GL (1977) The need for a new medical model: A challenge for biomedicine. Science 196: 129 – 136.

EPICC Network (2022) EPICC–enhancing nurses' and midwives' competence in providing spiritual care through innovative education and compassionate care. (online). (Zuletzt geprüft am 3. Januar 2022), abrufbar unter http://blogs.staffs.ac.uk/epicc/.

European Commission (2022) The European qualifications framework. (online). (Zuletzt geprüft am 7. Januar 2022), abrufbar unter https://europa.eu/europass/en/european-qualifications-framework-eqf.

Eyland I, Leblanc S (2019) Comprendre l'activité des infirmiers libéraux: Légitimation de gestes professionnels liés au care dans une visée formative. Activités 16: 1 – 29.

Farahaninia M, Abasi M, Seyedfatemi N, JafarJalal E, Haghani H (2018) Nurses' attitudes towards spiritual care and spiritual care practices. Journal of Client-Centered Nursing Care 4: 61 – 68.

Feinendegen N, Höver G, Schaeffer A, Westerhorstmann K (Hg.) (2014) Menschliche Würde und Spiritualität in der Begleitung am Lebensende: Impulse aus Theorie und Praxis. Würzburg: Königshausen & Neumann.

Feinendegen N, Schaeffer A (2014) Spiritualität – Grundzüge eines anthropologischen Verständnisses. In: Feinendegen N, Höver G, Schaeffer A, Westerhorstmann K (Hg.) Menschliche Würde und Spiritualität in der Begleitung am Lebensende: Impulse aus Theorie und Praxis. Würzburg: Königshausen & Neumann. 163 – 189.

FISG, Forschungsinstitut für Spiritualität und Gesundheit (2022) Wahlpraktikum „Medizin und Spiritualität". (online). (Zuletzt geprüft am 9. Januar 2022), abrufbar unter https://www.rish.ch/de/veranstaltungen/wahlpraktika.
Fish S, Shelly JA (1982) Ein Kranker braucht mehr als Tabletten: Das helfende Gespräch am Krankenbett. Wuppertal: Brockhaus.
Fitchett G, Damen A, Holmes C, Kestenbaum A, Nolan S (2019) Spiritual care: The role of health care chaplaincy. In: Lucchetti G, Prieto Peres MF, Damiano RF (Hg.) Spirituality, religiousness and health: From research to clinical practice. Cham, CH: Springer. 183–206.
Fluellen SJ (2007) Development of the spiritual and religious competency assessment (SARCA): An instrument to measure competency in supervisees. Oklahoma State University, Oklahoma, OK.
Fondazione Maruzza Onlus (2015) Religions of the world charter for chidren's palliative care. (online). (Zuletzt geprüft am 13. Juni 2019), abrufbar unter http://religionsworldcharter.maruzza.org/downloads/Carta_eng.pdf.
Foucault M (1984) Histoire de la sexualité, III: Le souci de soi. Paris, FR: Gallimard.
Foucault M (1985a) Hermeneutik des Subjekts. Vorlesung am Collège de France (1982). In: Becker H, Wolfstetter L (Hg.) Freiheit und Selbstsorge: Interview 1984 u. Vorlesung 1982. Frankfurt/M.: Materialis. 32–60.
Foucault M (1985b) Freiheit und Selbstsorge. Gespräch mit Michel Foucoult am 20. Januar 1984. In: Becker H, Wolfstetter L (Hg.) Freiheit und Selbstsorge: Interview 1984 u. Vorlesung 1982. Frankfurt/M.: Materialis. 9–28.
Foucault M (1985c) Freiheit und Selbstsorge. Interview 1984 u. Vorlesung 1982. Frankfurt/M.: Materialis.
Foucault M (1986) Sexualität und Wahrheit. Dritter Band: Die Sorge um sich. Frankfurt/M.: Suhrkamp.
Foucault M (2001a) Cours du 27 janvier 1982. Première heure. In: Gros F (Hg.) L'herméneutique du sujet: Cours au collège de France. 1981–1982. Paris, FR: Seuil. 121–143.
Foucault M (2001b) Cours du 6 janvier 1982. Première heure. In: Gros F (Hg.) L'herméneutique du sujet: Cours au collège de France. 1981–1982. Paris, FR: Seuil. 3–26.
Foucault M (2004a) Vorlesung vom 27. Januar 1982. Erste Stunde. In: Hermeneutik des Subjekts: Vorlesung am Collège de France (1981/82). Frankfurt/M.: Suhrkamp. 164–192.
Foucault M (2004b) Vorlesung vom 6. Januar 1982. Erste Stunde. In: Hermeneutik des Subjekts: Vorlesung am Collège de France (1981/82). Frankfurt/M.: Suhrkamp. 15–45.
Frankfurt HG (1988) The importance of what we care about. In: The importance of what we care about. Philosophical essays. Cambridge, MA: Cambridge Univ. Press. 80–94.
Frankfurt HG (1998a) On caring. In: Necessity, volition, and love. Cambridge, MA: Cambridge Univ. Press. 155–180.
Frankfurt HG (1998b) Some thoughts about caring. Ethical Perspectives 5: 3–14.
Frankl VE (1980) Der Mensch vor der Frage nach dem Sinn. München: Piper.
Frankl VE (1981) Das Leiden am sinnlosen Leben. Freiburg: Herder.
Freise J, Khorchide M (2017) Bedeutung von Spiritualität im Christentum und Islam für die Soziale Arbeit. In: Dhiman L, Rettig H (Hg.) Spiritualität und Religion: Perspektiven für die Soziale Arbeit. Weinheim: Beltz Juventa. 16–42.
Freund H, Böhringer S, Utsch M, Hauth I (2018) Religiosität und Spiritualität in der Facharztweiterbildung. Der Nervenarzt 89: 539–545.
Frick E (2009) Spiritual Care – nur ein neues Wort. Lebendige Seelsorge 4: 233–236.

Frick E (2011a) Spiritual Care in der Psychosomatischen Anthropologie. In: Frick E, Roser T (Hg.) Spiritualität und Medizin: Gemeinsame Sorge für den kranken Menschen. Stuttgart: Kohlhammer. 104 – 111.

Frick E (2011b) Spiritual Care in der Humanmedizin: Profilierung und Vernetzung. In: Klein C, Berth H, Balck F (Hg.) Gesundheit – Religion – Spiritualität: Konzepte, Befunde und Erklärungsansätze. Weinheim: Juventa. 407 – 420.

Frick E (2012) Wie arbeitet Spiritual Care? Spiritual Care 3: 68 – 73.

Frick E (2014a) Spiritual Care. Eine neue Querschnittsaufgabe entsteht. In: Schaupp W, Platzer J, Kröll W (Hg.) Gesundheitssorge und Spiritualität im Krankenhaus. Innsbruck, AT: Tyrolia. 55 – 67.

Frick E (2014b) Pausen und Noten. Spiritual Care kann bei Pflegern und Ärztinnen für Entlastung sorgen. Zeitzeichen 15: 16 – 18.

Frick E (2015) Was kostet Spiritual Care? Stimmen der Zeit 2: 73 – 74.

Frick E (2017a) Was ist spirituell an der Medizin? Spiritual Care 6: 233 – 235.

Frick E (2017b) Spiritual care – how does it work? Spiritual Care 6: 223 – 224.

Frick E (2018) Gemeinsam in den Spiegel schauen. Spirituelle Ressourcen und Nöte bei Hospizgästen und beim Pflegeteam. Spiritual Care 7: 207 – 213.

Frick E (2020a) Unterwegs zum Facharzt für Spirituelle Medizin? Entwurf eines medizinisch-therapeutischen Spiritual Care-Modells zwischen Professionalisierung und Deprofessionalisierung. Spiritual Care 9: 137 – 147.

Frick E (2020b) Spiritual Care in Containment-Zeiten: Spiritual Care in containment times. Spiritual Care 9: 235 – 243.

Frick E (2021) Selbstsorge. In: Frick E, Hilpert K (Hg.) Spiritual Care von A bis Z. Berlin: DeGruyter. 304 – 307.

Frick E (2022) Professur für Spiritual Care und psychosomatische Gesundheit. (online). (Zuletzt geprüft am 13. April 2022), abrufbar unter https://spiritualcare.de/.

Frick E, Anneser J (2017) Total Pain. Spiritual Care 6: 349 – 350.

Frick E, Bausewein C (2014) Sterbende begleiten. Spirituelle Perspektiven und ärztliches Handeln. In: Feinendegen N, Höver G, Schaeffer A, Westerhorstmann K (Hg.) Menschliche Würde und Spiritualität in der Begleitung am Lebensende: Impulse aus Theorie und Praxis. Würzburg: Königshausen & Neumann. 425 – 435.

Frick E, Büssing A (2019) Säkulare Spiritualitäten. Spiritual Care 9: 1 – 2.

Frick E, Büssing A, Recchia DR, Härtl K, Beivers A, Wapler C, Dodt C (2021b) Spirituelle Bedürfnisse von Patienten eines Notfallzentrums. Medizinische Klinik-Intensivmedizin und Notfallmedizin 116: 245 – 253.

Frick E, Maidl L (Hg.) (2019) Spirituelle Erfahrung in philosophischer Perspektive. Berlin: De- Gruyter.

Frick E, Ohls I, Stotz-Ingenlath G, Utsch M (Hg.) (2018) Fallbuch Spiritualität in Psychotherapie und Psychiatrie. Göttingen: Vandenhoeck & Ruprecht.

Frick E, Peng-Keller S (2017) „Spiritual Care“ im Plural. Spiritual Care 6: 151 – 152.

Frick E, Roser T (2011) Spiritualität und Medizin: Gemeinsame Sorge für den kranken Menschen. Stuttgart: Kohlhammer.

Frick E, Roser T (2018) „Struggles are not necessarily destructive or dangerous“: The Wasan Island talk with Kenneth I. Pargament. Spiritual Care 7: 215 – 218.

Frick E, Schießl A (2015) Resilienz im ärztlichen Berufsalltag fördern. Zeitschrift für medizinische Ethik 61: 47 – 55.

Frick E, Theiss M, Recchia DR, Büssing A (2019) Validierung einer deutschsprachigen Spiritual Care-Kompetenz-Skala. Spiritual Care 8: 193 – 207.

Frick E, Weber S, Borasio G (2002) SPIR–Halbstrukturiertes klinisches Interview zur Erhebung einer „spirituellen Anamnese“. (online). (Zuletzt geprüft am 28. Januar 2022), abrufbar unter https://ilearn.th-deg.de/pluginfile.php/301716/mod_book/chapter/4781/Leitfaden%20SPIR.pdf.

Frick E, Ziemer P, Heres S, Ableidinger K, Pfitzer F, Büssing A (2021a) Spirituelle Kompetenz in Psychiatrie und Psychotherapie – Hindernisse und Erfolgsfaktoren. Der Nervenarzt 92: 479 – 486.

Friedl M (2019) Heimatlosigkeit und spirituelle Suche – eine philosophisch-anthropologische Reflexion. In: Frick E, Maidl L (Hg.) Spirituelle Erfahrung in philosophischer Perspektive. Berlin: DeGruyter. 17 – 32.

Führer M, Sommerauer C, Roser T (2011) Kinderheilkunde: Spirituelle Begleitung sterbender Kinder und ihrer Familien. In: Frick E, Roser T (Hg.) Spiritualität und Medizin: Gemeinsame Sorge für den kranken Menschen. Stuttgart: Kohlhammer. 139 – 156.

Gamondi C, Larkin P-J, Payne S (2013a) Core competencies in palliative care: An EAPC white paper on palliative care education – part 1. European Journal of Palliative Care 20: 86 – 91.

Gamondi C, Larkin P-J, Payne S (2013b) Core competencies in palliative care: An EAPC white paper on palliative care education – part 2. European Journal of Palliative Care 20: 140 – 145.

Gärtner S (2015) Seelsorge wird Spiritual Care vs. Spiritual Care und Seelsorge. Spiritual Care 4: 202 – 214.

Gehlen A (1940/93) Der Mensch: Seine Natur und seine Stellung in der Welt. Frankfurt/M.: Klostermann.

George PP, Papachristou N, Belisario JM, Wang W, Wark PA, Cotic Z, Rasmussen K, Sluiter R, Riboli – Sasco E, Car LT, Musulanov EM, Molina JA, Heng BH, Zhang Y, Wheeler EL, Al Shorbaji N, Majeed A, Car J (2014) Online eLearning for undergraduates in health professions: A systematic review of the impact on knowledge, skills, attitudes and satisfaction. Journal of Global Health 4: 1 – 17.

Giese C (2016) Spiritualität in der Pflege. Spiritual Care 5: 215 – 219.

Giezendanner S, Jung C, Banderet H-R, Otte IC, Gudat H, Haller DM, Elger BS, Zemp E, Bally K (2017) General practitioners' attitudes towards essential competencies in end-of-life care: A cross-sectional survey. PLOS ONE 12: 1 – 18.

Gijsberts M-JHE, Liefbroer AI, Otten R, Olsman E (2019) Spiritual care in palliative care: A systematic review of the recent European literature. Medical Sciences 7: 25 – 46.

Gilligan C (1984) Die andere Stimme: Lebenskonflikte und Moral der Frau. München: Piper.

Glawischnig-Goschnik M (2014) Brauchen wir ein bio-psycho-sozio-spirituelles Modell? Überlegungen zum Menschenbild in der Medizin. In: Schaupp W, Platzer J, Kröll W (Hg.) Gesundheitssorge und Spiritualität im Krankenhaus. Innsbruck, AT: Tyrolia. 29 – 53.

GMC, General Medical Council (2013) Good medical practice. (online). (Zuletzt geprüft am 9. Januar 2022), abrufbar unter https://www.gmc-uk.org/-/media/documents/good-medical-practice--english-20200128_pdf-51527435.pdf?la=en&hash=DA1263358CCA88F298785 FE2BD7610E B4EE9A530.

Goodloe NR, Arreola PM (1992) Spiritual health: Out of the closet. Journal of Health Education 23: 221 – 226.

Gordon BS, Keogh M, Davidson Z, Griffiths S, Sharma V, Marin D, Mayer SA, Dangayach NS (2018) Addressing spirituality during critical illness: A review of current literature. Journal of Critical Care 45: 76 – 81.

Gordon T, Mitchell D (2004) A competency model for the assessment and delivery of spiritual care. Palliative Medicine 18: 646 – 651.

Grabenweger R, Paal P (2021) Spiritualität in der psychiatrischen Pflege – Begriffsanalyse und Vorschlag einer Arbeitsdefinition. Spiritual Care 10: 53 – 62.

Gratz M (2017) Spiritual Care und ehrenamtliche Hospizbegleitung: Entwicklung und Evaluierung eines Schulungskonzepts. Ludwig-Maximilians-Universität, München.

Gratz M, Roser T (2014) Spiritualität in der Medizin – ein Widerspruch? In: Schnell MW, Schulz C (Hg.) Basiswissen Palliativmedizin. Berlin: Springer. 233 – 240.

Gratz M, Roser T (2016) Curriculum Spiritualität für ehrenamtliche Hospizbegleitung. Göttingen: Vandenhoeck & Ruprecht.

Gratz M, Roser T (2019) Spiritual Care in Qualifizierungskursen für nicht-seelsorgliche Berufe: Grundsätze der Deutschen Gesellschaft für Palliativmedizin. Stuttgart: Kohlhammer.

Gratz M, Roser T, Kittelberger F, Paal P (2015) Evaluierung eines Spiritual-Care-Curriculums für Hospizbegleiter. Zeitschrift für Palliativmedizin 16: 60 – 67.

Green A, Kim-Godwin YS, Jones CW (2020) Perceptions of spiritual care education, competence, and barriers in providing spiritual care among registered nurses. Journal of Holistic Nursing 38: 41 – 51.

Grom B (2011) Spiritualität – die Karriere eines Begriffs: Eine religionspsychologische Perspektive. In: Frick E, Roser T (Hg.) Spiritualität und Medizin: Gemeinsame Sorge für den kranken Menschen. Stuttgart: Kohlhammer. 12 – 17.

Gu BH (2018) The self and (m)other: An overview of Winnicottian object relations. (online). (Zuletzt geprüft am 19. Juni 2020), abrufbar unter https://www.researchgate.net/publication/328176000_The_Self_and_Mother_An_Overview_of_Winnicottian_Object_Relations.

Gwish, George Washington Institute for Spirituality and Health, School of Medicine and Health Sciences (2022) Interprofessional spiritual care education curriculum (ISPEC©). The GW Institue for Spirituality & Health. (online). (Zuletzt geprüft am 9. Januar 2022), abrufbar unter https://smhs.gwu.edu/gwish/interprofessional-spiritual-care-education-curriculum-ispec.

Hagen T, Raischl J (2011) Allgemeine und spezielle Kompetenzen in Spiritual Care. In: Frick E, Roser T (Hg.) Spiritualität und Medizin: Gemeinsame Sorge für den kranken Menschen. Stuttgart: Kohlhammer. 285 – 292.

Hagen T, Roser T, Hermann R, Fittkau-Tönnesmann B (Hg.) (2011) Qualifizierungskurs Palliative Care für Seelsorgende: Curriculum und Einführung. Stuttgart: Kohlhammer.

Hall E, Handzo GH, Massey K (2016) Es ist an der Zeit, einen Schritt vorwärts zu machen: Entwurf eines neuen Modells für Spiritual Care, um Wirksamkeit und Nutzen in den Kontexten der Gesundheitsversorgung zu verbessern. (online). (Zuletzt geprüft am 15. April 2020), abrufbar unter http://www.evangelische-krankenhausseelsorge-bayern.de/sites/evangelische-krankenhausseelsorge-bayern.de/files/dokumente/Time_to_Move_Forward_deutsch.pdf.

Hall E, Hughes B, Handzo G (2019) Time to follow the evidence – spiritual care in health care. Ethics, Medicine and Public Health 9: 45 – 56.

Halpern J (2014) From idealized clinical empathy to empathic communication in medical care. Medicine, Health Care and Philosophy 17: 301 – 311.

Hasenfratz K, Rodenkirch R, Köster S, Mörgeli H, Peng-Keller S (2021) Spiritual Care als Lehrangebot an der Universität Zürich. Spiritual Care 10: 362 – 369.

Hefti R (2021) Health Professionals' Beliefs. Spiritual Care 10: 1 – 2.

Heidegger M (1927/1967) Sein und Zeit. Tübingen: Niemeyer.

Heller A (2014) Die Spiritualität der Hospizbewegung. In: Feinendegen N, Höver G, Schaeffer A, Westerhorstmann K (Hg.) Menschliche Würde und Spiritualität in der Begleitung am Lebensende: Impulse aus Theorie und Praxis. Würzburg: Königshausen & Neumann. 191 – 212.

Heller B, Heller A (2014) Spiritualität und Spiritual Care: Orientierungen und Impulse. Bern, CH: Huber.
Hemphill B (2020) Occupational therapy and spirituality. New York, NY: Routledge.
Hennequin C (2020) Charting and documenting spiritual care in health services: Victoria, Australia. In: Peng-Keller S, Neuhold D (Hg.) Charting spiritual care: The emerging role of chaplaincy records in global health care. Cham, CH: Springer. 79–95.
Hermisson S (2016) Spirituelle Kompetenz: Eine qualitativ-empirische Studie zu Spiritualität in der Ausbildung zum Pfarrberuf. Göttingen: V&R unipress.
Hertweck ML, Hawkins SR, Bednarek ML, Goreczny AJ, Schreiber JL, Sterrett SE (2012) Attitudes toward interprofessional education: comparing physician assistant and other health care professions students. Journal of Physician Assistant Education 23: 8–15.
Hess C (2000) Krankheitsverständnis im Wandel. In: Ethik-Forum des Universitäts-Spitals Zürich (USZ) (Hg.) Medizin, religiöse Erfahrung und Ethik. Leben – Leiden – Sterben. Bern, CH: Peter Lang. 89–107.
Highfield M, Osterhues D, Chu L (2019) Religious and spiritual content in physical therapy curricula: A survey of US program directors. (online). (Zuletzt geprüft am 6. August 2019), abrufbar unter https://www.researchgate.net/profile/Martha_Highfield/publication/293174548_RELIGIOUS_SPIRITUAL_CONTENT_IN_PHYSICAL_THERAPY_CURRICULA_A_SURVEY_OF_US_PROGRAM_DIRECTORS_unpublished_article_2008/links/56b6262e08ae3c1b79ad26f3.pdf.
Hill PC, Pargament KI (2008) Advances in the conceptualization and measurement of religion and spirituality: Implications for physical and mental health research. Psychology of Religion and Spirituality S: 3–17.
Hill PC, Pargament KI, Hood RW, McCullough Jr ME, Swyers JP, Larson DB, Zinnbauer BJ (2000) Conceptualizing religion and spirituality: Points of commonality, points of departure. Journal for the Theory of Social Behaviour 30: 51–77.
Ho JQ, Nguyen CD, Lopes R, Ezeji-Okoye SC, Kuschner WG (2018) Spiritual care in the intensive care unit: A narrative review. Journal of Intensive Care Medicine 33: 279–287.
Hochuli Freund U, Hug S (2017) Sinnerleben – Spiritualität – Religion und die Aufgabe der Sozialen Arbeit. In: Spiritualität und Religion: Perspektiven der Sozialen Arbeit. Weinheim: Beltz Juventa. 43–68.
Hodge DR (2004) Spirituality and people with mental illness: Developing spiritual competency in assessment and intervention. Families in Society 85: 36–44.
Hodge DR (2005) The spiritual competence scale: Validating a population specific measure of cultural competence with a faith-based sample. Advances in Social Work 6: 290–304.
Hodge DR (2006) A template for spiritual assessment: A review of the JCAHO requirements and guidelines for implementation. Social Work 51: 317–326.
Hofmann LI (2009) Spiritualität und Religiosität in der psychotherapeutischen Praxis. Eine bundesweite Befragung von psychologischen Psychotherapeuten. Carl von Ossietzky-Universität, Oldenburg.
Holloway M (2012) Social work. In: Cobb M, Puchlaski CM, Rumbold B (Hg.) Oxford textbook of spirituality in healthcare. Oxford, NY: Oxford Univ. Press. 235–241.
Holloway M, Adamson S, McSherry W, Swinton J (2011) Spiritual care at the end of life: A systematic review of the literature. (online). (Zuletzt geprüft am 28. Januar 2022), abrufbar unter https://assets.publishing.service.gov.uk/government/uploads/system/uploads/attachment_data/file/215798/dh_123804.pdf.
Holloway M, Moss B (2010) Spirituality and social work. London, GB: Palgrave Macmillan.
Hoyman HS (1962) Our modern concept of health. Journal of School Health 32: 253–264.

Huber M, Van Vliet M, Giezenberg M, Winkens B, Heerkens Y, Dagnelie PC, Knottnerus JA (2016) Towards a „patient-centred“ operationalisation of the new dynamic concept of health: A mixed methods study. BMJ Open 6: dx.doi.org/10.1136/bmjopen-2015 – 010091. [Epub].

Huehn SL, Kuehn MB, Fick KE (2019) Integrating spiritual care during interprofessional simulation for baccalaureate nursing students. Journal of Holistic Nursing 37: 94 – 99.

Huguelet P, Mohr S, Betrisey C, Borras L, Gillieron C, Marie AM, Rieben I, Perroud N, Brandt P-Y (2011) A randomized trial of spiritual assessment of outpatients with schizophrenia: Patients' and clinicians' experience. Psychiatric Services 62: 79 – 86.

Huppertz M (2019) Miteinander. In: Frick E, Maidl L (Hg.) Spirituelle Erfahrung in philosophischer Perspektive. Berlin: DeGruyter. 215 – 231.

Hvidt NC, Nielsen KT, Kørup AK, Prinds C, Hansen DG, Viftrup DT, Hvidt EA, Hammer ER, Falkø E, Locher F (2020) What is spiritual care? Professional perspectives on the concept of spiritual care identified through group concept mapping. BMJ open 10: dx.doi.org/10.1136/bmjopen-2020 – 042142. [Epub].

ICN, International Council of Nurses (2012) The ICN code of ethics for nurses. Genf, CH: ICN. (online). (Zuletzt geprüft am 28. Januar 2022), abrufbar unter https://www.icn.ch/sites/default/files/inline-files/2012_ICN_Codeofethicsfornurses_%20eng.pdf.

IMPP, Institut für medizinische und pharmazeutische Prüfungsfragen (2022) Kompetenz- und Wissensbereiche des Fachbereichs Psychotherapie. (online). (Zuletzt geprüft am 7. Januar 2022), abrufbar unter https://www.impp.de/%C3%Bcber-uns/organisation/fachbereiche/psychotherapie.html.

InEK, Institut für das Entgeltsystem im Krankenhaus (2020) Entscheidung und Begründung KDE 428 Seelsorger, Palliativmedizin. (online). (Zuletzt geprüft am 7. Juni 2022), abrufbar unter https://www.g-drg.de/content/download/10055/file/Entscheidung%20und%20Begr%C3%Bcndung%20KDE%20428%20Seelsorger,%20Palliativmedizin.pdf.

Jafari S (2016) Religion and spirituality within counselling/clinical psychology training programmes: A systematic review. British Journal of Guidance & Counselling 44: 257 – 267.

Jang SK, Park WH, Kim H-I, Chang SO (2019) Exploring nurses' end-of-life care for dying patients in the ICU using focus group interviews. Intensive and Critical Care Nursing 52: 3 – 8.

Jaspers K (1932) Philosophie/2: Existenzerhellung. Berlin: Springer.

Jerusalem M, Schwarzer R (2012) Allgemeine Selbstwirksamkeitserwartung (SWE). Beschreibung der psychometrischen Skala. (online). (Zuletzt geprüft am 7. Juni 2022), abrufbar unter http://userpage.fu-berlin.de/%7Ehealth/germscal.htm.

Jobin G (2017) Development of the connection between spirituality and medicine: Historical and current issues in clinical contexts. Spiritual Care 6: 167 – 174.

Johnston Taylor E (2007) What do I say? Talking with patients about spirituality. Philadelphia, PA: Templeton.

Johnston Taylor E, Mamier I, Bahjri K, Anton T, Petersen F (2008) Efficacy of a self-study programme to teach spiritual care. Journal of Clinical Nursing 18: 1131 – 1140.

Jones KF, Paal P, Symons X, Best MC (2021) The content, teaching methods and effectiveness of spiritual care training for healthcare professionals: A mixed-methods systematic review. Journal of Pain and Symptom Management 62: 10.1016/j.jpainsymman.2021.03.013. [Epub].

Jouan M (2008) Harry Frankfurt's metaphysics of care: Towards an ethics without reason. Philosophy & Social Criticism 34: 759 – 797.

Juchli L (1990) Ganzheitliche Pflege: Vision oder Wirklichkeit. Basel, CH: Recom.

Kao LE, Peteet JR, Cook CC (2020) Spirituality and mental health. Journal for the Study of Spirituality 10: 42–54.

Karimi R, Mousavizadeh R, Mohammadirizi S, Bahrami M (2022) The effect of a spiritual care program on the self-esteem of patients with cancer: A quasi-experimental study. Iranian Journal of Nursing and Midwifery Research 27: 71–74.

Karle I (2010) Perspektiven der Krankenhausseelsorge. Eine Auseinandersetzung mit dem Konzept des Spiritual Care. Wege zum Menschen 62: 537–555.

Karle I (2018) Chancen und Risiken differenter Systemlogiken im Krankenhaus: Perspektiven einer Kooperation von Seelsorge und Spiritual Care. Spiritual Care 7: 57–67.

Karle I (2020) Sterben und Tod in der Corona-Krise – Herausforderungen für die Seelsorge. Spiritual Care 9: 231–234.

Kirk TW (2019) Nursing, spirituality, and the work of Paley and Pesut. Nursing Philosophy 20: doi.org/10.1111/nup.12261. [Epub].

Klein C, Berth H, Balck F (Hg.) (2011) Gesundheit – Religion – Spiritualität: Konzepte, Befunde und Erklärungsansätze. Weinheim: Juventa.

Klett (2022) Allgemeine Informationen zum LehrplanPLUS. (online). (Zuletzt geprüft am 7. Januar 2022), abrufbar unter https://www.klett.de/inhalt/bayern/lehrplan-abgleich/2579.

Klingl C, Frick E (2011) Chancen für Spiritual Care in einer materialistischen Medizin und Pflege. In: Frick E, Roser T (Hg.) Spiritualität und Medizin: Gemeinsame Sorge für den kranken Menschen. Stuttgart: Kohlhammer. 157–161.

Knoll F (2015) Mensch bleiben! Zum Stellenwert der Spiritualität in der Pflege. Stuttgart: Kohlhammer.

Knoll F (2016) Bildungsinhalt ohne Bildungsgehalt?–Spiritualität in der Pflegeausbildung. Spiritual Care 5: 193–202.

Koenig HG (2008) Medicine, religion, and health: Where science and spirituality meet. West Conshohocken, PA: Templeton Press.

Koenig HG (2012) Spiritualität in den Gesundheitsberufen: Ein praxisorientierter Leitfaden. Stuttgart: Kohlhammer.

Koenig HG (2019) Foreword. In: Lucchetti G, Prieto Peres MF, Damiano RF (Hg.) Spirituality, religiousness and health: From research to clinical practice. Cham, CH: Springer. Vii–viii.

Kohli Reichenbach C (2014) Spiritualität im Care-Bereich. Begriffsklärungen zu Palliative Care, Spiritual Care und Spiritualität. In: Noth I, Kohli Reichenbach C (Hg.) Palliative und Spiritual Care. Aktuelle Perspektiven in Medizin und Theologie. Zürich, CH: TVZ. 11–22.

Konttila J, Siira H, Kyngäs H, Lahtinen M, Elo S, Kääriäinen M, Kaakinen P, Oikarinen A, Yamakawa M, Fukui S, Utsumi M, Higami Y, Higuchi A, Mikkonen K (2018) Healthcare professionals' competence in digitalization: A systematic review. Journal of Clinical Nursing 28: 745–761.

Körner J (2015) Psychotherapeutische Kompetenzen: Ein Praxismodell zu Kompetenzprofilen in der Aus- und Weiterbildung. Wiesbaden: Springer.

Körtner UHJ (2011) Für einen mehrdimensionalen Spiritualitätsbegriff: Eine interdisziplinäre Perspektive. In: Frick E, Roser T (Hg.) Spiritualität und Medizin: Gemeinsame Sorge für den kranken Menschen. Stuttgart: Kohlhammer. 26–34.

Kotrubczik H (2008) Fragebogen zur Selbsteinschätzung der Kompetenzen im beruflichen Kontext. Zürcher Hochschule für Angewandte Wissenschaften, Zürich, CH.

Kränzle S, Weihrauch B (2018) Geschichte, Selbstverständnis und Zukunftsstrategien von Palliative Care. In: Kränzle S, Schmid U, Seeger C (Hg.) Palliative Care: Praxis, Weiterbildung, Studium. Berlin: Springer. 3–16.

Krause F, Boldt J (Hg.) (2018a) Care in healthcare. Reflections on theory and practice. Cham, CH: Palgrave Macmillan.

Krause F, Boldt J (2018b) Understanding care: Introductory remarks. In: Krause F, Boldt J (Hg.) Care in healthcare. Reflections on theory and practice. Cham, CH: Palgrave Macmillan. 1 – 9.

Kristeller JL, Sheedy Zumbrun C, Schilling RF (1999) „I would if I could“: How oncologists and oncology nurses address spiritual distress in cancer patients. Psycho-Oncology 8: 451 – 458.

Krumm N, Schmidlin E, Schulz C, Elsner F (2015) Kernkompetenzen in der Palliativversorgung – ein Weißbuch der European Association for Palliative Care zur Lehre in der Palliativversorgung. Zeitschrift für Palliativmedizin 16: 152 – 167.

Kumbruck C, Derboven W (Hg.) (2016a) Interkulturelles Training: Trainingsmanual zur Förderung interkultureller Kompetenzen in der Arbeit. Berlin: Springer.

Kumbruck C, Derboven W (2016b) Interkulturelle Handlungskompetenz. In: Kumbruck C, Derboven W (Hg.) Interkulturelles Training: Trainingsmanual zur Förderung interkultureller Kompetenzen in der Arbeit. Berlin: Springer. 69 – 80.

Kuven BM, Giske T (2019) Talking about spiritual matters: First year nursing students' experiences of an assignment on spiritual conversations. Mental Health, Religion & Culture 75: 53 – 57.

Labitzke K, Kuhn-Flammensfeld N (2017) Spiritual Care und Seelsorge in der Hospiz- und Palliativversorgung. (online). (Zuletzt geprüft am 28. Januar 2022), abrufbar unter https://www.dgpalliativmedizin.de/images/stories/pdf/fachkompetenz/Spiritual_Care_ Seelsorge_DGP_ Endfassung_170915.pdf.

Längle A (2011) Geist und Existenz. Zur inhärenten Spiritualität der Existenzanalyse. Existenzanalyse 28: 18 – 31.

Längle A (2013) Lehrbuch zur Existenzanalyse: Grundlagen. Wien, AT: Facultas.

Lee E, Zahn A, Baumann K (2014) Religiosity/spirituality and mental health: Psychiatric staff's attitudes and behaviors. Open Journal of Social Sciences 2: 7 – 13.

Lee E, Zahn A, Baumann K (2015) How do psychiatric staffs approach religiosity/spirituality in clinical practice? Differing perceptions among psychiatric staff members and clinical chaplains. Religions 6: 930 – 947.

Leget C (2008) Spirituality and nursing: Why be reductionist? A response to John Paley. Nursing Philosophy 9: 277 – 278.

Lexico, Oxford English and Spanish dictionary, synonyms, and Spanish to English translator (2022a) Care (noun). (online). (Zuletzt geprüft am 7. Januar 2022), abrufbar unter www.lexico.com/en/definition/care.

Lexico, Oxford English and Spanish dictionary, synonyms, and Spanish to English translator (2022b) Spiritual (adjective). (online). (Zuletzt geprüft am 7. Januar 2022), abrufbar unter www.lexico.com/en/definition/spiritual.

Liefbroer AI, Ganzevoort RR, Olsman E (2019) Addressing the spiritual domain in a plural society: What is the best mode of integrating spiritual care into healthcare? Mental Health, Religion & Culture 22: 244 – 260.

Liem A (2019) „Doing my profession is also part of worship“: How clinical psychologists address aspects of spirituality and religion in Indonesia. Journal of Religion and Health 59: 1434 – 1457.

Lob-Hüdepohl A (2021) Empowerment. In: Frick E, Hilpert K (Hg.) Spiritual Care von A bis Z. Berlin: DeGruyter. 76 – 78.

Lübbe AS (2021) Was bedeuten Multiprofessionalität, Multidisziplinarität, Interdisziplinarität und Transdisziplinarität? In: Groß M, Demmer T (Hg.) Interdisziplinäre Palliativmedizin. Berlin, Heidelberg: Springer. 41 – 47.

Luckmann T (2002) Veränderungen von Religion und Moral im modernen Europa. Berliner Journal für Soziologie 12: 285 – 293.

Magin S (2021) Spiritual Care – nichts Neues für Psychotherapeut*innen?! Gehalten auf der Tagung „Kunst – Gesundheit – Spiritualität: Eine Spurensuche" der Internationalen Gesellschaft für Spirituaität und Gesundheit e.V. (IGGS). Tutzing.

Magin S (2022a) Die Integration von Spiritualität ins Gesundheitswesen – Überlegungen zum bio-psychosozial-spirituellen Modell. Spiritual Care 11: 165 – 166.

Magin S (2022b) Spiritual Care – eine gemeinsame Aufgabe für das Gesundheitswesen des 21. Jahrhunderts. In: Endres EM, Puzio A, Rutzmoser R (Hg.) Menschsein in einer technisierten Welt. Interdisziplinäre Perspektiven auf den Menschen im Zeichen der digitalen Transformation. Wiesbaden: Springer VS. 241 – 254.

Magin S, Frick E, Maier K (2021a) Wahrgenommene Veränderungen in der Spiritual Care-Kompetenz nach einem Online Spiritual Care-Seminar bei Studierenden in Gesundheitsfächern. Spiritual Care 10: 63 – 73.

Magin S, Frick E, Maier K (2021b) Improving spiritual care competency: Effects of an online spiritual care course in improving healthcare students' perceived competency in spiritual care. Präsentiert auf der Online-Tagung „Aging, Spirituality and Health" der European Conference on Religion, Spirituality and Health (ECRSH).

Magin S, Frick E, Maier K (2022) Impact of an online spiritual care course on perceived competency in spiritual care of students in social and health care professions. International Journal of Health Professions 9: 127 – 138.

Magin S, Maidl L, Frick E, Mayr B, Ziemer P (2020) Wie nutzen Studierende das Online-Seminar „Spiritual Care – Emergency Care – Palliative Care (SEPCare)"? Spiritual Care 9: 75 – 78.

Mahler R (2018) Christliche Soziale Arbeit: Menschenbild, Spiritualität, Methoden. Stuttgart: Kohlhammer.

Maidl L (2018) Implizite Spiritualität. Spiritual Care 7: 365 – 375.

Maidl L (2019) Fähigkeit zum Unbedingten und säkulare Spiritualität. Verborgene Präsenz der Spiritualität in der Alltagserfahrung. In: Frick E, Maidl L (Hg.) Spirituelle Erfahrung in philosophischer Perspektive. Berlin: DeGruyter. 49 – 65.

Maidl L (2020) Transreligiosität im Kontext von Spiritual Care: Laboratorium für religiöse und spirituelle Lernprozesse heute. Spiritual Care 9: 153 – 161.

Maidl L (2021) Gender. In: Frick E, Hilpert K (Hg.) Spiritual Care von A bis Z. Berlin: DeGruyter. 116 – 119.

Maidl L, Frick E, Mayr B, Möhrle S, Ziemer P (2019) Entwicklung des Online-Seminars „Spiritual Care – Emergency Care – Palliative Care (SEPCare)". Spiritual Care 8: 91 – 94.

Maio G (2018) Fundamentals of an ethics of care. In: Krause F, Boldt J (Hg.) Care in healthcare. Reflections on theory and practice. Cham, CH: Palgrave Macmillan. 51 – 63.

Mandelkow L, Frick E, Büsing A, Reme SE (2021) Norwegian psychotherapy: religiosity gap and spiritual care competence. Journal of Spirituality in Mental Health: doi.org/10.1080/19349637.2021.1938343. [Epub].

Mann S (2006) On sacred ground – the role of chaplains in the care of the dying: A partnership between the religious community and the healthcare community. In: Puchalski CM (Hg.) A time for listening and caring: Spirituality and the care of the chronically ill and dying. Oxford, NY: Oxford Univ. Press. 115 – 128.

Marie Curie Cancer Care (2003) Spiritual and religious care competencies for specialist palliative care. (online). (Zuletzt geprüft am 28. Februar 2022), abrufbar unter www.ahpcc.org.uk/wp-content/uploads/2014/07/spiritcomp.pdf.

Marquardt M, Demling JH (2016) Psychotherapie und Religion: Eine repräsentative Umfrage unter Psychotherapeuten in Süddeutschland. Psychotherapie, Psychosomatik, Medizinische Psychologie 66: 473 – 480.

Mathwig F (2014) Worum sorgt sich Spiritual Care? Bemerkungen und Anfragen aus theologisch-ethischer Sicht. In: Noth I, Kohli Reichenbach C (Hg.) Palliative und Spiritual Care: Aktuelle Perspektiven in Medizin und Theologie. Zürich, CH: TVZ. 23 – 41.

Mayring P (2015) Qualitative Inhaltsanalyse. Grundlagen und Techniken. Weinheim: Beltz.

Mazanec P, Ferrell B, Malloy P, Virani R (2019) Educating associate degree nursing students in primary palliative care using online-e-learning. Teaching and Learning in Nursing 14: 58 – 64.

Mcginniss MJ (1989) Spiritual care: The nurse's role. Holistic Nursing Practice 3: 79 – 80.

McKee DD, Chappel JN (1992) Spirituality and medical practice. Journal of Family Practice 35: 201 – 205.

McMinn MR, Runner SJ, Fairchild JA, Lefler JD, Suntay RP (2005) Factors affecting clergy-psychologist referral patterns. Journal of Psychology and Theology 33: 299 – 309.

McSherry W (2006) The principal components model: A model for advancing spirituality and spiritual care within nursing and health care practice. Journal of Clinical Nursing 15: 905 – 917.

McSherry W, Boughey A, Attard J (2021) Enhancing nurses' and midwives' competence in providing spiritual care: Through innovative education and compassionate care. Cham, CH: Springer.

McSherry W, Cash K (2004) The language of spirituality: An emerging taxonomy. International Journal of Nursing Studies 41: 151 – 161.

McSherry W, Draper P, Kendrick D (2002) The construct validity of a rating scale designed to assess spirituality and spiritual care. International Journal of Nursing Studies 39: 723 – 734.

McSherry W, Ross L (2012) Nursing. In: Cobb M, Puchlaski CM, Rumbold B (Hg.) Oxford textbook of spirituality in healthcare. Oxford, NY: Oxford Univ. Press. 211 – 217.

McSherry W, Ross L, Attard J, Giske T, Kleiven T, Boughey A, The EPICC Network (2020) Preparing undergraduate nurses and midwives for spiritual care: Some developments in European education over the last decade. Journal for the Study of Spirituality 10: 55 – 71.

McSherry W, Ross L, Balthip K, Ross N, Young S (2019) Spiritual assessment in healthcare: An overview of comprehensive, sensitive approaches to spiritual assessment for use within the interdisciplinary healthcare team. In: Timmins F, Caldeira S (Hg.) Spirituality in healthcare: Perspectives for innovative practice. Cham, CH: Springer. 39 – 54.

Merkens M (2020) Kompetenz und/oder Charisma – Voraussetzung für Qualität in Spiritual Care und Seelsorge? Spiritual Care, AOP: 10.1515/spircare-2020 – 0103. [Epub].

Merten B (2016) Die Rolle des Arztes im Spiritual Care-Team – Aspekte für die ärztliche Ausbildung. Spiritual Care 5: 3 – 8.

Meyer CL (2003) How effectively are nurse educators preparing students to provide spiritual care? Nurse Educator 28: 185 – 190.

Minton ME, Isaacson MJ, Varilek BM, Stadick JL, O'Connell-Persaud S (2018) A willingness to go there: Nurses and spiritual care. Journal of Clinical Nursing 27: 173 – 181.

Mitchell CM, Epstein-Peterson ZD, Bandini J, Amobi A, Cahill J, Enzinger A, Noveroske S, Peteet JR, Balboni TA, Balboni MJ (2016) Developing a medical school curriculum for psychological, moral, and spiritual wellness: Student and faculty perspectives. Journal of Pain and Symptom Management 52: 727 – 736.

Mitchell PH (2005) What's in a name? Multidisciplinary, interdisciplinary, and transdisciplinary. Journal of Professional Nursing 21: 332 – 334.
Molzahn AE, Sheilds L (2008) Why is it so hard to talk about spirituality? Canadian Nurse 104: 25 – 29.
Moosavi S, Rohani C, Borhani F, Akbari ME (2019) Factors affecting spiritual care practices of oncology nurses: a qualitative study. Supportive Care in Cancer 27: 901 – 909.
Mösli P, Neuhold D, Wey-Meier L (2020) Ankreuzen oder erzählen? Ein Plädoyer für Checkboxen in der klinischen Seelsorgedokumentation. In: Peng-Keller S, Neuhold D, Kunz R, Schmitt H (Hg.) Dokumentation als seelsorgliche Aufgabe. Elektronische Patientendossiers im Kontext von Spiritual Care. Zürich, CH: TVZ. 127 – 149.
Moudatsou M, Stavropoulou A, Philalithis A, Koukouli S (2020) The role of empathy in health and social care professionals. Healthcare 8: 26.
Mthembu TG, Roman NV, Wegner L (2016) An exploratory factor analysis into the applicability of the spirituality care-giving scale, the spirituality and spiritual care rating scale and the spirituality in occupational therapy scale to the South African context. South African Journal of Occupational Therapy 46: 74 – 82.
Nagai-Jacobson MG, Burkhardt MA (1989) Spirituality: Cornerstone of holistic nursing practice. Holistic Nursing Practice 3: 18 – 26.
Nahardani SZ, Ahmadi F, Bigdeli S, Arabshahi KS (2019) Spirituality in medical education: A concept analysis. Medicine, Health Care and Philosophy 22: 179 – 189.
Nassehi A (2011) Spiritualität. Ein soziologischer Versuch. In: Frick E, Roser T (Hg.) Spiritualität und Medizin: Gemeinsame Sorge für den kranken Menschen. Stuttgart: Kohlhammer. 35 – 44.
Nauer D (2015) Spiritual Care statt Seelsorge? Stuttgart: Kohlhammer.
Noddings N (1984) Caring: A feminine approach to ethics and moral education. Berkeley, CA: Univ. of California Press.
Noddings N (2010) The maternal factor: Two paths to morality. Berkeley, CA: Univ. of California Press.
Nolan S, Saltmarsh P, Leget C (2011) Spiritual care in palliative care: Working towards an EAPC task force. European Journal of Palliative Care 18: 86 – 89.
Noth I (2014) Seelsorge und Spiritual Care. In: Noth I, Kohli Reichenbach C (Hg.) Palliative und Spiritual Care: Aktuelle Perspektiven in Medizin und Theologie. Zürich, CH: TVZ. 103 – 115.
O'Brien MR, Kinloch K, Groves KE, Jack BA (2019) Meeting patients' spiritual needs during end-of-life care: A qualitative study of nurses' and healthcare professionals' perceptions of spiritual care training. Journal of Clinical Nursing 28: 182 – 189.
Osman JD, Russell RD (1979) The spiritual aspects of health. Journal of School Health 49: 359 – 359.
Paal P (2014) Wie hast du's mit der Religion? Spiritual Care in der Pflege. Heilberufe 66: 38 – 39.
Paal P, Helo Y, Frick E (2015) Spiritual care training provided to healthcare professionals: A systematic review. Journal of Pastoral Care & Counseling 69: 19 – 30.
Paal P, Roser T, Frick E (2014) Developments in spiritual care education in German-speaking countries. BMC Medical Education 14: 112 – 118.
Paley J (2008a) Spirituality and nursing: A reductionist approach. Nursing Philosophy 9: 3 – 18.
Paley J (2008b) Spirituality and nursing: A reply to Barbara Pesut. Nursing Philosophy 9: 138 – 140.
Paley J (2010) Spirituality and reductionism: Three replies. Nursing Philosophy 11: 178 – 190.
Pargament KI (1997) The psychology of religion and coping: Theory, research, practice. New York, NY: Guilford.
Pargament KI (2009) The spiritual dimension of coping: Theoretical and practical considerations. In: De Souza M, Francis LJ, O'Higgins-Norman J, Scott D (Hg.) International handbook of education for spirituality, care and wellbeing. Dordrecht, NL: Springer. 209 – 230.

Pargament KI (2011) Spiritually integrated psychotherapy: Understanding and addressing the sacred. New York, NY: Guilford Press.

Pargament KI (2013a) Ziele, die dem Menschen heilig sind. Spiritual Care 1: 8 – 16.

Pargament KI (2013b) Searching for the sacred: Toward a nonreductionistic theory of spirituality. In: Pargament KI, Exline JJ, Jones JW (Hg.) APA handbook of psychology, religion, and spirituality: Context, theory, and research. Washington, DC: American Psychological Association. 257 – 273.

Pargament KI, Exline JJ, Jones JW (Hg.) (2013) APA handbook of psychology, religion, and spirituality: Context, theory, and research. Washington, DC: American Psychological Association.

Pargament KI, Mahoney A, Exline JJ, Jones JW, Shafranske EP (2013) Envisioning an integrative paradigm for the psychology of religion and spirituality. In: Pargament KI, Exline JJ, Jones JW (Hg.) APA handbook of psychology, religion, and spirituality: Context, theory, and research. Washington, DC: American Psychological Association. 3 – 19.

Park CL (2007) Religiousness/spirituality and health: A meaning systems perspective. Journal of Behavioral Medicine 30: 319 – 328.

Park JS (2015) Assessing spiritually competent practice across mental health graduate students. Regent University, Virginia Beach, VA.

Parry SB (1996) The quest for competencies: Competency studies can help you make HR decision, but the results are only as good as the study. Training 33: 48 – 56.

Paulus C (2009) Der Saarbrücker Persönlichkeitsfragebogen SPF (IRI) zur Messung von Empathie: Psychometrische Evaluation der deutschen Version des Interpersonal Reactivity Index. (online). (Zuletzt geprüft am 28. Februar 2022), abrufbar unter http://hdl.handle.net/20.500.11780/3343.

Paulus C (2019) Der Saarbrücker Persönlichkeitsfragebogen zu Empathie (SPF-IRI). (online). (Zuletzt geprüft am 28. Februar 2022), abrufbar unter http://bildungswissenschaften.uni-saarland.de/personal/paulus/homepage/files/SPF-IRI-_V7.0.pdf.

Pearce M, Pargament K, Oxhandler H, Vieten C, Wong S (2020) Online training program improves providers' spiritual competencies in mental health care. Spirituality in Clinical Practice: doi.org/10.31234/osf.io/ktsbe. [Epub].

Pearce MJ, Coan AD, Herndon JE, Koenig HG, Abernethy AP (2012) Unmet spiritual care needs impact emotional and spiritual well-being in advanced cancer patients. Supportive Care in Cancer 20: 2269 – 2276.

Pearce MJ, Pargament KI, Oxhandler HK, Vieten C, Wong S (2019) A novel training program for mental health providers in religious and spiritual competencies. Spirituality in Clinical Practice 6: 73 – 82.

Peery B (2020) Chaplaincy documentation in a large US health system. In: Peng-Keller S, Neuhold D (Hg.) Charting spiritual care: The emerging role of chaplaincy records in global health care. Cham, CH: Springer. 21 – 52.

Peng-Keller S (2014) Zur Herkunft des Spiritualitätsbegriffs. Spiritual Care 1: 36 – 47.

Peng-Keller S (2017) „Spiritual Care" im Werden. Spiritual Care 6: 175 – 181.

Peng-Keller S (2019a) Genealogies of spirituality: An historical analysis of a travelling term. Journal for the Study of Spirituality 9: 86 – 98.

Peng-Keller S (2019b) Interprofessionelle Spiritual Care im Kontext von Palliative Care: Erläuterungen zu den neuen Leitlinien von palliative ch. Palliative ch 2: 36 – 41.

Peng-Keller S (2020a) Spiritual Care: Grundgestalten, Leitmodelle und Entwicklungsperspektiven: Spiritual care: Basic forms, guiding models and perspectives for development. Spiritual Care 9: 127 – 135.

Peng-Keller S (2020b) Professionelle Praxis und spirituelle Übung. Zum Handwerk seelsorglichen Dokumentierens. In: Peng-Keller S, Neuhold D, Kunz R, Schmitt H (Hg.) Dokumentation als seelsorgliche Aufgabe. Elektronische Patientendossiers im Kontext von Spiritual Care. Zürich, CH: TVZ. 307–321.

Peng-Keller S, Argiro M (2017) Spiritual Care im Medizinstudium an der Universität Zürich. Spiritual Care 6: 261–263.

Peng-Keller S, Mösli P, Aebi R, Barz B, Büche D, Bucher B, Fliedner M, Lütolf U-M (2018) Spiritual Care in Palliative Care. Leitlinien zur interprofessionellen Praxis. Bern, CH: palliative ch.

Peng-Keller S, Neuhold D (2019) Vorwort. In: Peng-Keller S, Neuhold D (Hg.) Spiritual Care im globalisierten Gesundheitswesen: Historische Hintergründe und aktuelle Entwicklungen. Darmstadt: wbg Academic. 7–9.

Peng-Keller S, Neuhold D (Hg.) (2020) Charting spiritual care: The emerging role of chaplaincy records in global health care. Cham, CH: Springer.

Peng-Keller S, Neuhold D, Kunz R, Schmitt H (Hg.) (2020) Dokumentation als seelsorgliche Aufgabe. Elektronische Patientendossiers im Kontext von Spiritual Care. Zürich, CH: TVZ.

Peng-Keller S, Rettke H (2017) Spiritual Care und Pflegewissenschaft. Ein Beitrag zum aktuellen Diskussionsstand im deutschsprachigen Raum. Spiritual Care 6: 405–410.

Pesut B (2008a) A conversation on diverse perspectives of spirituality in nursing literature. Nursing Philosophy 9: 98–109.

Pesut B (2008b) A reply to 'spirituality and nursing: a reductionist approach' by John Paley. Nursing Philosophy 9: 131–137.

Pesut B, Fowler M, Reimer-Kirkham S, Taylor EJ, Sawatzky R (2009) Particularizing spirituality in points of tension: Enriching the discourse. Nursing Inquiry 16: 337–346.

Petery M (2017) Die Betreuung Schwerkranker und Sterbender in bayerischen jüdischen Gemeinden heute. Berlin: DeGruyter.

Piedmont RL (2001) Spiritual transcendence and the scientific study of spirituality. Journal of Rehabilitation 67: 4–14.

Piedmont RL (2009) The contribution of religiousness and spirituality to subjective wellbeing and satisfaction with life. In: De Souza M, Francis LJ, O'Higgins-Norman J, Scott D (Hg.) International Handbook of Education for Spirituality, Care and Wellbeing. Dordrecht, NL: Springer. 89–105.

Piles CL (1990) Providing spiritual care. Nurse Educator 15: 36–41.

Plessner H (1928/81) Die Stufen des Organischen und der Mensch: Einleitung in die philosophische Anthropologie. Frankfurt/M.: Suhrkamp.

Pohl S (2019) Soziale Arbeit im Spannungsfeld Spiritualität. Spiritual Care 8: 185–191.

Pollack D, Müller O (2013) Religionsmonitor – verstehen was verbindet. Religiosität und Zusammenhalt in Deutschland. Gütersloh: Bertelsmann Stiftung.

Prenner H (2016) Die spirituelle Dimension in der Pflegeausbildung. Konzeption und Evaluation eines Workshops. Wiesbaden: Springer.

Prinds C, Paal P, Hansen LB (2021) Characteristics of existing healthcare workforce education in spiritual care related to childbirth: A systematic review identifying only two studies. Midwifery 97: doi.org/10.1016/j.midw.2021.102974. [Epub].

Puchalski CM (2001) The role of spirituality in health care. BUMC (Baylor University Medical Center) Proceedings 14: 352–357.

Puchalski CM (2006a) Spiritual care: Compassion and service to others. In: Puchalski CM (Hg.) A time for listening and caring: Spirituality and the care of the chronically ill and dying. Oxford, NY: Oxford Univ. Press. 39–54.

Puchalski CM (Hg.) (2006b) A time for listening and caring: Spirituality and the care of the chronically ill and dying. Oxford, NY: Oxford Univ. Press.

Puchalski CM (2006c) Spiritual care: Practical tools. In: Puchalski CM (Hg.) A time for listening and caring: Spirituality and the care of the chronically ill and dying. Oxford, NY: Oxford Univ. Press. 229 – 251.

Puchalski CM (2006d) Spiritual stages of dying. In: Puchalski CM (Hg.) A time for listening and caring: Spirituality and the care of the chronically ill and dying. Oxford, NY: Oxford Univ. Press. 55 – 81.

Puchalski CM (2014) Spiritual Care – eine Zeit des Zuhörens und Mitgehens. In: Feinendegen N, Höver G, Schaeffer A, Westerhorstmann K (Hg.) Menschliche Würde und Spiritualität in der Begleitung am Lebensende: Impulse aus Theorie und Praxis. Würzburg: Königshausen & Neumann. 235 – 263.

Puchalski CM, Ferrell B, Virani R, Otis-Green S, Baird P, Bull J, Chochinov H, Handzo G, Nelson-Becker H, Prince-Paul M, Pugliese K, Sulmasy D (2009) Improving the quality of spiritual care as a dimension of palliative care: The report of the consensus conference. Journal of Palliative Medicine 12: 885 – 904.

Puchalski CM, Ferrell BR (2010) Making health care whole: Integrating spirituality into health care. West Conshohocken, PA: Templeton Press.

Puchalski CM, Jafari N, Buller H, Haythorn T, Jacobs C, Ferrell B (2020) Interprofessional spiritual care education curriculum: A milestone toward the provision of spiritual care. Journal of Palliative Medicine 23: 777 – 784.

Puchalski CM, Lunsford B, Harris MH, Miller RT (2006) Interdisciplinary spiritual care for seriously ill and dying patients: A collaborative model. The Cancer Journal 12: 398 – 416.

Puchalski CM, Sbrana A, Ferrell B, Jafari N, King S, Balboni TA, Miccinesi G, Vandenhoeck A, Silbermann M, Balducci L, Yong J, Antonuzzo A, Falcone A, Ripamonti CI (2019) Interprofessional spiritual care in oncology: A literature review. European Society for Medical Oncology Open 4: 1 – 12.

Puchalski CM, Vitillo R, Hull SK, Reller N (2014) Improving the spiritual dimension of whole person care: Reaching national and international consensus. Journal of Palliative Medicine 17: 642 – 656.

Racin L, Dein S (2020) Religion and spirituality in intercultural therapy. In: Schouler-Ocak M, Kastrup MC (Hg.) Intercultural psychotherapy: For immigrants, refugees, asylum seekers and ethnic minority patients. Cham, CH: Springer. 161 – 175.

Raithel J (2008) Quantitative Forschung. Wiesbaden: VS Verlag für Sozialwissenschaften.

Ramezani M, Ahmadi F, Mohammadi E, Kazemnejad A (2014) Spiritual care in nursing: A concept analysis. International Nursing Review 61: 211 – 219.

Ramezani M, Ahmadi F, Mohammadi E, Kazemnejad A (2016) Catalysts to spiritual care delivery: A content analysis. Iranian Red Crescent Medical Journal 18: doi:10.5812/ircmj.22420. [Epub].

Randall F, Downie RS (2014) Philosophie der Palliative Care. Philosophie – Kritik – Rekonstruktion. Bern, CH: Huber.

Rasheed RA, Kamsin A, Abdullah NA (2020) Challenges in the online component of blended learning: A systematic review. Computers & Education 144: doi.org/10.1016/j.compedu.2019.103701. [Epub].

Rawls J (1975) Eine Theorie der Gerechtigkeit. Frankfurt/M.: Suhrkamp.

Rehn J (2019) Spiritualität als Ressource in der Sozialen Arbeit. Spiritual Care 8: 167 – 172.

Reig-Ferrer A, De la Cuesta-Benjumea C, Fernández-Pascual MD, Santos-Ruiz A (2019) A view of spirituality and spiritual care in a sample of Spanish nurses. Religions 10: 129 – 140.

Ricœur P (1996) Das Selbst als ein Anderer. München: Fink.

Riklikienė O, Tomkevičiūtė J, Spirgienė L, Valiulienė Ž, Büssing A (2020) Spiritual needs and their association with indicators of quality of life among non-terminally ill cancer patients: Cross-

sectional survey. European Journal of Oncology Nursing 44: doi.org/10.1016/j.ejon.2019.101681. [Epub].
Robertson LA (2010) The spiritual competency scale. Counseling and Values 55: 6 – 24.
Rogers CR (1977) Therapeut und Klient: Grundlagen der Gesprächspsychotherapie. München: Kindler.
Roser T (2007) Spiritual Care: Ethische, organisationale und spirituelle Aspekte der Krankenhausseelsorge. Stuttgart: Kohlhammer.
Roser T (2009a) Vierte Säule im Gesundheitswesen? Dienstleistungen der Seelsorge im Kontext des Sterbens. In: Thomas G, Karle I (Hg.) Krankheitsdeutung in der postsäkularen Gesellschaft: theologische Ansätze im interdisziplinären Gespräch. Stuttgart: Kohlhammer. 580 – 592.
Roser T (2009b) Spiritual Care – neuere Ansätze seelsorglichen Handelns. In: Körtner UHJ, Müller S, Kletečka-Pulker M, Inthorn J (Hg.) Spiritualität, Religion und Kultur am Krankenbett. Wien, AT: Springer. 81 – 90.
Roser T (2011a) Innovation Spiritual Care: Eine praktisch-theologische Perspektive. In: Frick E, Roser T (Hg.) Spiritualität und Medizin. Gemeinsame Sorge für den kranken Menschen. Stuttgart: Kohlhammer. 45 – 55.
Roser T (2011b) Evidence-based Spiritual Care: Gibt es das? Arzneimittelforschung 61: 653 – 655.
Roser T (2017a) Spiritual Care. Der Beitrag von Seelsorge zum Gesundheitswesen. Stuttgart: Kohlhammer.
Roser T (2017b) Krankenhausseelsorge und Spiritual Care. Spiritual Care 6: 229 – 232.
Roser T (2019) Grenzüberschreitung. Spiritual Care als Bewährungsprobe einer spirituellen Seelsorge. In: Frick E, Maidl L (Hg.) Spirituelle Erfahrung in philosophischer Perspektive. Berlin: DeGruyter. 293 – 300.
Roser T (2020a) Ein Durchbruch für das Recht auf spirituelle Begleitung. Spiritual Care 9: 53 – 55.
Roser T (2020b) Geleitwort von Traugott Roser. In: Aebi R, Mösli P (Hg.) Interprofessionelle Spiritual Care. Im Buch des Lebens lesen. Bern, CH: Hogrefe. 9 – 11.
Roser T, Frick E (2012) Editorial. Spiritual Care 1: 3 – 6.
Roser T, Peng-Keller S, Kammerer T, Karle I, Lammer K, Frick E, Winiger F (2020) Die Corona-Pandemie als Herausforderung für Spiritual Care: Handreichung für Seelsorger/-innen. Spiritual Care 9: 213 – 216.
Rumbold B (2012) Models of spiritual care. In: Cobb M, Puchalski CM, Rumbold B (Hg.) Oxford textbook of spirituality in healthcare. New York, NY: Oxford Univ. Press. 177 – 183.
Saad M, Daher JC, de Medeiros R (2019) Spirituality, religiousness and physical health: Scientific evidence. In: Lucchetti G, Prieto Peres MF, Damiano RF (Hg.) Spirituality, religiousness and health: From research to clinical practice. Cham, CH: Springer. 87 – 100.
Saad M, De Medeiros R, Mosini AC (2017) Are we ready for a true biopsychosocial – spiritual model? The many meanings of „spiritual“. Medicines 4: 79 – 85.
Saarelainen S-M (2020) Meeting the spiritual care needs of emerging adults with cancer. Religions 11: 1 – 16.
Sabanciogullari S, Çatal N, Doğaner F (2019) Comparison of newly graduated nurses' and doctors' opinions about spiritual care and their emotional intelligence levels. Journal of Religion and Health 58: 1 – 13.
Sandherr S (2019) Persönliche Mitteilung vom 07. Oktober 2019.
Sans G (2019) Die Wahrheit der subjektiven Erfahrung Spiritualität mit und ohne Gott. In: Frick E, Maidl L (Hg.) Spirituelle Erfahrung in philosophischer Perspektive. Berlin: DeGruyter. 171 – 183.
Saunders C (2000) The evolution of palliative care. Patient Education and Counseling 41: 7 – 13.
Saunders C (2009a) Sterben und Leben: Spiritualität in der Palliative Care. Zürich, CH: TVZ.

Saunders C (2009b) Eine Lebensreise im Bereich der Therapie (1996). In: Sterben und Leben: Spiritualität in der Palliative Care. Zürich, CH: TVZ. 56–65.
Saunders C (2009c) Consider him – Bedenke seine Passion (2003). In: Sterben und Leben: Spiritualität in der Palliative Care. Zürich, CH: TVZ. 66–83.
Saunders C, Baines M (1991a) Der „totale Schmerz". In: Leben mit dem Sterben. Betreuung und medizinische Behandlung todkranker Menschen. Bern, CH: Huber. 14–19.
Saunders C, Baines M (1991b) Leben mit dem Sterben. Betreuung und medizinische Behandlung todkranker Menschen. Bern, CH: Huber.
Sawatzky R, Pesut B (2005) Attributes of spiritual care in nursing practice. Journal of Holistic Nursing 23: 19–33.
Schaupp W (2017) Die spirituelle Dimension des Schmerzes. Spiritual Care 6: 285–293.
Scheler M (1928/62) Die Stellung des Menschen im Kosmos. Bern, CH: Francke.
Schewior-Popp S, Sitzmann F, Ullrich L, Juchli L (Hg.) (2012) Thiemes Pflege: Das Lehrbuch für Pflegende in Ausbildung. Stuttgart: Thieme.
Schlegel M (2020) Spiritualität – Eine evolutionäre und psychotherapiewissenschaftliche Perspektive. Spiritual Care 9: 13–24.
Schmucker K (2011) Ist Spiritualität katholisch? Ökumenische Reflexionen. In: Frick E, Roser T (Hg.) Spiritualität und Medizin: Gemeinsame Sorge für den kranken Menschen. Stuttgart: Kohlhammer. 66–72.
Schneiders S (1998) The study of Christian spirituality: Contours and dynamics of a discipline. Studies in Spirituality 8: 38–57.
Schnell MW, Schulz C (Hg.) (2014) Basiswissen Palliativmedizin. Berlin: Springer.
Schnell T (2016) Psychologie des Lebenssinns. Berlin: Springer.
Schuchter P (2020) Was ist mit der Philosophie in Spiritual Care? Spiritual Care 9: 25–36.
Schweizer E, Noth I (2017) Spiritual Care aus Sicht von Seelsorgenden. Ein explorativer Überblick zu Spiritual Care aus der Sicht von Seelsorgenden in der Deutschschweiz. In: Noth I, Schweizer E, Wenz W (Hg.) Seelsorge und Spiritual Care in interkultureller Perspektive. Göttingen: Vandenhoeck & Ruprecht. 211–226.
Schwermann M (2017) Fallbesprechungen auf der Grundlage des Total-Pain-Konzeptes in palliativen Versorgungsstrukturen. Schmerz und Schmerzmanagement 1: 7–10.
Seaman JB, Lakin JR, Anderson E, Bernacki R, Candrian C, Cotter VT, DeSanto-Madeya S, Epstein AS, Kestenbaum A, Izumi S, Sumser B, Tjia J, Hurd CJ (2020) Interdisciplinary or interprofessional: Why terminology in teamwork matters to hospice and palliative care. Journal of Palliative Medicine 23: 1157–1158.
Selman LE, Brighton LJ, Sinclair S, Karvinen I, Egan R, Speck P, Powell RA, Deskur-Smielecka E, Glajchen M, Adler S (2018) Patients' and caregivers' needs, experiences, preferences and research priorities in spiritual care: A focus group study across nine countries. Palliative Medicine 32: 216–230.
SG Karlsruhe, Sozialgericht Karlsruhe (2019) Pressemitteilungen. Im Rahmen des OPS 8–982 Palliativmedizinischen Komplexbehandlung unterfallen auch angestellte Seelsorger des Krankenhauses dem Behandlungsteam. Die durch diese angefallene und nachgewiesene Behandlungszeit ist grundsätzlich voll zu berücksichtigen. (online). (Zuletzt geprüft am 25. Januar 2022), abrufbar unter https://sozialgericht-karlsruhe.justiz-bw.de/pb/,Lde/5704699/?LISTPAGE=5480885.
SG Karlsruhe, Sozialgericht Karlsruhe (2020) Sozialgericht Karlsruhe Urteil S 9 KR 1621/17 vom 28.02.2019 (rechtskräftig). Spiritual Care 9: 45–48.

Shelly JA, Fish S (1988) Spiritual care: The nurse's role. Downers Grove, Ill: InterVarsity Press.
Smith DP, Orlinsky DE (2004) Religious and spiritual experience among psychotherapists. Psychotherapy: Theory, Research, Practice, Training 41: 144–151.
Smith J, McSherry W (2004) Spirituality and child development: A concept analysis. Journal of Advanced Nursing 45: 307–315.
Sonnenberg K (2019) Werte-geleitetes Handeln in der Sozialen Arbeit. Spiritual Care 8: 131–139.
Speck P (2012) Interdisciplinary teamwork. In: Cobb M, Puchlaski CM, Rumbold B (Hg.) Oxford textbook of spirituality in healthcare. Oxford, NY: Oxford Univ. Press. 459–464.
Steffen-Bürgi B, Schärer-Santschi E, Staudacher D, Monteverde S (Hg.) (2017) Lehrbuch Palliative Care. Bern, CH: Hogrefe.
Steinforth T (2013) Wie kommt Spiritualität in die Organisation? Spiritual Care 2: 8–20.
Steinkamp H (2018) Seelsorge/Care zwischen Selbstsorge und Sorge um andere. Vortrag bei der Fachtagung Seelsorge des HPV NRW am 01.10.2018. (online). (Zuletzt geprüft am 25. Juni 2019), abrufbar unter www.hospiz-nrw.de/files/Vortrag_Prof_Steinkamp__SORGE.pdf.
Steinmann RM (2011) Zur Begriffsbestimmung von Spiritualität – eine experimentelle, integrativ-abgleichende Gegenüberstellung von zwei Definitionen. In: Büssing A, Kohls N (Hg.) Spiritualität transdisziplinär: Wissenschaftliche Grundlagen im Zusammenhang mit Gesundheit und Krankheit. Berlin: Springer. 37–51.
Steinmann RM (2012) Spiritualität – die vierte Dimension der Gesundheit. Eine Einführung aus der Sicht von Gesundheitsförderung und Prävention. Zürich, CH: Lit.
Stojanov K (2014) Bildung: Zur Bestimmung und Abgrenzung eines Grundbegriffs der Humanwissenschaften. Erwägen – Wissen – Ethik 25: 203–212.
Stoof A, Martens RL, Van Merriënboer JJG, Bastiaens TJ (2002) The boundary approach of competence: A constructivist aid for understanding and using the concept of competence. Human Resource Development Review 1: 345–365.
Streib H, Keller B (2015) Was bedeutet Spiritualität? Befunde, Analysen und Fallstudien aus Deutschland. Göttingen: Vandenhoeck & Ruprecht.
Sulmasy DP (2002) A biopsychosocial-spiritual model for the care of patients at the end of life. The Gerontologist 42: 24–33.
Sweat MT (2016) How do we prepare for emergency spiritual care? Journal of Christian Nursing 33: 120.
Swinton J (2017) Response to Eckhard Frick's reflections on spiritual care. Spiritual Care 6: 225–227.
Swinton J, Pattison S (2010) Moving beyond clarity: Towards a thin, vague, and useful understanding of spirituality in nursing care. Nursing Philosophy 11: 226–237.
Tashakkori A, Teddlie C (1998) Mixed methodology: Combining qualitative and quantitative approaches. Thousand Oaks, CA: Sage Publications.
Taverna M, Berberat PO, Sattel H, Frick E (2019) A survey on the integration of spiritual care in medical schools from the German-speaking faculties. Advances in Medical Education and Practice 10: 1009–1019.
Taylor EJ (2016) Spiritual assessment. In: Ferrell BR (Hg.) Spiritual, religious, and cultural aspects of care. Oxford, NY: Oxford Univ. Press. 1–28.
Teixeira MZ (2020) Interconnection between health, spirituality and religiosity: Importance of teaching, research and assistance in medical education. Rev Med (São Paulo) 99: 134–147.
Thelen T (2014) Care/Sorge, Konstruktion, Reproduktion und Auflösung bedeutsamer Bindungen. Bielefeld: transcript.

Tiew LH, Creedy DK (2012) Development and preliminary validation of a composite spiritual care-giving scale. International Journal of Nursing Studies 49: 682 – 690.

Timmins F, Caldeira S (Hg.) (2019) Spirituality in healthcare: Perspectives for innovative practice. Cham, CH: Springer.

Tirri K, Nokelainen P (2011) Spiritual sensitivity scale. In: Tirri K, Nokelainen P (Hg.) Measuring multiple intelligences and moral sensitivities in education. Rotterdam, NL: Sense Publishers. 15 – 36.

TJC, The Joint Commission (2016) Does the Joint Commission specify what needs to be included in a spiritual assessment? (online). (Zuletzt geprüft am 17. April 2022), abrufbar unter https://www.jointcommission.org/standards/standard-faqs/critical-access-hospital/provision-of-care-treatment-and-services-pc/000001669/.

Tolmein O (2020) Sozialgerichte, Spiritualität und Seelsorge. Spiritual Care 9: 37 – 43.

Tronto JC (1993) Moral boundaries: A political argument for an ethic of care. New York, NY: Routledge.

Tronto JC (2013) Caring democracy: Markets, equality, and justice. New York, NY: New York Univ. Press.

Tronto JC (2014) The ethics of care, democracy and social inequalities. An interview. In: Aulenbacher B, Riegraf B, Theobald H (Hg.) Sorge: Arbeit, Verhältnisse, Regime. Baden-Baden: Nomos. 45 – 52.

Türcke M (2018) Grenzsituation. Spiritual Care 7: 225 – 226.

Unglaub M, Frick E, Roser T (2016) Eine Charta der Weltreligionen für Palliative Care für Kinder. Spiritual Care 5: 343 – 345.

UNHRC, United Nations Human Rights Council (Hg.) (1994) Human rights and social work: A manual for schools of social work and the social work profession. New York, NY: United Nations: https://digitallibrary.un.org/record/209246/files/training1en.pdf?ln=en. [Epub].

Universität Zürich (2020) Interfakultäres Modul Spiritual Care für Theologie- und Medizinstudierende. Universität Zürich. (online). (Zuletzt geprüft am 7. Januar 2022), abrufbar unter https://www.theologie.uzh.ch/de/faecher/spiritual-care/lehrangebot.html.

Urban P, Koubová A (2019) Ethical Dimensions of play and care. Reflections based on Donald Winnicott's theory of play and the ethics of care. Academia: https://www.academia.edu/37733722/Ethical_Dimensions_of_Play_and_Care._Reflections_Based_on_Donald_Winnicotts_Theory_of_Play_and_the_Ethics_of_Care. [Epub].

Utsch M (2005) Religiöse Fragen in der Psychotherapie: Psychologische Zugänge zu Religiosität und Spiritualität. Stuttgart: Kohlhammer.

Utsch M, Anderssen-Reuster U, Frick E, Gross W, Murken S, Schouler-Ocak M, Stotz-Ingenlath G (2017) Empfehlungen zum Umgang mit Religiosität und Spiritualität in Psychiatrie und Psychotherapie. Spiritual Care 6: 141 – 146.

Utsch M, Bonelli RM, Pfeifer S (Hg.) (2014) Psychotherapie und Spiritualität: Mit existenziellen Konflikten und Transzendenzfragen professionell umgehen. Berlin: Springer.

Utsch M, Klein C (2011) Religion, Religiosität, Spiritualität. Bestimmungsversuche für komplexe Begriffe. In: Klein C, Berth H, Balck F (Hg.) Gesundheit – Religion – Spiritualität. Konzepte Befunde und Erklärungsansätze. Weinheim: Juventa. 25 – 45.

Uzarewicz C, Uzarewicz M (2005) Das Weite suchen: Einführung in eine phänomenologische Anthropologie für Pflege. Stuttgart: Lucius & Lucius.

Van de Geer J, Veeger N, Groot M, Zock H, Leget C, Prins J, Vissers K (2018) Multidisciplinary training on spiritual care for patients in palliative care trajectories improves the attitudes and competencies of hospital medical staff: Results of a quasi-experimental study. American Journal of Hospice and Palliative Medicine 35: 218 – 228.

Van der Vis-Sietsma Y, De Man-van Ginkel JM, Van Leeuwen R (2019) The impact of a practice-based educational strategy on the development of spiritual competencies of nursing students. Journal for the Study of Spirituality 9: 32 – 48.

Van Leeuwen R (2019) Providing spiritual care: An exploration of required spiritual care competencies in healthcare and their impact on healthcare provision. In: Timmins F, Caldeira S (Hg.) Spirituality in healthcare: Perspectives for innovative practice. Cham, CH: Springer. 97 – 116.

Van Leeuwen R, Attard J, Ross L, Boughey A, Giske T, Kleiven T, McSherry W (2021) The development of a consensus-based spiritual care education standard for undergraduate nursing and midwifery students: An educational mixed methods study. Journal of Advanced Nursing 77: 973 – 986.

Van Leeuwen R, Cusveller B (2004) Nursing competencies for spiritual care. Journal of Advanced Nursing 48: 234 – 246.

Van Leeuwen R, Tiesinga LJ, Middel B, Post D, Jochemsen H (2008) The effectiveness of an educational programme for nursing students on developing competence in the provision of spiritual care. Journal of Clinical Nursing 17: 2768 – 2781.

Van Leeuwen R, Tiesinga LJ, Middel B, Post D, Jochemsen H (2009) The validity and reliability of an instrument to assess nursing competencies in spiritual care. Journal of Clinical Nursing 18: 2857 – 2869.

Van Nieuw Amerongen-Meeuse JC, Schaap-Jonker H, Hennipman-Herweijer C, Anbeek C, Braam AW (2019) Patients' needs of religion/spirituality integration in two mental health clinics in the Netherlands. Issues in Mental Health Nursing 40: 41 – 49.

Vandenhoeck A (2020) Dokumentation im Dienste der bestmöglichen Spiritual Care. In: Peng-Keller S, Neuhold D, Kunz R, Schmitt H (Hg.) Dokumentation als seelsorgliche Aufgabe. Elektronische Patientendossiers im Kontext von Spiritual Care. Zürich, CH: TVZ. 79 – 97.

Vargas-Escobar LM, Guarnizo-Tole M (2020) Effect of an educational intervention delivered to senior nursing students to strengthen spiritual care for people with chronic illness. International Journal of Nursing Education Scholarship 17: doi.org/10.1515/ijnes-2019 – 0049. [Epub].

Vermandere M, Warmenhoven F, van Severen E, De Lepeleire J, Aertgeerts B (2015) The ars moriendi model for spiritual assessment: A mixed-methods evaluation. Oncology Nursing Forum 42: 294 – 301.

Vieten C, Scammell S, Pierce A, Pilato R, Ammondson I, Pargament KI, Lukoff D (2016) Competencies for psychologists in the domains of religion and spirituality. Spirituality in Clinical Practice 3: 92 – 114.

Vieten C, Scammell S, Pilato R, Ammondson I, Pargament KI, Lukoff D (2013) Spiritual and religious competencies for psychologists. Psychology of Religion and Spirituality 5: 129 – 144.

Vincensi BB (2019) Interconnections: Spirituality, spiritual care, and patient-centered care. Asia-Pacific Journal of Oncology Nursing 6: 104 – 110.

Voll K, Müller JJ, Loetz C, Frick E (2017) Was verstehen Studierende unter dem Begriff der Seele? Spiritual Care 6: 7 – 20.

Von Balthasar HU (1967) Spiritus Creator: Skizzen zur Theologie III. Einsiedeln, CH: Johannes-Verlag.

Von Humboldt W (1980) Theorie der Bildung des Menschen. In: Flitner A, Giel K (Hg.) Wilhelm von Humboldt. Werke in fünf Bänden. Bd. I: Schriften zur Anthropologie und Geschichte. Stuttgart: Cotta. 234 – 240.

Walker A, Breitsameter C (2015) Zum Begriff Spiritualität in der hospizlichen Pflege. Spiritual Care 1: 19 – 28.

Wasner M (2011a) Spiritualität und Soziale Arbeit. In: Frick E, Roser T (Hg.) Spiritualität und Medizin: Gemeinsame Sorge für den kranken Menschen. Stuttgart: Kohlhammer. 249 – 255.

Wasner M (2011b) Spiritual Care und Gender. In: Frick E, Roser T (Hg.) Spiritualität und Medizin: Gemeinsame Sorge für den kranken Menschen. Stuttgart: Kohlhammer. 219 – 223.

Wasner M (2019) Kultursensible Begleitung am Lebensende: Beitrag der Sozialen Arbeit. Spiritual Care 8: 173 – 183.

Wasner M (2021) Soziale Arbeit. In: Frick E, Hilpert K (Hg.) Spiritual Care von A bis Z. Berlin: DeGruyter. 318 – 321.

Wasner M, Longaker C, Fegg MJ, Borasio GD (2005) Effects of spiritual care training for palliative care professionals. Palliative Medicine 19: 99 – 104.

Wasner M, Roser T, Fittkau-Tönnesmann B, Borasio GD (2008) Palliativmedizin im Studium. Spiritualität und psychosoziale Begleitung als wichtige Lehrinhalte. Deutsches Ärzteblatt 105: A674–A676.

Weathers E (2019) What is spirituality? In: Timmins F, Caldeira S (Hg.) Spirituality in healthcare: Perspectives for innovative practice. Cham, CH: Springer. 1 – 22.

Weathers E, McCarthy G, Coffey A (2016) Concept analysis of spirituality: An evolutionary approach. Nursing Forum 51: 79 – 96.

Weck F (2013) Psychotherapeutische Kompetenzen: Theorien, Erfassung, Förderung. Berlin: Springer.

Weiher E (2014) Spiritualität und Würdeempfinden. Möglichkeiten spiritueller Begleitung am Lebensende. In: Feinendegen N, Höver G, Schaeffer A, Westerhorstmann K (Hg.) Menschliche Würde und Spiritualität in der Begleitung am Lebensende: Impulse aus Theorie und Praxis. Würzburg: Königshausen & Neumann. 411 – 424.

Weinert FE (2014) Vergleichende Leistungsmessung in Schulen – eine umstrittene Selbstverständlichkeit. In: Weinert FE (Hg.) Leistungsmessungen in Schulen. Weinheim: Beltz. 17 – 31.

WHO, World Health Organisation (1948) Constitution. (online). (Zuletzt geprüft am 28. Januar 2022), abrufbar unter https://www.who.int/about/governance/constitution.

WHO, World Health Organisation (2002) Definition of Palliative Care. (online). (Zuletzt geprüft am 4. Januar 2022), abrufbar unter www.dgpalliativmedizin.de/images/stories/WHO_Definition_2002_Palliative_Care_englisch-deutsch.pdf.

Wiertz O (2017) Analytische Religionsphilosophie und Spiritualität. In: Gasser G, Jaskolla L, Schärtl T (Hg.) Handbuch für analytische Theologie. Münster: Aschendorff. 817 – 843.

Williams JA, Meltzer D, Arora V, Chung G, Curlin FA (2011) Attention to inpatients' religious and spiritual concerns: Predictors and association with patient satisfaction. Journal of General Internal Medicine 26: 1265 – 1271.

Winnicott DW (1973) Vom Spiel zur Kreativität. Stuttgart: Klett.

Winnicott DW (1974) Reifungsprozesse und fördernde Umwelt. München: Kindler.

Winnicott DW (1992) Kind, Familie und Umwelt. München: Reinhardt.

Winnicott DW (1994) Die menschliche Natur. Stuttgart: Klett-Cotta.

Wright M (2004) Hospice care and models of spirituality. European Journal of Palliative Care 11: 75 – 78.

Yardley S, Walshe C, Parr A (2009) Improving training in spiritual care: a qualitative study exploring patient perceptions of professional educational requirements. Palliative Medicine 23: 601 – 607.

Zielinski A (2010) L'éthique du care. Études 413: 631 – 641.

Zinnbauer BJ, Pargament KI, Scott AB (1999) The emerging meanings of religiousness and spirituality: Problems and prospects. Journal of Personality 67: 889 – 919.

Zippert T (2014) Was sollen Notfallseelsorgerinnen und Notfallseelsorger können? Spiritual Care 3: 113 – 127.

Zohar D, Marshall I (2000) SQ, Spirituelle Intelligenz: Die notwendige Frage nach dem Sinn – Wie das menschliche Gehirn Kreativität entstehen lässt, Visionen und Werte entwickelt und dem einzelnen Leben Sinn verleiht. Bern, CH: Scherz.

Zu Stolberg F-L (2020) Die ganze Wirklichkeit in den Blick genommen: Das Urteil des Sozialgerichts Karlsruhe vom 28. 02. 2019 S9 KR 1621/17. Spiritual Care 9: 57 – 58.

Zwingmann C, Utsch M (2019) Spiritualität und Soziale Arbeit. Spiritual Care 8: 129 – 130.

Zusammenfassung

Hintergrund: Spiritual Care ist die Sorge für die spirituelle Dimension der Gesundheit und ist eine gemeinsame Verantwortung aller Professionen im Gesundheitswesen. Die Bereitstellung von Spiritual Care in der klinischen Praxis ist nicht nur durch Zeit- und Ressourcenknappheit erschwert, sondern vor allem durch einen von den Gesundheitsfachpersonen wahrgenommenen Mangel an Spiritual Care-Kompetenz. Ursächlich für diesen Mangel an Spiritual Care-Kompetenz sind sowohl mangelndes Wissen und Unsicherheit rund um das Thema Spiritual Care als auch fehlende Aus- und Weiterbildungsmöglichkeiten in diesem Bereich.

Ziel: Ziel ist das Beleuchten der Spiritual Care-Kompetenz im Rahmen der Ausbildung von Gesundheitsfachpersonen. Zum einen soll Spiritual Care-Kompetenz analysiert und dadurch zu einem besseren Verständnis des Konzepts beigetragen werden. Zum anderen sollen die Effekte eines Seminars zur Stärkung der Spiritual Care-Kompetenz untersucht und dadurch der Ausbau von Spiritual Care-Lehre in den verschiedenen Gesundheitsberufen angeregt werden.

Methode: In einer ersten, analytisch-konzeptionellen Untersuchung erfolgt eine Begriffsklärung: Aus dem Komplexbegriff der Spiritual Care-Kompetenz werden die vier Teilbegriffe Care, Spiritualität, Spiritual Care und Kompetenz (in Spiritual Care) herausgelöst und in ihrer Bedeutung analysiert, mit Fokus auf den Kontext des Gesundheitswesens. Dafür werden philosophische Grundlagentexte und interdisziplinäre Forschungsliteratur gesichtet. In einer zweiten, empirisch-anwendungsbezogenen Untersuchung werden zwei Studien der Verfasserin ausgewertet. Diese untersuchen den Einfluss eines Online-Spiritual Care-Seminars auf die wahrgenommene Spiritual Care-Kompetenz von Gesundheitsfachpersonen in Ausbildung. In der ersten Teilstudie wurden zwölf Interviews geführt, die mit der qualitativen Inhaltsanalyse (Mayring 2015) ausgewertet wurden. In der zweiten Teilstudie wurden Fragebogendaten von 78 Studierenden von vor und nach Seminarteilnahme mit denen von 67 Studierenden verglichen, die nicht am Spiritual Care-Seminar teilnahmen. Dafür wurde eine Varianzanalyse mit Messwiederholung (repeated measures ANOVA) durchgeführt. Im Anschluss werden die Ergebnisse beider Untersuchungen zusammengeführt. Dies geschieht in Anlehnung an die philosophische Methode des Überlegungs-Gleichgewichts (Rawls 1975), aus der heraus das Gesamtverständnis von Spiritual Care-Kompetenz präzisiert wird.

Ergebnisse: In der ersten Untersuchung wird ein zusammenfassendes Verständnis zu jedem der vier Teilbegriffe von Spiritual Care-Kompetenz erarbeitet. Dabei werden jeweils drei Bedeutungsdimensionen herausgearbeitet, die den jeweiligen Begriff charakterisieren: für Care Relationalität, Reziprozität und Responsivität; für Spiritualität Verbundenheit, Sinn und Transzendenz; für Spiritual

https://doi.org/10.1515/9783111384115-010

Care Ganzheitlichkeit, Interdisziplinarität und Wertepluralismus und für Kompetenz (in Spiritual Care) Wissen, Fähigkeiten und Einstellungen im Umgang mit Grenzsituationen. In der zweiten Untersuchung zeigt die Analyse der Interviews, dass die Teilnahme am Online-Spiritual Care-Seminar zu Veränderungen in der Spiritual Care-Kompetenz führt. Zu den von den Interviewten wahrgenommenen Veränderungen gehören u. a. die Öffnung für das Thema Spiritualität und die Präzisierung des Begriffsverständnisses zu Spiritual Care. Anhand der Fragebogenanalyse zeigt sich, dass Spiritual Care-Kompetenz ein veränderbares Konstrukt ist und die Teilnahme am Online-Spiritual Care-Seminar einen signifikanten Effekt auf die wahrgenommene Spiritual Care-Kompetenz hat. Dies gilt besonders für die kognitiv-wissensbasierten Facetten und Bereiche, z. B. das Wissen in Spiritual Care-relevanten Themen oder die Dokumentations-Kompetenz. Bei der Zusammenführung der beiden Untersuchungen werden die gewonnenen Ergebnisse gemeinsam reflektiert und daraus verschiedene Überlegungen abgeleitet, die das Gesamtverständnis von Spiritual Care-Kompetenz wie folgt präzisieren: Care ist Begleitung in einer existenziell herausfordernden und Spiritualität wachrufenden Grenzsituation. Spiritualität ist Wesensmerkmal eines jeden Menschen, das sich besonders in der Konfrontation mit Grenzsituationen zeigt. Spiritual Care ist ein potenzielles Angebot für alle Patientinnen und Patienten und kann von allen Berufsgruppen im Gesundheitswesen und in allen Settings der Gesundheitsversorgung geleistet werden. Spiritual Care-Kompetenz ist Relations- und Grenzsituationskompetenz und kann durch ein gezieltes Lehrangebot gefördert werden.

Diskussion: Die Ergebnisse sind für das Verständnis von Spiritual Care-Kompetenz im Allgemeinen sowie für die Aus- und Weiterbildung in Spiritual Care im Besonderen relevant. Um Spiritual Care-Kompetenz unter Gesundheitsfachpersonen zu stärken, gilt es, Spiritual Care-informierte Lehre auszubauen und die Lernzielkataloge in den Ausbildungen der verschiedenen Gesundheits- und Sozialberufe diesbezüglich zu novellieren. Bei der Umsetzung sind relevante Ansprechpartner u. a. die Verantwortlichen in der Aus- und Weiterbildungsgestaltung, Entscheidungsträger in Gesellschafts- und Bildungspolitik sowie Schlüsselpersonen in der Leitung von Gesundheitseinrichtungen. Durch die Sensibilisierung dieser Akteursgruppen einerseits und das Empowerment der künftigen Gesundheitsfachpersonen andererseits kann der Weg zu mehr Spiritual Care-Kompetenz geebnet werden. Herausforderungen auf diesem Weg ergeben sich u. a. durch die Digitalisierung, die spirituell-religiöse Diversität und die COVID-19-Pandemie. Vor dem Hintergrund dieser gesellschaftlichen Entwicklungen ist die Befähigung auf individueller Ebene von großer Bedeutung: eine bereits in der Ausbildung beginnende Förderung von Spiritual Care-Kompetenz kommt nicht nur den Studierenden und Auszubildenden selbst zugute (Selbstsorge, Ressourcenaktivierung etc.), sondern vor allem den Patientinnen und Patienten sowie deren Angehörigen (Zufriedenheit mit der Behandlung, Wohlbefinden etc.) und wirkt sich auf alle im Gesundheitswesen tätigen Menschen aus (Arbeitszufriedenheit, Teamkultur etc.).

Schlüsselwörter: Spiritual Care, Spiritualität, Gesundheitswesen, Kompetenz, Begriffsanalyse, Online-Seminar, Wirksamkeit

Abstract

Background: Spiritual care is care that is aimed at the spiritual dimension of health. It is a shared responsibility of all health care professions. The provision of spiritual care into clinical practice is not only inhibited by limited time and resources, but also by health professionals' perceived lack of spiritual care competency. This lack of spiritual care competency arises both because of a lack of knowledge and uncertainty about spiritual care and because of a lack of education and training opportunities in this field.

Goal: The goal is to shed light on spiritual care competency in the context of education of health professionals. On the one hand, this work aims to analyze spiritual care competency and contribute to a better understanding of the concept. On the other hand, it aims to investigate the effects of a seminar for teaching spiritual care competency and to encourage the expansion of spiritual care education in the various health professions.

Method: In a first, analytical-conceptual investigation, the concept of spiritual care competency is clarified. The four sub-concepts care, spirituality, spiritual care, and competency (in spiritual care) are analyzed in terms of their meaning and scope, with focus on the context of health care. For this purpose, basic philosophical texts and interdisciplinary research literature are reviewed. In a second, empirical-application-related investigation, two studies conducted by the author are evaluated. The studies examine the impact of an online spiritual care seminar on perceived competency in spiritual care of health professionals in training. In the first sub-study, twelve interviews were conducted and analyzed using qualitative content analysis (Mayring 2015). In the second sub-study, questionnaire data was analyzed using variance analysis. 78 students were questioned before and after participation in the seminar. Their responses were compared with the responses of 67 students who did not receive the spiritual care seminar. A repeated measures ANOVA was performed on all scores. The results of both investigations are combined according to the philosophical method of reflexive equilibrium (Rawls 1975). As a result, an overall understanding of spiritual care competency is specified.

Results: In the first investigation, a summary understanding of each sub-concept of spiritual care competency is developed. In each case, three dimensions of meaning are presented that define the respective sub-concept in more detail: for care, relationality, reciprocity, and responsivity; for spirituality, connectedness, meaning, and transcendence; for spiritual care, holism, interdisciplinarity, and value pluralism, and for competency (in spiritual care), knowledge, skills, and attitudes in dealing with limit situations. In the second investigation, an analysis of

https://doi.org/10.1515/9783111384115-011

the interviews reveals that participation in the online spiritual care seminar can lead to changes in spiritual care competency. The changes perceived by the interviewees include, e.g., an opening to the topic of spirituality, and a more precise understanding of the concept of spiritual care. The questionnaire analysis shows that spiritual care competency is a changeable construct, and that participation in the online spiritual care seminar has a significant effect on perceived spiritual care competency. This applies especially to the cognitive and knowledge-based facets and areas, including, e.g., knowledge concerning spiritual care, and documentation competence. Merging the two investigations and reflecting upon the findings allows a convergence towards the following considerations: Care is support in an existentially challenging and spirituality awakening limit situation. Spirituality is an essential characteristic of every human being, which shows itself particularly during the confrontation with limit situations. Spiritual care is a potential offer for all patients and can be given by all professional groups in health care and in all health care settings. Spiritual care competency is relational competency and limit situation competency and can be promoted through specific training.

Discussion: The findings are relevant for the understanding of spiritual care competency in general and for education and training in spiritual care in particular. To strengthen spiritual care competency among health professionals, it is necessary to expand spiritual care-informed education and to revise the learning curricula in the training programs of health and social professions. To expand spiritual care competency in education, it is important to reach those who are responsible for the design of education and training, decision-makers in social and educational policy, and key personnel in the management of health care institutions. Raising awareness among these stakeholders on the one hand, and empowering future health professionals on the other, can pave the way to greater spiritual care competency. Challenges on this path arise, among others, from digitalization, spiritual-religious diversity, and the COVID-19 pandemic. These developments on a social level indicate the importance of individual empowerment: fostering spiritual care competency in health professionals in training does not only benefit the health professionals in training themselves (self-care, activation of resources, etc.) but also the patients and their relatives (satisfaction with treatment, well-being, etc.), and has an impact on all personnel in health care (job satisfaction, team culture, etc.).

Keywords: Spiritual care, spirituality, health care, competency, concept analysis, online seminar, effectiveness